T0203074

Herwig Kollaritsch
Gerhard Wiedermann (Hrsg.)

Leitfaden für Schutzimpfungen

SpringerWienNewYork

Univ.-Prof. Dr. Herwig Kollaritsch (suppl) Vorstand
Em. Univ.-Prof. Dr. Gerhard Wiedermann
Institut für Spezifische Prophylaxe und Tropenmedizin, Universität Wien, Österreich

© 2000 Springer-Verlag/Wien

Datenkonvertierung: [bild_txt]
Druck und Bindearbeiten: Druckerei Theiss GmbH, A-9400 Wolfsberg
Umschlagbild: Sean Ellis/Stone

Gedruckt auf säurefreiem, chlorfrei gebleichtem Papier – TCF
SPIN: 10719106

Die Deutsche Bibliothek – CIP-Einheitsaufnahme
Ein Titelsatz für diese Publikation ist bei
Der Deutschen Bibliothek erhältlich.

ISBN 3-211-83448-6 Springer-Verlag Wien New York

Vorwort

Erst die letzten 20 Jahre haben zur unbestrittenen Erkenntnis geführt, dass ein wirksames Angehen der meisten Infektionen weniger durch die therapeutischen Möglichkeiten gegeben sein wird als vielmehr durch Prävention und hier wiederum durch den Einsatz von Schutzimpfungen. Dabei sind Schutzimpfungen nicht die Errungenschaft des 20. Jahrhunderts, sie sind bereits aus der traditionellen chinesischen Medizin bekannt. Erst vor etwas mehr als 200 Jahren hat im europäischen Raum durch die Arbeit von Edward Jenner die Pockenschutzimpfung entsprechende Breitenwirkung bekommen und sich als wirksame Waffe gegen die Pocken erwiesen. Heute ist diese Infektionskrankheit ausgerottet. Dies ist ein einmaliges Ereignis in der Medizin – nie zuvor ist es durch medizinische Maßnahmen gelungen, eine Erkrankung gänzlich zu eliminieren. Wir stehen heute vor der Ausrottung der zweiten wichtigen Infektionskrankheit, der Poliomyelitis. Vermutlich bis Ende 2000 wird dieses Ziel erreicht werden. Zahlreiche andere Infektionskrankheiten werden folgen, wie die Masern, Hepatitis B und andere.

Doch Schutzimpfungen können nicht nur gegen Infektionskrankheiten gerichtet sein: Ernst zu nehmende Versuche beschäftigen sich auch mit Impfstoffen gegen Malignome oder bestimmte Stoffwechselerkrankungen.

Möglich wird ein derartiger Fortschritt durch das bessere Verständnis der molekularen Pathophysiologie und durch die Methodik der Molekularbiologie. Je klarer unser Bild einer Erkrankung ist, je genauer wir die Mechanismen des Zustandekommens entschlüsseln, desto eher gibt uns die Natur auch die Waffen in die Hand, solche Erkrankungen zu bekämpfen. Faszinierend sind die Aussichten, die eröffnet werden: Transfer von nackter DNA, die für bestimmte Antigene kodiert, in den menschlichen Organismus, wo dann direkt die Abwehrstoffe produziert werden, oder transgene Pflanzen, deren verändertes Erbgut quasi die Impfantigene beim Verzehr gleich mitliefert, um nur zwei Beispiele zu nennen.

Dieses Büchlein soll nun kurz und einigermaßen übersichtlich die derzeit verfügbaren Impfstoffe mit den zugehörigen Erkrankungen beschreiben und damit eine Lerngrundlage für Medizin-, Biologie- und Pharmaziestudenten ebenso darstellen wie für den niedergelassenen Arzt, der mehr und mehr mit diesem Zweig der Medizin zu tun haben wird.

Es ist uns eine besondere Freude, dass es gelungen ist, die wichtigsten österreichischen Experten auf dem Gebiet der Vakzinologie zu motivieren, einen Beitrag zu diesem Buch zu verfassen. Neben den einzelnen

Impfungen wird auch der Theorie ein bisschen Raum gewidmet, denn nur wenn man versteht, wie Impfungen wirken, werden endgültig die böswilligen Gerüchte um die Schädlichkeit solcher Maßnahmen verstummen. Denn eines ist mittlerweile sicher: Impfungen sind nicht nur harmlos und wirksam, sie sind auch volkswirtschaftlich ausgesprochen interessant. Längst ist es nachgewiesen, dass Kinderimpfungen Kosten/Nutzeneffektiv sind, d. h. jeder Euro, der in Impfprogramme investiert wird, hat eine hohe Ersparnis auf der Behandlungsseite zur Folge.

Wien, im Dezember 1999   Die Herausgeber

Inhaltsverzeichnis

IV. Schutzimpfungen mit besonderer Indikation und Erwachsenenimpfung

V. Impfungen in der Reisemedizin

Autorenverzeichnis

Univ.-Prof. Dr. Heimo BREITENEDER, Institut für Allgemeine und Experimentelle Pathologie der Universität Wien, Allgemeines Krankenhaus, Währinger Gürtel 18–20, A-1090 Wien

Univ.-Prof. Dr. Heidemarie HOLZMANN, Klinisches Institut für Virologie der Universität Wien, Kinderspitalgasse 15, A-1095 Wien

Univ.-Prof. Dr. Herwig KOLLARITSCH, Vorstand (suppl.) des Instituts für Spezifische Prophylaxe und Tropenmedizin der Universität Wien, Kinderspitalgasse 15, A-1095 Wien

Prim. Univ.-Prof. Dr. Ingomar MUTZ, Vorstand der Abteilung für Kinder und Jugendliche des LKH Leoben, Vordernberger Staße 42, A-8700 Leoben

Univ.-Prof. Dr. Theresa POPOW-KRAUPP, Klinisches Institut für Virologie der Universität Wien, Kinderspitalgasse 15, A-1095 Wien

Univ.-Prof. Dr. Otto SCHEINER, Institut für Allgemeine und Experimentelle Pathologie der Universität Wien, Allgemeines Krankenhaus, Währinger Gürtel 18–20, A-1090 Wien

Dr. Wilhelm SEDLAK, Kinderarzt, Freistädter Straße 290/1, A-4040 Linz/Urfahr

Prim. Univ.-Prof. Dr. Walter STÖGMANN, Ärztlicher Direktor des Gottfried v. Preyer'schen Kinderspitals der Stadt Wien, Neulinggasse 18, A-1030 Wien

Em. o. Univ.-Prof. Dr. Gerhard WIEDERMANN, Institut für Spezifische Prophylaxe und Tropenmedizin der Universität Wien, Kinderspitalgasse 15, A-1095 Wien

Prim. Univ. Doz. Dr. Karl ZWIEAUER, Vorstand der Kinderabteilung des LKH St. Pölten, A-3100 St. Pölten

I. Allgemeine Vakzinologie

Kurze Einführung in die Immunologie bei Impfungen

Einleitung und Definitionen

Die Abwehrsysteme unseres Körpers dienen der Erhaltung der Integrität unseres Organismus und seiner Organe im Sinne des Schutzes gegen Beeinträchtigungen von außen, im Wesentlichen durch Infektionen, und von innen, vor allem durch bösartige Neubildungen (Krebs). Das so genannte „Immunsystem" ist eines dieser Abwehrsysteme. Seine Elemente sind fähig, auf einen äußeren Reiz im Sinne einer „Immunantwort" zu reagieren. Gelingt es den Abwehrsystemen, ihre Schutzfunktion wahrzunehmen, wird

a) eine Infektion verhindert oder

b) es kommt zur Infektion und danach zu *restitutio ad integrum*.

Misslingen die Abwehrbemühungen, kann es zu einer mehr oder weniger beeinträchtigenden Defektheilung kommen (z. B. Poliomyelitis), zu einer persistierenden oder rezidivierenden Krankheit (z. B. Tuberkulose), zur chronischen Entzündung mit Organdestruktion (z. B. Hepatitis-B) und/oder zum Tod durch Infektion oder Malignome.

Im Rahmen von Infektionen, aber auch ohne Anstoß durch ein infektiöses Agens, kann es zu einer Fehlleitung der Immunantwort kommen:

a) Autoimmunität (z. B. Diabetes mellitus Typ I, Kollagenosen, multiple Sklerose),

b) eine Immunantwort gegen nichtpathogene („unschuldige", nichtinfektiöse Umweltstoffe) z. B. Pollenbestandteile, Tierhaare und -schuppen, Nahrungsmittelbestandteile können zur „Überempfindlichkeit" (Allergie) führen.

Charakteristika des Immunsystems

a) Spezifität; die Elemente des Immunsystems (siehe unten) sind gegen ganz bestimmte „Antigene" bzw. gegen bestimmte molekulare Strukturen („Epitop") auf einem Antigen gerichtet.

b) Erinnerungsvermögen; die Elemente des Immunsystems können ein Antigen wieder erkennen und in verstärkter Weise darauf reagieren. Viele Infektionskrankheiten hinterlassen eine – oft lebenslange – Immunität.

c) Unterscheidungsfähigkeit zwischen „Selbst" und „verändertem Selbst" (= fremd); dies ist die Basis der Eliminierung von virusinfizierten und

Krebszellen; beide sind ja in spezifischer Weise veränderte körpereigene Zellen.

Ein „Antigen" definiert sich daher als eine Substanz, die vom Immunsystem als fremd erkannt wird, und gegen die in spezifischer Weise eine Antwort in Gang gesetzt wird. Das Immunsystem wird daher auch als das „spezifische Abwehrsystem" verstanden und definiert.

Diese oben erwähnten Charakteristika des Immunsystems bilden die konzeptionelle Grundlage von Impfungen.

Neben dem Immunsystem gibt es noch andere Abwehrelemente, die man zu den „unspezifischen", „natürlichen" oder „angeborenen" Abwehrsystemen zählt. Hiezu rechnet man im wesentlichen physikalische Gegebenheiten an unseren Grenzflächen (Eigenschaften der Haut und Schleimhäute; Zilienbewegung), chemische und biochemische Gegebenheiten (pH-Sprünge, z. B. an Haut und Schleimhäuten, im Gastrointestinaltrakt; enzymatische Effektorsysteme, hier vor allem das Komplementsystem) und letztlich zellbiologische Gegebenheiten: das wichtige System der phagozytischen Zellen (Makrophagen/Monozyten und Granulozyten), die Mastzellen und die „natürlichen Killerzellen". Diese Systeme, im Besonderen die zellulären Systeme der natürlichen Abwehr, interagieren in besonderer Weise mit dem Immunsystem.

Folgender Punkt bedarf besonderer Klärung: Im angelsächsischen Sprachgebrauch und Schrifttum (und daher auch in den entsprechenden deutschen Übersetzungen) ist es Usus, die Systeme der unspezifischen („natural", „innate", „unspecific") und der spezifischen Abwehr („specific", „acquired", „adaptive") unter dem Begriff „immune system" zusammenzufassen. Dies ist für den deutschen Sprachgebrauch streng genommen falsch. Wenn es sich auch bloß um eine semantische (und nicht um eine inhaltliche) Frage handelt, ist trotzdem wichtig, mit Nachdruck auf diese Usancen hinzuweisen, um sicherzustellen, dass einheitliche Begriffsinhalte verwendet werden.

Das „Immunsystem" wird also im Weiteren als die spezifische, erworbene Abwehr des Organismus verstanden; ein Neugeborenes kommt daher im Normalfall mit allen Elementen der Abwehr, einschließlich des eigenen Immunsystems auf die Welt, es hat allerdings noch (fast) keine eigene Immunantwort stattgefunden, das Neugeborene ist also, was sein eigenes Immunsystem anbelangt, sozusagen „immunologisch jungfräulich". Die Immunglobuline in seinem Blut stammen ja von seiner Mutter („Nestschutz").

Elemente des Immunsystems

a) Zelluläre Elemente

Die zellulären Elemente des Immunsystems sind die Lymphozyten. Diese stellen etwa 25–45% der weißen Blutzellen (Leukozyten) im peripheren Blut. Weiters findet man Lymphozyten in den lymphatischen Organen:

Knochenmark, Thymus („primäre lymphatische Organe"), in Lymphknoten, Milz und in den schleimhautassoziierten lymphatischen Geweben des Aerodigestivtraktes, der Lunge und des Gastrointestinaltraktes („sekundäre lymphatische Organe"). Darüber hinaus ist chronisch entzündetes Gewebe jeder Art durch die Gegenwart von eingewanderten Lymphozyten charakterisiert.

Lichtmikroskopisch zeigen sich Lymphozyten als verhältnismäßig kleine Zellen (8–12 µm) mit einem sehr dünnen Zytoplasmasaum, wenigen erkennbaren Zellorganellen und einem großen, fast die ganze Zelle ausfüllenden Kern.

Man unterscheidet 2 Populationen von Lymphozyten, die thymusabhängigen Lymphozyten, kurz T-Zellen, sowie die bursa- oder „Bone-marrow"-abhängigen Lymphozyten, kurz B-Zellen. Im Lichtmikroskop kann man die beiden Zelltypen nicht voneinander unterscheiden. Die Bezeichnung bursaabhängig für die B-Zellen stammt von einem dem Darm assoziierten Organ, der Bursa fabricii, die bei Vögeln und Reptilien, nicht aber bei Säugetieren zu finden ist, und die bei Vögeln als Ort der Reifung der B-Zellen beschrieben wird. Man hat bei Säugetieren lange nach einem Äquivalent der Bursa gesucht, ohne es lokalisieren zu können. Man nimmt heute an, dass bei den Säugern das Knochenmark die Funktion der Bursa als Ort der B-Zell-Reifung übernommen hat (daher auch „Bone-marrow"-abhängig). Der Ort der T-Zell-Reifung ist der Thymus. Dieses Organ ist nur bei Kindern und Jugendlichen funktionsfähig, bereits während der Pubertät und im jungen Erwachsenenalter atrophiert es; man nimmt an, dass beim Erwachsenen bestimmte Strukturen der Haut die Thymusfunktionen wahrnehmen.

Die Funktion der B-Zellen ist es, auf entsprechende Signale und Stimuli zu Plasmazellen auszudifferenzieren. Die Plasmazellen sind jene Zellen, die die Antikörper (s. u.) synthetisieren und freisetzen. Die Funktion der T-Zellen ist wesentlich komplexer: Einerseits ist ihre Aufgabe, B-Zellen bei der Differenzierung zu antiköperproduzierenden Plasmazellen zu „helfen" (daher der Ausdruck „T-Helferzellen"), andererseits virusinfizierte bzw. Tumorzellen zu töten („zytotoxische T-Zellen"). Eine weitere sehr wichtige Funktion der T-Zellen besteht in der Freisetzung von einer Vielzahl von Zytokinen. Zytokine sind Proteine, die in der Lage sind, Zellen hinsichtlich ihrer Aktivität, Differenzierung, Vermehrung, Freisetzung einer Reihe wirksamer Substanzen (auch weiterer Zytokine) zu beeinflussen, und zwar sowohl im Sinne einer Aktivierung als auch einer Hemmung. Diese T-Zell-Zytokine sind nicht nur für die Stimulierung der Antikörperantwort (Aktivierung von B-Zellen), sondern auch für die Kontrolle derselben, aber auch für die Aktivierung von weiteren in Abwehrvorgänge involvierte Zellen, im Besonderen von Makrophagen, aber auch von anderen Zellen (Keratinozyten, Gefäßendothelzellen) verantwortlich. Diese unterschiedlichen Aufgaben werden von mehreren Subpopulationen von T-Zellen wahrgenommen. Man unterscheidet sog. zytotoxische/Suppressor-T-Zellen (Tc-Zellen) und sog. Helfer-T-Zellen (Th-Zellen). Letztere unterteilt man noch in Th1- und Th2-Zellen.

b) Molekulare Elemente

Die molekularen („humoralen") Elemente des Immunsystems werden durch die Antikörper (AK) repräsentiert. Die Summe der AK bezeichnet man als Immunglobuline, diese gehören zur γ-Globulinfraktion der Serumeiweißkörper. Wie schon erwähnt, werden die AK von zu Plasmazellen ausdifferenzierten B-Zellen produziert. AK sind Proteine, genauer gesagt Glykoproteine, sie weisen also einen Kohlenhydratanteil auf. Ein AK-Molekül besteht aus 4 Peptidketten, je zwei sog. leichten und zwei schweren Ketten. Die Molekularmasse der vier Ketten beträgt ca. 150 000 g/Mol. Es gibt zwei Arten („Isotypen") von leichten Ketten, λ- bzw. κ-Ketten, und fünf Isotypen von schweren Ketten, α-, γ-, δ-, ε- und μ-Ketten. Ein Antikörpermolekül besteht immer aus 4 Ketten, gebildet aus je 2 λ- oder 2 κ-Ketten und je 2 α- oder γ- oder δ- oder ε- oder μ-Ketten. Der Isotyp der schweren Ketten determiniert die „Klassen" des AK, entsprechend den griechischen Buchstaben der schweren Ketten, IgA, IgG, IgD, IgE bzw. IgM. Jede leichte Kette besitzt 2 Domänen: eine „variable" (v) und eine „konstante" (c) Region. Die schweren Ketten weisen alle eine v- und 3 (α, γ, δ) bzw. 4 (ε, μ) c-Regionen auf. In einem AK-Molekül liegen die v-Regionen je einer schweren und einer leichten Kette benachbart. Diese beiden nebeneinander liegenden v-Regionen (zwei pro AK! Je eine v leicht und eine v schwer) bilden zusammen jene Stelle, die die Spezifität des Antikörpers determiniert, mit der der AK also an sein Antigen, genauer an ein bestimmtes Epitop des Antigens bindet. Jeder AK hat also 2 Antigen-Bindungsstellen. Dies ist wichtig, weil mit Antigenen, die mehrere Epitope tragen (der typische Fall) eine Kreuzvernetzung und damit die Entstehung dreidimensionaler Gebilde, sog. Immunkomplexe möglich ist. Die Ausbildung von Immunkomplexen ist für die Wahrnehmung der Abwehrfunktionen durch AK essenziell.
Es ist notwendig, auf den Begriff „variabel" – im Gegensatz zu „konstant" – genauer einzugehen, da er zu Missverständnissen führen könnte. Jeder Klon (ein Klon ist eine Gruppe von Zellen, die alle auf **eine** Mutterzelle zurückgehen) von Plasmazellen produziert eine unveränderlich gleiche Sorte von AK, alle mit den gleichen Isotypen, aber auch mit den gleichen v-Regionen an den jeweiligen schweren und leichten Ketten. Die beiden Antigen-Bindungsstellen (je eine v leicht und eine v schwer) sind also für jeden AK, der von demselben Plasmazellklon stammt, „eigentümlich", und daher werden sie als der „Idiotyp" bezeichnet. Wie kommt es nun dazu, dass jeder Plasmazellklon „seinen" AK macht, gerichtet gegen ein ganz bestimmtes Antigen? Zu jeder Zeit des Lebens werden im Knochenmark ständig neue B-Zellen zur Ausreifung gebracht, von denen **jede einzelne** auf Grund komplexer Vorgänge auf DNA-Ebene (Rearrangement der Keimbahnsequenzen) hinsichtlich der Genregionen, die für die v-Regionen der Immunglobuline kodieren, **unterschiedlich sind**. Man hat ausgerechnet, dass es auf Basis der genannten Mechanismen ca. 10^9 verschiedene Antigenspezifitäten geben muß, zweifellos ausreichend, für das, was das Leben an möglichen Antigenen für uns bereithält.
Die B-Zelle bringt im Laufe ihrer Reifung den Antikörper, den sie als

Plasmazelle einmal in großen Mengen produzieren wird, an die Zelloberfläche, und zwar mit der Antigen-Bindungsstelle nach außen. Als reife B-
Zelle wartet sie im Blut oder in den sekundären lymphatischen Organen,
ob sie auf „ihr" Antigen trifft. Ist dies der Fall und wird ihr durch T-Zellen
entsprechend geholfen (Zell-Zell-Kontakt und Zytokine), kann sie zur
Plasmazelle ausreifen und „ihren" AK, der jetzt offensichtlich benötigt
wird, produzieren. Man nennt diesen Vorgang „klonale Selektion". Diesem
Konzept folgend muß man festhalten, dass die **Antigen-Spezifität vor dem
ersten Antigenkontakt** bereits gegeben ist und das Antigen sich „seine" B-
Zelle herausholt, eben klonal selektiert. Dies ist eine Vorstellung, mit der
sich viele Immunologen nach der ersten Formulierung der Theorie der
„klonalen Selektion" erst vertraut machen mussten.

Einleitung der Immunantwort;
Antigen-Präsentation

a) Antigene

Im Rahmen der Immunantwort kann man zwei Arten von Antigenen unterscheiden, die vom Immunsystem unterschiedlich behandelt werden:
Erstens solche, die „von innen kommen", also von den Zellen des Körpers
selbst synthetisiert werden. Solche Antigene sind (a) Moleküle, die von
Zellen eines malignen Tumors produziert werden, wodurch diese dann als
„fremd", oder besser als „verändertes Selbst" erkannt werden, und (b) Vi-
rusantigene, die im Laufe einer Virusinfektion von Körperzellen produziert
werden (Viren sind ja darauf angewiesen, dass sie von körpereigenen Zellen synthetisiert werden). Beiden Antigenen ist gemeinsam, dass sie – wie
man das nennt – an der Zelloberfläche „präsentiert" werden. Der Trick des
Immunsystems, diese Antigene an der Zelloberfläche von virusinfizierten
und Tumorzellen als verändertes Selbst zu erkennen, ist es nun, die Antigene in „Selbst" verpackt an die Zelloberfläche zu bringen. Dieses „Selbst"
sind die Moleküle des „Haupthistokompatibilitätskomplex Typ I" (engl.
„major histocompatibility complex I; es hat sich die Abkürzung MHC
Klasse I eingebürgert). Fast jede Körperzelle (Ausnahme: Erythrozyten)
trägt MHC-Klasse-I-Moleküle an ihrer Oberfläche. Das Immunsystem
kann daher ständig überprüfen, ob in diesen MHC-I-Molekülen möglicherweise etwas verpackt ist, was diese MHC-I-Moleküle zu „verändertem
Selbst" macht, und entsprechend reagieren (s. u.).
Die zweite Gruppe von Antigenen kommt von „außen". Teile von Bakterien etwa, grundsätzlich Fremdeiweiß und Kohlenhydrate, unter anderem
auch von körpereigenen Zellen synthetisierte und in größeren Mengen in
die Umgebung abgegebene Viren. Diese Antigene werden, unter Umständen in größeren Verbänden, z. B. als ganzes Bakterium, von ganz bestimmten Zellen aufgenommen („phagozytiert" und „endozytiert"), in entspre-

chend kleine Teile zerlegt („prozessiert"); diese Teile werden dann an die Oberfläche dieser Zellen gebracht, aber wiederum nicht alleine, sondern verpackt in „Selbst", diesmal MHC-Moleküle der Klasse II. Man nennt diesen Vorgang „Antigen-Präsentation" und die Zellen, die zur Aufnahme, Prozessierung und Präsentation von Antigen fähig sind, „antigen-präsentierende Zellen". Auch hier hat sich die dem Englischen entsprechende Abkürzung „APC" eingebürgert.

b) Antigenpräsentierende Zellen

Zu den APC gehören zum ersten die sog. Langerhans-Zellen der Haut und der Schleimhäute, weiters die dendritischen Retikulumzellen, die sich typischerweise im Lymphknoten und anderen lymphatischen Organen finden. Sie besitzen eine hohe Dichte an MHC-II-Molekülen an ihrer Oberfläche und im Zellinneren, und sie sind in der Lage, eine Immunantwort gegen Antigene in Gang zu bringen, die das Immunsystem vorher noch nie gesehen hat („priming"). Eine weitere wichtige Gruppe von APC sind die Makrophagen, die in verschiedenen morphologischen und funktionellen Formen in fast allen Geweben zu finden sind, und ihre Vorläuferzellen aus dem Blut, die Monozyten, die etwa 3–8 % der Leukozyten ausmachen. Diese Zellen besitzen von vornherein weniger MHC-II-Moleküle an ihrer Oberfläche, die Dichte erhöht sich aber schnell auf einen entsprechenden Reiz hin, z. B. im Rahmen einer Infektion oder Entzündung. Man nimmt an, dass die Makrophagen und Monozyten gut jenes Antigen präsentieren können, das das Immunsystem vorher schon einmal „gesehen" hat (sog. „Sekundärantwort").

c) Erkennung von Antigen und T-Zell-Reifung

Die Frage ist: Wer erkennt nun die MHC-Klasse-I- und Klasse-II-verpackten Antigene wie und wieso als fremd, und was hat das für Konsequenzen? Nachdem die Vorläuferstufen von T-Zellen („Prä-T-Zellen") aus dem Knochenmark ausgereift sind, wandern sie in den Thymus (beim Erwachsenen in bestimmte Abschnitte der Haut) ein. Dort entwickeln sie sich zu reifen T-Zellen und „lernen", was Selbst bzw. verändertes Selbst ist. Dieser komplizierte Vorgang lässt sich wie folgt vereinfacht darstellen: T-Zellen besitzen an ihrer Oberfläche eine Struktur, nicht unähnlich einem AK, mit der sie Antigen erkennen können. Diese Struktur bezeichnet man als den „T-Zell-Rezeptor" (engl.: T cell receptor; TCR). Ganz ähnlich wie bei Antikörpern (AKs) besitzt der TCR variable und konstante Regionen. Auch hier sind die variablen Regionen für einen bestimmten T-Zell-Klon gleich und charakteristisch, und es existieren – wie bei AKs – vorgeformt ca. 10^9 verschiedene mögliche Spezifitäten.

Der Thymus besteht nun aus einer Reihe von Zellen, die viel MHC-I- bzw. MHC-II-Moleküle an ihrer Oberfläche tragen. Manche T-Zellen werden nun zufällig mittels ihres TCR stark an MHC-Moleküle binden. Sie würden später unverändertes Selbst erkennen und werden daher eliminiert, indem sie ein Signal zum Selbstmord erhalten, dem sog. programmierten Zelltod („Apoptose"). Binden die reifenden T-Zellen gar nicht an MHC-Moleküle, so würden sie später einmal verändertes Selbst (d. h. in MHC Moleküle verpacktes Antigen) nicht erkennen können und werden ebenfalls mittels Apoptose eliminiert.

Binden die T-Zellen jedoch leicht an MHC-Klasse-I-Moleküle, so werden sie später einmal irgendein in MHC I verpacktes Antigen erkennen, dürfen überleben, reifen zu sog. zytotoxischen T-Zellen aus (man erkennt sie an dem sog. CD8-Molekül an ihrer Oberfläche), verlassen den Thymus und werden, wenn sie ihr Antigen verpackt in MHC I auf einer virusinfizierten oder Tumorzelle erkennen, sich vermehren („klonal expandieren") und diese umbringen.

Es existiert also ein negativer wie auch ein positiver Selektionsmechanismus.

Ähnlich liegen die Verhältnisse, wenn ausreifende T-Zellen im Thymus leicht an MHC-Klasse-II-Moleküle binden (binden sie fest, erfolgt Apoptose). Diese Zellen erkennt man daran, dass sie an ihrer Oberfläche das CD4-Molekül tragen. Man bezeichnet diese CD4-positiven T-Zellen als „Helfer-zellen". Sie werden nach Verlassen des Thymus vielleicht (es gibt ja viele Spezifitäten, die nie gebraucht werden) ihr Antigen, verpackt in MHC-Klasse-II-Moleküle an der Oberfläche einer APC, finden und klonal expandieren.

Aus dem Gesagten lässt sich folgendes, für das Verständnis immunologischer Vorgänge besonders wichtige Phänomen, die MHC-Restriktion, definieren: T-Zellen erkennen „ihr" Antigen mittels ihres TCR nur, wenn es in MHC-Moleküle an der Oberfläche von körpereigenen Zellen verpackt ist, und zwar CD8-positive T-Zellen nur in MHC Klasse I verpacktes Antigen (sie sind „MHC-Klasse-I-restringiert") und CD4-positive T-Zellen in MHC-Klasse-II-verpacktes Antigen (MHC Klasse II-restringiert). Der Begriff stammt aus dem Englischen: *MHC-restricted reactivity to altered self*. Diese Art der Antigen-Erkennung steht in diametralem Gegensatz zur Erkennung von Antigen durch Antikörper, die ohne weitere Hilfe oder Verpackung „ihr" Antigen erkennen müssen.

Auf Grund der Tatsache, dass der MHC des Menschen einen starken Polymorphismus aufweist, also praktisch jeder Mensch seinen „eigenen" MHC besitzt, werden verschiedene Antigene sich besser oder auch schlechter in ein MHC-Molekül verpacken und so das „Selbst" mehr oder weniger stark verändern. Dies ist ein wichtiger Grund dafür, warum manche Individuen für bestimmte Antigene eine gute oder schlechte Immunantwort ausprägen („low" bzw. „high responder").

Die Maschinerie der Immunantwort kommt immer dann in Gang, wenn eine „professionelle APC", z. B. eine Langerhans-Zelle der Epidermis, potentielles Antigen aufnimmt, verarbeitet, in den regionären Lymphknoten wandert und es dort den CD4-positiven T-Helferzellen präsentiert und diese aktiviert.

Die CD4-positiven T-Zellen haben nun im weiteren zwei wichtige Aufgaben zu erfüllen, die sie einerseits direkt mittels Zell-Zell-Kontakt mit B-Zellen, andererseits indirekt durch die Produktion von Zytokinen (s. o.) wahrnehmen und so nicht nur auf B-Zellen, sondern auch CD8-positive T-Zellen und Phagozyten wirken. Man unterscheidet entsprechend der verschiedenen Zytokine, die eine Helferzelle produziert („Leitzytokine"), zwei Untergruppen. Erstens die sog. **Th1-Zellen** (Th nach T-Helferzelle), die vor allem große Mengen des Zytokins Interleukin (IL)-2, welches einen Vermehrungsfaktor für alle T-Zellen, also auch CD8-positive T-Zellen darstellt, und des Zytokins Interferon-γ freisetzt. Letzteres ist ein besonders wichtiger Aktivator von APCs (positive Rückkopplung!) und von allen phagozytierenden Zellen, die über Interferon-γ-Aktivierung verstärkt phagozytierte Mikroorganismen töten können. **Dies ist ein entscheidender Beitrag, den Th1-Zellen bei der Abwehr von intrazellulär lebenden Mikroorganismen wie Mykobakterien und Leishmanien leisten.** Man bezeichnet das – etwas verwirrend – als „zelluläre Immunität" oder „zelluläre Immunantwort", und diese ist nicht zu verwechseln mit der MHC-Klasse-I-restringierten Abtötung von virusinfizierten und Tumorzellen durch CD8-positive T-Zellen.

B-Zellen, die über ihren Antikörper „ihr" Antigen erkannt haben, nehmen es auf und präsentieren es nun an ihrer Oberfläche den mittlerweile von professionellen APCs aktivierten CD4-positiven T-Zellen. Diese mit B-Zellen interagierende und daher für die korrekte AK-Produktion verantwortliche zweite Gruppe von Helferzellen, die als **Th2-Zellen** bezeichnet werden, produzieren als charakteristisches Zytokin das IL-4. Diese Th2-Zellen regen mittels IL-4 sowie über Zell-Zell-Kontakt die B-Zellen an, zu Plasmazellen auszureifen und große Mengen „ihres" AK zu produzieren.

Th1- und Th2-Zellen sind über ihre Zytokine funktionelle Gegenspieler hinsichtlich der Antikörperantwort. Im Normalfall liegt ein Gleichgewicht vor und es kommt zu einer ausgewogenen AK-Antwort, vor allem in der Klasse IgG. Bei den Allergien vom Typ I (allergische Rhinitis, allergisches Asthma bronchiale) ist eine überwiegende Th2-Zellfunktion zu beobachten, was eine erhöhte Produktion von AK der Klasse IgE zur Folge hat; IgE sind für die allergischen Reaktionen verantwortlich. Umgekehrt sieht man bei der Allergie vom Typ IV (z. B. Nickelallergie) eine erhöhte Th1-Funktion.

d) Immunologisches Gedächtnis

Sowohl T- als auch B-Zellen werden, wenn sie „ihr" Antigen unter den geeigneten Bedingungen „sehen", aktiviert und expandieren klonal. Die Zellen können dann im Weiteren ihre jeweilige Funktion ausüben, z. B. können B-Zellen zu AK-produzierenden Plasmazellen ausreifen. Nach der ersten Episode der Aktivierung wird der Plasmazellklon nun vor allem Antikörper der Klasse IgM produzieren, das charakteristische Immunglobulin der humoralen Erstantwort. Ein Teil der aktivierten Zellen differenziert aber nicht zu Plasmazellen aus, sondern fällt, ohne Effektorfunktionen wahrzunehmen, wieder in einen Ruhezustand zurück. Diese Zellen können jahrelang in diesem Zustand verharren und überleben. Man bezeichnet sie als Gedächtnis („memory")- Zellen. Bei Wiedererkennen ihres Antigens können diese Gedächtniszellen in der schon besprochenen Weise (Interaktion mit Th2-Zellen) wieder aktiviert werden. Da die Zahl der Gedächtniszellen aber in der Regel größer ist als die des Ausgangsklones, kann die Wiederantwort auf das entsprechende Antigen stärker ausfallen als beim Erstkontakt.

Bei B-Zellen kommt noch ein weiterer Vorgang hinzu: Auf der Ebene der Gedächtniszellen, oder besser: des Gedächtniszell-Klons, ändert sich auf DNA-Ebene (etwa durch besonders häufige Mutationen; in diesem Fall ein erwünschter Vorgang) die genetische Information für die Antigen-Bindungsstellen. Es entstehen neue B-Zell-Klone, von denen einige – unter den schon besprochenen Voraussetzungen – AK produzieren können, die viel besser an das Antigen binden können als der ursprüngliche AK, was als Affinitätsreifung (engl.: affinity maturation) bezeichnet wird. Bei Wiederkontakt mit dem Antigen werden dann natürlich die besten Klone klonal selektiert (s. o.), und es kommt tatsächlich zur Produktion von höher affinen AKs als bei der Erstantwort.

Es ist aber bei der Zweitantwort nicht nur die variable Region des AK betroffen, es kommt auch zu einem „switch" zur Produktion von γ-Ketten und damit zur Sekretion von IgG-Antikörpern. Da IgG-Antikörper aber einige Effektorfunktionen ausüben können, zu denen IgM nicht oder nur in beschränktem Ausmaß fähig sind (AK-vermittelte Phagozytose u. a., siehe unten), ist eine IgG-Antwort bei vielen Abwehrvorgängen von großer Wichtigkeit.

Man nennt dieses Phänomen der verstäkten Effektorfunktionen auf Grund höherer Affinität und switch zu IgG „Boostereffekt". Dieser ist für die Praxis der spezifischen Prophylaxe natürlich von besonderer Bedeutung.

Effektormechanismen des Immunsystems

a) Antikörperabhängige Effektormechanismen

Bei AK-abhängigen Effektormechanismen unterscheidet man zwischen Mechanismen, die von den Antigenbindungstellen („Fab" für fragment antigenbinding; 2 pro AK) wahrgenommen werden, und Mechanismen, die über die konstanten Regionen der schweren Ketten („Fc"-Teil für fragment crystallizable) vermittelt werden.

α) Der entscheidende Vorgang bei den Fab-abhängigen Effektormechanismen ist, dass sich die AK an „kritische Stellen" ihres jeweiligen Antigens binden (also einen Immunkomplex ausbilden) und dadurch dessen Funktionen inhibieren können. Typischerweise sind es Strukturen, mit denen

ein infektiöses Partikel (Viren, Bakterien, Protozoen) oder ein Toxin aus
Bakterien (z. B. Tetanus-Toxin) an eine Rezeptorstruktur einer Körperzelle
binden will. Durch die Bindung an den AK wird diese Wechselwirkung verhindert oder zumindest gestört. Viren und Toxine können nicht mehr an
ihren Rezeptor binden und in die Zelle eindringen oder deren Stoffwechsel
stören. Man nennt solche AK „neutralisierende AK". Bakterien oder Protozoen können am Festhaften an der Haut oder an den Schleimhäuten ge-
hindert werden, in ihrer Beweglichkeit gestört oder in größere Klumpen
zusammengepackt („agglutiniert") werden.
Im Weiteren werden dann die enstandenen Immunkomplexe durch Zellen
des mononukleär-phagozytären Systems (früher: reticulo-endotheliales System, RES) abgeräumt.
Die Schutzwirkung von neutralisierenden AK ist ein besonders wichtiger
Aspekt im Rahmen der spezifischen Prophylaxe, und zwar sowohl bei der
aktiven Immunisierung („Impfung"; Induktion der AK-Bildung mittels Antigen) als auch bei der passiven Immunisierung (Gabe einer Antikörper-
Präparation, gewonnen aus einem immunen Spender).
Die neutralisierende Wirkung der Antikörper ist auch der Grund dafür,
warum Virus-Lebendimpfungen (z. B. Masern, Mumps, Röteln) keinesfalls
vor dem Ende des ersten Lebensjahres vorgenommen werden dürfen. Die
Wirksamkeit der Impfung hat eine Vermehrung des Impfvirus zur Voraussetzung; über die Plazenta übertragene neutralisierende AK der Mutter
könnten ein Angehen der Impfung beim Kleinkind verhindern. Nach einem Jahr, spätestens nach 14 Monaten sind die mütterlichen AK abgebaut
und wirkungslos.

β) Die über den Fc-Teil vermittelte Schutzwirkung von AK geschieht über
die Aktivierung von zellulären und molekularen Effektormechanismen der
natürlichen Abwehr. Diese Aktivierung geht aber nur dann vonstatten,
nachdem der AK an sein Antigen gebunden hat (also einen Immunkomplex
ausgebildet hat), sonst würden ja ständig alle Effektormechanismen aktiviert werden.

• Aktivierung von zellulären Effektormechanismen:
Makrophagen, Monozyten, Granulozyten. Der AK stellt sozusagen die
Brücke zwischen Phagozyt und Antigen her. Die Folge ist Phagozytose und
Freisetzung von Zytokinen, die Abwehr, Immunantwort und Entzündung
fördern (IL-1, IL-6, IL-12, TNF-α), sowie weiterer Entzündungsmediatoren
(Sauerstoffmetaboliten, Arachidonsäuremetaboliten, toxische Proteine).
Aktivierung von Mastzellen: ebenfalls Freisetzung von Substanzen, die
die Abwehr, Immunantwort und Entzündung fördern (Histamin,
Arachidonsäuremetaboliten, IL-4, IL-5).
Aktivierung von sog. „großen granulierten Lymphozyten" (engl.: *large gra-
nular lymphocytes*; LGL). Der AK stellt auch hier eine Brücke zwischen
LGL und antigenbesetzter Zelle her. Ist das Antigen, das der AK erkannt
hat, an der Oberfläche einer Zelle (d. s. virusinfizierte und Tumorzellen),

kann diese umgebracht werden (*antibody-dependent cellular cytotoxicity*, ADCC). Die LGL tragen zwar den Namen „Lymphozyten", sind aber streng genommen keine, sie haben jedenfalls mit T- und B-Zellen nichts zu tun. Die ADCC darf auch nicht mit der Leistung der zytotoxischen T-Zellen verwechselt werden.

• Aktivierung von molekularen („humoralen") Effektormechanismen
Hier ist vor allem die Aktivierung des Komplementsystems zu nennen. Die AK-abhängige Aktivierung des Komplementsystems erfolgt über den sog. „klassischen Weg". Die Komplementaktivierung hat eine verbesserte Phagozytose, die Freisetzung wichtiger Vermittler der Entzündung („Anaphylatoxine") und die Ausbildung eines aus Komplementkomponenten bestehenden „*membrane attack complex*" (MAC; seltener deutsch: „zytotoxischer Komplex"), was in Folge zur Lyse AK-beladener Zellen führen kann. Sensibel für den zytotoxischen Komplex sind neben virusinfizierten und Tumorzellen auch gramnegative Kokken (Neisserien).
Antigene, bei denen die Immunantwort über Präsentation durch APC über MHC-Klasse-II-Moleküle abläuft, bedürfen, wie ausgeführt, der Hilfe von T-Zellen (T-Zell-abhängige Antigene). Antigene mit stereotypen Epitopmotiven (manche bakterienzellwandassoziierte Kohlenhydratantigene) entgehen der T-Zell-abhängigen Immunantwort. Sie können direkt B-Zellen stimulieren und führen zu einer eventuell schwachen, IgM-dominierten AK-Antwort; bei dieser Immunantwort fehlt der so genannte „Boostereffekt". Dies wäre bei Impfungen mit einem derartigen Antigen unter Umständen nachteilig. Man kann das Problem dadurch versuchen zu umgehen, indem man das Kohlenhydrat-Antigen an Proteine koppelt und es dadurch zu einem T-Zell-abhängigen Antigen macht; man kann mit dieser Vorgangsweise eine adäquate IgG-Antwort erzielen.

b) T-Zell-abhängige Effektormechanismen

Es soll hier nochmals betont werden, dass die T-Zell-abhängigen Mechanismen nur in Wechselwirkung mit anderen Zellen wiedergegeben werden können, die Antigen verpackt in „Selbst", also in MHC-Moleküle, an der Oberfläche tragen.

• CD4-abhängige Effektormechanismen
Hier ist die schon oben erwähnte Th1-vermittelte „zelluläre Immunität" zu nennen. Antigenbruchstücke werden an der Oberfläche von APC mit MHC Klasse II präsentiert. Dies aktiviert CD4-positive T-Zellen, und diese vermehren sich und setzen in Folge eine Reihe von Zytokinen frei, von denen das Interferon-γ für die Abwehr von besonderer Bedeutung ist: Diese Substanz aktiviert Phagozyten, vor allem Makrophagen sehr stark, sodaß diese phagozytierte Mikroorganismen verbessert in ihrem Zellinneren abtöten können. Weiters produzieren IFN-γ-stimulierte Phagozyten und andere APC vermehrt IL-12, was wieder eine Th1-Immunantwort fördert,

ein positiver Rückkopplungsmechanismus. Die zelluläre Immunität ist besonders wichtig bei der Abwehr von intrazellulären Mikroorganismen wie Mykobakterien, Leishmanien, *Trypanosoma cruzi*, Listerien u. a.

Die Verhältnisse werden sehr gut durch die BCG-Impfung beleuchtet, eine Impfung mit einem attenuierten Mykobakterien-Stamm. Diese Impfung kann grundsätzlich auch neonatal durchgeführt werden. Etwa vorhandene mütterliche antimykobakterielle Antikörper hätten auf das Angehen der Impfung wie auch auf den Verlauf einer natürlichen Infektion keinen Einfluss. Die Mykobakterien leben intrazellulär und werden nur mittels zellulärer Immunität kontrolliert. Die BCG-Impfung hat daher den Zweck, eine zelluläre Immunantwort, eben eine Th1-Antwort, zu induzieren, und hiefür ist die Gegenwart oder Abwesenheit von Antikörpern irrelevant.

Das aus aktivierten CD4- aber auch aus CD8-positiven T-Zellen im Rahmen eines immunologischen Prozesses freigesetzte Interferon-γ ist auch wichtig in Hinblick auf die Aktivierung von LGL (s. o.), und zwar im Sinne der Erhöhung der NK-Zell-Aktivität, ein antigenunabhängiger Effektormechanismus, der durch LGL repräsentiert wird und eine wichtige Rolle bei der Eliminierung von virusinfizierten und Tumorzellen spielt.

• CD8-abhängige Effektormechanismen

Wenn eine Zelle an ihrer Oberfläche ein in MHC-Klasse-I-Moleküle verpacktes Antigen trägt, gegen welches das Immunsystem schon eine Immunantwort ausgebildet hat, so wird diese Zelle von CD8-positiven T-Zellen getötet. Solche Antigene sind Moleküle, die eine gesunde Zelle nicht synthetisiert, also Moleküle, die eine genetische Information tragen, die sie von gesunden Zellen unterscheidet. Das sind – definitionsgemäß – Krebszellen und virusinfizierte Zellen. Ein Virus ist ja davon abhängig, dass die Wirtszelle sein Genom repliziert und die viruskodierten Proteine synthetisiert. Da (fast)alle von einer Zelle produzierten Proteine an der Zelloberfläche verpackt in MHC-Klasse-I-Moleküle zum Check auf verändertes Selbst exprimiert werden, kann die virusinfizierte Zelle als immunologisch „fremd" identifiziert und von CD8-positiven T-Zellen eliminiert werden.

Der Zelltod erfolgt durch Einbau kreisrunder Proteinmoleküle, die aus der T-Zelle stammen, in die Zellmembran der Zielzelle, es wird also sozusagen ein Loch gebohrt, wie in elektronenmikroskopischen Aufnahmen gut zu sehen ist. Weiters werden an die zu tötende Zelle von der T-Zelle Signale weitergegeben, die dazu führen, dass die Zielzelle ihre eigene DNA abbaut und den energieliefernden Zellstoffwechsel einstellt (Apoptose).

In unserem Körper entstehen im Laufe unseres Lebens vermutlich mehr oder weniger ständig bösartige Zellen. Diese bösartig veränderten Zellen stehen unter Selektionsdruck, gegen T-Zell-vermittelte und alle weiteren zytotoxischen (zelltötenden) Mechanismen der Abwehr Gegenstrategien zu entwickeln, um zu überleben. Leidet ein Patient an einem Malignom, ist das das Zeichen dafür, dass dies einem (meist anfangs wirklich nur ein einziger) Tumor-Zell-Klon gelungen ist.

Schlussbemerkung

Die Abwehrleistung unseres Körpers gegen Attacken durch infektiöse Agentien von außen und maligne Vorgänge von innen bedarf eines komplexen Zusammenspiels mehrerer Abwehrsysteme, von denen dem Immunsystem besondere Bedeutung zukommt. Während alle anderen Abwehrsysteme im Wesentlichen immer gleichartig und innerhalb einer vorgegebenen Bandbreite immer gleich stark auf einen gegebenen Reiz reagieren werden, kann das Immunsystem sich an die Gegebenheiten anpassen und mit spezifischer Antwort reagieren. Es kann sich darüber hinaus die wichtigen molekularen Strukturen des attackierenden Agens „merken" und bei Wiederkontakt in verstärkter Weise reagieren und einen effizienteren Beitrag zum Erhalt der Integrität des Organismus leisten. Die Spezifität des Immunsystems und seine Adaptationsfähigkeit bei Wiederkontakt mit dem Antigen wird durch die Lymphozyten wiedergegeben, und zwar auf Grund der speziellen genetischen Eigenschaften jedes einzelnen Klones, der wohl zufällig entstanden ist, aber wegen seiner speziellen Brauchbarkeit (Spezifität für ein Antigen) überleben und sich vermehren konnte.

Weiterführende Literatur

Abbas AK, Lichtman AH, Pober JS (übersetzt von Beda M. Stadler und Max Hess) (1996) Immunologie. Hans Huber, Bern

Male D, Cooke A, Owen M, Trowsdale J, Champion B (1996) Advanced Immunology. Mosby, London

Peakman M, Vergani D (1997) Basic and Clinical Immunology. Churchill Livingstone, New York

Impfstoffe, Arten der Immunisierung

Einleitung

Impfungen stellen eine normalerweise in der Regel harmlose, aber sehr wirkungsvolle Auseinandersetzung mit einem Krankheitserreger dar. Durch die Impfung ist es dem Organismus möglich, ohne selbst zu erkranken, gegen Mikroorganismen entsprechende schützende Abwehrstoffe zu entwickeln. Bei einer neuerlichen Auseinandersetzung mit dem Erreger ist er durch das immunologische Gedächtnis in der Lage, sehr rasch spezifische Abwehrstoffe zu bilden und eine invasive Infektion dadurch zu vermeiden oder sich gegen die Folgen der Infektion wirkungsvoll zu schützen. Impfungen rufen daher eine dauerhafte Immunität gegen bestimmte Mikroorganismen hervor.

Grundsätzlich gibt es zwei unterschiedliche Möglichkeiten, den menschlichen Organismus gegen diverse Mikroorganismen zu schützen:

1. die passive Immunisierung,
2. die aktive Immunisierung (Impfung).

Passive Immunisierung

Bei der **passiven Immunisierung** werden einem menschlichen Organismus Antikörper übertragen. Diese hat entweder ein anderer Mensch im Rahmen einer Infektion mit einem bestimmten Krankheitserreger gebildet (homologe Antikörper), oder sie wurden von einem Tier gebildet (heterologe Antikörper). Letztere sind als „Fremdeiweiß" problematisch und werden nur mehr selten verwendet. Eine passive Immunisierung soll bei fehlender Immunität eine Krankheit verhindern. Mit der passiven Immunisierung können sehr rasch sehr hohe Konzentrationen von Antikörpern übertragen werden, die eingedrungene Mikroorganismen neutralisieren können. Es ist ein sehr rascher und in Abhängigkeit von der Menge der übertragenen Antikörper unterschiedlich langer Schutz gegeben, der in der Regel zwischen wenigen Wochen und maximal einigen Monaten anhält. Eine typische Indikation für die Durchführung einer passiven Immunisierung ergibt sich nach Exposition einer empfänglichen Person, insbesondere dann, wenn sie ein hohes Risiko für die Erkrankung und eventuelle Komplikationen aufweist: z. B. Patienten mit Leukämie, die Masern oder Varizellen exponiert waren. Auch dann, wenn nicht ausreichend Zeit für eine aktive Immunisierung zur Verfügung steht und ein Schutz gegen eine

Erkrankung notwendig ist, kann mittels passiver Immunisierung rasch eine hohe Schutzrate erreicht werden (z. B. als postexpositionelle Prophylaxe bei Tollwut oder Hepatitis-B). Als therapeutische Indikation kann in manchen Fällen bei bereits bestehender Infektion durch die passive Immunisierung die Wirkung von Toxinen (Botulismus, Diphtherie oder Tetanus) verringert werden.

Nach passiver Immunisierung reagiert das körpereigene Immunsystem selbst nicht mit einer Bildung von Abwehrstoffen, es wird auch kein immunologisches Gedächtnis aufgebaut, und nach Abbau der Antikörper ist auch der Schutz gegen diverse Krankheitserreger wieder verschwunden. Es handelt sich somit bei der passiven Immunisierung um einen „geliehenen" Immunschutz, wie dies auch bei Neugeborenen der Fall ist, die durch die diaplazentar übertragenen Immunglobuline einen „Nestschutz" in Form einer passiven Immunisierung erhalten. Neben der zeitlich begrenzten Wirksamkeit einer solchen Immunisierung kommt als weiterer Nachteil auch noch hinzu, dass es gegen viele Erkrankungen keine Präparate mit Abwehrstoffen gibt bzw. deren Wirkung ungenügend ist. Der Einsatz von passiven Immunisierungen ist daher auf einzelne Krankheitserreger beschränkt. Häufig werden passive Immunisierungen bei Verletzungen (Tetanus), Tierbissen (Tollwut) oder bei Patienten eingesetzt, die vor einer Erkrankung zeitweise geschützt werden sollen (Reisen, Schwangerschaft). Tabelle 1 listet die derzeit in Österreich verfügbaren **homologen** (von Menschen stammenden) Immunglobuline auf. Es stehen für passive Immunisierungen unterschiedliche Präparate zur Verfügung:

1. Standardimmunglobuline,
2. spezifische Immunglobuline (Hyperimmunglobuline),
3. intravenöse Immunglobuline.

Standardimmunglobuline stammen von gepooltem Plasma erwachsener Spender. Sie enthalten vor allem eine Immunglobulinfraktion (95% IgG und nur Spuren von IgA und IgM) und sind steril. Das Immunglobulin enthält jenes Antikörperspektrum, wie es in der Bevölkerung des Spenderpools zu finden ist. Immunglobuline werden intramuskulär verabreicht und nach 48 bis 72 Stunden werden die höchsten Antikörperspiegel im Serum erreicht. Als Indikation für die Gabe von Standardimmunglobulinen gilt v.a. die Hepatitis-A-Prophylaxe bei exponierten Personen.

Im Gegensatz zu den normalen Immunglobulinen enthalten spezifische Immunglobuline (Hyperimmunglobuline) besonders hohe Antikörpertiter gegenüber speziellen Erkrankungen wie z. B. CMV, Hepatitis-B, Tetanus, Tollwut oder Varizellen.

Tabelle 1. In Österreich verfügbare homologe Immunglobuline

Immunglobuline	
	Präparate
Spezifische Immunglobuline	
	Cytomegalie
	FSME
	Hepatitis A
	Hepatitis-B
	Röteln
	Tetanus
	Tollwut
	Varizellen
Intravenöse Immunglobuline	

Neben den homologen Immunglobulinpräparaten stehen auch heterologe Präparationen gegen eine Reihe von Erkrankungen zur Verfügung. Die Wirkdauer solcher Tierseren ist kürzer und die Komplikationsrate höher als von homologen. Bei wiederholter Gabe von heterologen Immunglobulinen steigt das Gesundheitsrisiko, es kann zu lebensgefährlichen allergischen Reaktionen kommen. Aus diesem Grund sind eine strenge Indikationsstellung und genaue Dokumentation der Gabe und eingehende Aufklärung des Patienten notwendig.

Tabelle 2. In Österreich verfügbare heterologe Immunglobuline

Diphtherie-Antitoxin (Pferdeserum)
Botulismus-Antitoxin Typ A, B, E (Pferdeserum)
Gasbrand-Antitoxin (Pferdeserum)
Schlangen (Ziegen- und Pferdeserum)
Skorpion (Ziegenserum)

Aktive Immunisierung (= Impfung)

Im Gegensatz zur passiven Immunisierung werden bei der aktiven Immunisierung keine Immunglobuline, sondern antigen wirksame Substanzen (Antigene) dem Organismus zugeführt, die eine aktive Auseinandersetzung mit dem Immunsystem verursachen. Optimalerweise soll eine einmalig applizierte Lebendimpfung zur Ausbildung einer lebenslangen stabilen Immunantwort führen. Die Immunantwort soll bei der aktiven Impfung ohne Krankheitssymptome ablaufen und in der Produktion von schützenden Abwehrstoffen resultieren. Drei Kategorien von aktiven Immunisierungen können unterschieden werden:
1. Lebendimpfungen,
2. Totimpfungen,
3. gentechnologische Impfstoffe (besondere Techniken, derzeit großteils noch in Erforschung befindlich, wie DNA-, RNA-Vakzinen, transgene Pflanzen).

Grundsätzlich werden bei einer aktiven Immunisierung abgeschwächte oder abgetötete Mikroorganismen, Teile davon, ein modifiziertes Produkt des Mikroorganismus (z. B. Toxoid, gereinigtes Antigen oder ein gentechnisch verändertes Antigenprodukt) dem menschlichen Körper auf unterschiedlichen Wegen (oral oder parenteral) verabreicht. Einige Impfungen enthalten ein einzelnes Antigen, das sehr gut charakterisiert ist (z. B. Pneumokokken-Polysaccharid, Tetanus-Toxoid oder Diphtherie-Toxoid), andere enthalten Antigene, die sehr komplex sind und schlecht charakterisiert sind (Pertussis-Antigen, Influenzaimpfstoffe). Diese Art der aktiven Immunisierung führt zu einer immunologischen Reaktion. Ergebnisse dieser immunologischen Auseinandersetzung können die Bildung eines Antitoxins, einer antiinvasiven oder den Mikroorganismus neutralisierenden Aktivität oder andere Formen einer schützenden humoralen oder zellulären Immunantwort des menschlichen Organismus sein. Der Schutz, der durch die Impfung entsteht, kann entweder ein lebenslanger, kompletter Krankheitsschutz oder ein teilweiser, kürzerfristiger sein, der immer wieder einer Auffrischung bedarf. Bis es zur Ausbildung einer Schutzwirkung kommt, braucht es allerdings einige Wochen, bis die immunologischen Prozesse der spezifischen Abwehrreaktion ausgereift sind. Danach aber ist bei einer neuerlichen Auseinandersetzung mit dem gleichen Mikroorganismus mit einer sehr raschen und effektiven Immunantwort zu rechnen. Die Effektivität einer aktiven Immunisierung wird an der Schutzrate gegenüber der natürlichen Erkrankung gemessen. Die durch die aktive Impfung gebildeten Antikörper können als ein indirektes Maß für den Schutz betrachtet werden. Für einige Impfungen sind die genauen Umstände des Schutzes nicht genau bekannt (z. B. Pertussisimpfung) und Serum-Antikörperspiegel nicht zwingend prädiktiv für die Schutzwirkung. Daher unterscheidet man definitionsgemäß zwischen IMMUNOGENITÄT (Induktion einer messbaren Immunantwort) und PROTEKTIVITÄT (Induktion eines messbaren Schutzes = efficacy).

Lebendimpfungen

Lebendimpfstoffe enthalten lebende, noch vermehrungsfähige Mikroorganismen, die im Rahmen der Impfstoffherstellung durch verschiedene Verfahren (Tierpassagen, Passage über Kulturzellen oder Hühnereier) ihre krankmachenden Eigenschaften weitgehend verloren haben, aber ihre immunogene Wirkung erhalten haben. Die Impfung mit abgeschwächten lebenden Erregern entspricht daher in ihrem Grundprinzip einer Infektion, die aber, ohne schwere Krankheitssymptome zu verursachen, die Ausbildung einer schützenden Immunität hervorruft. Vor allem virale Impfstoffe enthalten oft lebend-attenuierte Mikroorganismen, die nach Applikation in der Lage sind, sich zu vermehren (replizieren), den Wirt zu infizieren, normalerweise aber ohne eine Erkrankung auszulösen, gelegentlich zu einer harmlosen, an die Wildinfektion erinnernde Erkrankung führen können. Üblicherweise genügt bei Lebendimpfungen eine einzige Impfung, um einen sehr langen Impfschutz zu erreichen, sie kommen damit der idealen Impfung zumindest in dieser Hinsicht nahe. Bei minimaler Reaktogenität weisen virale Lebendimpfungen eine hohe Immunogenität auf. Der Grund dafür ist die hohe Ähnlichkeit einer Lebendimpfung mit den pathomechanischen und immunologischen Prozessen einer natürlichen Infektion. Dementsprechend bewirken Lebendimpfungen sowohl eine humorale (Antikörperantwort) als auch zelluläre Immunantwort mit Bildung von zytotoxischen T-Lymphozyten.

Weil es bei Lebendimpfungen zur Replikation von Mikroorganismen kommt, ist es auch – wenngleich sehr selten – möglich, dass durch „Rückmutationen" des Impforganismus eine der Wilderkrankung ähnliche Erkrankung auftritt (z. B. Poliomyelitis bei Lebendimpfung nach „Sabin"). Zudem können von mit Lebendimpfungen geimpften Personen Impfviren auf Nichtgeimpfte übertragen werden. Liegt dann womöglich beim Empfänger eine Störung der Immunabwehr vor, so kann für ihn ein Komplikationsrisiko resultieren.

Totimpfstoffe

Totimpfstoffe können entweder inaktivierte (abgetötete) ganze Erreger, Toxoide (entgiftetes Toxin) oder Subuntis des Erregers (kleine Teilstücke) enthalten. Diese Impfungen müssen daher ausreichend hohe, genau definierte Mengen an antigenös wirksamen Substanzen enthalten, um eine immunologische Antwort auszulösen. Darüber hinaus sind zur Erhöhung der Immunogenität meist noch Adjuvantien (Aluminiumhydroxid) oder andere „Verstärkersysteme" zugesetzt. Die Aufgabe der Adjuvantien besteht darin, die Antigenpräsentation der Makrophagen an die T-Zelle zu verbessern (siehe Kapitel „Immunologische Grundlagen"). Diese Impfungen müssen normalerweise mehrfach für eine Grundimmunisierung verabreicht und in bestimmten periodischen Zeitintervallen aufgefrischt werden (Booster), um eine dauerhafte Schutzwirkung aufrecht zu erhalten. Die immunologische Antwort von inaktivierten Totimpfstoffen reicht meist aus, um eine humorale Immunantwort im Sinne der Produktion von Serum-Antikörpern und auch eine zellmediierte Immunantwort hervorzurufen. Eine mukosale Immunantwort bei oral verabreichten Totimpfstoffen ist meist weniger prägnant, kurz dauernd und schlecht protektiv. Mit wenigen Ausnahmen werden daher Totimpfstoffe parenteral verabreicht. Auch bei Totimpfstoffen kommt es zum „Priming"-Effekt und zur Bildung eines immunologischen Gedächtnisses, und sie führen oft auch zur Bildung von zytotoxischen T-Lymphozyten.

Wenngleich Lebendimpfstoffe immunologische Vorteile aufweisen, ergeben sich dennoch für Totimpfstoffe wegen der fehlenden Replikation auch gewisse Vorteile: Totimpfstoffe sind technologisch leichter zu produzieren und werden vom Empfänger in der Regel gut toleriert.

Tabelle 3. Unterschiedliche Charakteristika von Lebend- und Totimpfstoffen

	Lebend	Tot
Applikationsform	oral/im, sc, ic	im, sc, ic
Grundimmunisierung	1–2 x	mehrfach (impfstoffabh.)
Dauer des Impfschutzes	(lebens)lang	zeitlich begrenzt
Antikörperantwort	IgG, IgA	IgG
Zelluläre Immunität	gut	schwach/fehlend
Stabilität des Impfstoffes	eingeschränkt	gut

Tabelle 4. In Österreich in Verwendung befindliche Lebend- und Totimpfstoffen

	Bakterien	Viren
Lebendimpfstoffe	Cholera Tuberkulose Typhus	Gelbfieber Masern Mumps Poliomyelitis Röteln Varizellen (Rotavirus)
Totimpfstoffe Inaktivierte	Pertussis (Ganzkeim)	Encephalitis japonica FSME Hepatitis A Influenza Poliomyelitis Rabies
Toxoid	Diphtherie Tetanus	
Subunit	Pertussis (azellulär) Meningokokken Pneumokokken Typhus Hämophilus influenzae B	Influenza-Spalt Influenza-Subunit Hepatitis-B

Abschließend sei in Bezug auf die Neuentwicklungen am Vakzinesektor auf das Kapitel „Neue Impfstofftechnologien" hingewiesen.

Weiterführende Literatur

Plotkin SA, Orenstein WA (1999) Vaccines, 3rd edn. W.B.Saunders Company, Philadelphia, Pennsylvania

American Academy of Pediatrics (1997) In: Peter G (ed) Red Book Report of the Committee on Infectious Diseases, 24th edn. Elk Grove Village IL American Academy of Pediatrics

Impfreaktionen, Impfnebenwirkungen, Impfschäden

Einleitung

Impfungen sind unzweifelhaft eines der wichtigsten präventivmedizinischen Instrumente in der Gesundheitspolitik und sind hauptverantwortlich dafür, dass in den vergangenen Jahrzehnten Millionen Menschen das Leben gerettet werden konnte. Dennoch sterben jährlich immer noch mehrere Millionen Kinder und Erwachsene, die bei Einsatz von Impfungen vor todbringenden Erkankungen bewahrt werden könnten. Parallel mit dem Rückgang von durch Impfungen vermeidbaren Erkrankungen und mit der steigenden Durchimpfungsrate gibt es jedoch eine geradezu irrationale Angst vor solchen Maßnahmen. Durch das fast vollständige Verschwinden von Infektionserkrankungen in den entwickelten Industriestaaten ist die Toleranzgrenze für unerwünschte Nebenwirkungen und Impfreaktionen im Vergleich zu einem unbedingt notwendigen therapeutischen Eingriff extrem niedrig geworden. Auch von so manchem Mediziner werden Impfungen aus Angst vor Nebenwirkungen und damit verbundenen Problemen mit Argwohn betrachtet. Gerade im deutschen Sprachraum gibt es eine besonders ausgeprägte Impfgegnerschaft, die mitunter lautstark verunsichert und diverse Erkrankungen und Befindlichkeitsstörungen mit Impfungen in Verbindung bringt.

Umso mehr muss immer wieder daran erinnert werden, dass es mit Hilfe von Impfungen gelungen ist, gefürchtete Infektionserkrankungen zu eliminieren. Nach dem derzeitigen Stand des Wissens werden Impfungen auch in Zukunft aus den modernen Gesundheitswesen nicht wegzudenken sein, ja wahrscheinlich eine noch wichtigere Bedeutung bekommen. Sie sind – und werden es auch noch bleiben – ganz wichtige gesundheitsmedizinische Instrumente zur Verhinderung und Vorbeugung von einer Vielzahl von Erkrankungen und werden auch in der Therapie an Bedeutung gewinnen.

Sicherheit von Impfstoffen

Alle derzeit in Verwendung befindlichen modernen Impfstoffe sind sowohl hinsichtlich ihrer Wirksamkeit, vor allem aber in puncto Sicherheit nicht mit den Präparaten der Vergangenheit zu vergleichen (wie z. B. dem Pocken- oder dem alten Scharlachimpfstoff). Erst nach ausgedehnten und aufwendigen vorklinischen und klinischen Studien und Prüfungen werden

Impfungen von den Gesundheitsbehörden zugelassen und für einen allgemeinen Einsatz freigegeben. Trotz aller Sicherheitsvorkehrungen können aber trotzdem – wie bei jedem anderen Medikament oder biologischen Arzneimittel auch – vereinzelt unerwünschte Reaktionen und Komplikationen nicht völlig ausgeschlossen werden.

„Wenn behauptet wird, dass eine Substanz keine Nebenwirkungen hat, so besteht der dringende Verdacht, dass sie auch keine Hauptwirkung hat."

(Kuschinsky)

Impfreaktionen, Impfkomplikationen, Impfschäden

Weit über 90% aller verabreichten Impfungen werden ohne jegliche Symptome und Beschwerden toleriert, und echte durch Impfungen verursachte gesundheitliche Schäden sind eine ausgesprochene Rarität. Bei 5–10% der Impflinge sind postvakzinal Beschwerden mit unterschiedlichem Schweregrad zu erwarten: in der überwiegenden Mehrzahl leichte Befindlichkeitsstörungen, äußerst selten echte, schwere, persistierende Impfschäden. Dabei ist allerdings zu bedenken, dass auch in der Bevölkerung, die nicht gerade geimpft wurde, eine beträchtliche Hintergrundsmorbidität vorliegt, die permanent zu finden ist, im Sinne des Kausalitätsbedürfnisses aber dann, wenn im zeitlichen Rahmen eine Impfung verabreicht wurde, natürlich der Impfung zugeschrieben wird.
In Abstufung der nach einer Impfung auftretenden Reaktionen können wir *Impfreaktionen, Impfkomplikationen* und *Impfschäden* differenzieren.

Impfreaktion (Impfkrankheit)

Impfreaktionen werden als harmlose Beschwerden definiert, die durch die normale Immunantwort oder durch Inhaltsstoffe der Impfung hervorgerufen werden. Sie sind die häufigsten Reaktionen auf Impfungen, liegen im Prozentbereich, sind aber von der Hintergrundmorbidität der Allgemeinbevölkerung nicht zu unterscheiden. Es handelt sich zumeist um überschießende Reaktionen, die als Folge der Impfung auftreten und deren Existenz bekannt ist. Sie bleiben immer ohne permanente Folgen und beeinträchtigen den Patienten nicht wesentlich, z. B. Lokalreaktion nach Toxoid-Impfung.

Tabelle 1. Schweregrad und Häufigkeit von Impfreaktionen

Reaktionen nach Impfungen	Häufigkeit	Bemerkungen	Beispiele
Impfreaktionen Harmlose, zeitlich begrenzte Beschwerden im Rahmen der Immunantwort	im Prozentbereich	in klinischen Prüfungen normalerweise erfassbar	Lokalreaktion nach Tetanusimpfung, erhöhte Temperatur nach der wP-Impfung
Impfkrankheit Leichte Form der Infektionskrankheit nach Lebendimpfungen	unter 1%	in klinischen Prüfungen normalerweise erfassbar	Impfmasern
Impfkomplikation vorübergehende therapie-bedürftige Erkrankung	im Promillebereich	nicht in klinischen Prüfungen erfassbar	abszedierende Lymphadenitis nach BCG-Impfung
Impfschaden Dauerhafte Gesundheitsschädigung (Erkrankung oder Behinderung), kausal durch die Impfung verursacht	im Bereich von ca. 1:1 Mio.	In klinischen Prüfungen nicht erfassbar	Paresen bei Impfpoliomyelitis nach OPV

(modifiziert nach Ute Quast: Impfreaktionen, Hippokrates Verlag 1997)

Impfkomplikation

Eine Impfkomplikation ist eine therapiebedürftige Erkrankung, die stationär oder auch ambulant behandelt werden muss und die nachweislich oder sehr wahrscheinlich durch die Impfung verursacht wurde. Sie ist zumeist vorübergehend, relativ selten, im Promillebereich, und ohne permanente Gesundheitsfolgen. Beispiel: Abszess bei BCG-Impfung.

Impfschaden

Unter einem Impfschaden versteht man eine bleibende Erkrankung oder Behinderung, die nachweislich oder sehr wahrscheinlich durch eine Impfung verursacht wurde, ein über das übliche Ausmaß der Impfreaktion hinausgehender Gesundheitsschaden.

Ein Impfschaden liegt auch dann vor, wenn eine andere als die geimpfte Person durch die Erreger, die sich im Organismus des Impflings vermehren, einen Gesundheitsschaden erleidet. Zur Anerkennung eines Gesundheitsschadens als Folge einer Impfung genügt die *Wahrscheinlichkeit* des ursächlichen Zusammenhanges.

Beurteilung eines Impfschadens

Für die Beurteilung eines fraglichen Impfschadens sind folgende Parameter nötig:

1. Differentialdiagnose des klinischen Verlaufes:
Kann die fragliche Reaktion überhaupt mit einer Impfung in kausalem Zusammenhang stehen? „Passt" die Erkrankung, passen die Symptome zur verabreichten Impfung? Ist die Reaktion typisch für die verabreichte Impfung, gibt es einen denkbar möglichen Zusammenhang? Sind andere Krankheiten, die in der klinischen Symptomatik ähnlich verlaufen können, mit Sicherheit ausgeschlossen?
2. Zeitintervall:
Ist das Intervall zwischen Impfung und Beginn der fraglichen Komplikation schlüssig d. h., passt der zeitliche Abstand zu einer Impfreaktion? Typische Zeitabstände: **Totimpfstoffe**: 6–48 Stunden nach Impfung treten praktisch alle relevanten Symptome auf (Lokalsymptome, Fieber etc.) **Lebendimpfstoffe**: je nach Erreger und Art der Reaktion unterschiedlich. Faustregel: bis ca. $^2/_3$ der Inkubationszeit der entsprechenden Erkrankung.
3. Symptome:
Sind die beschriebenen Symptome als Impfreaktion oder Impfkomplikation bekannt? Gibt es ähnliche Beschreibungen in der wissenschaftlichen Literatur?
4. Verabreichung:
Wurde der Impfstoff lege artis verabreicht und wurde ein einwandfreier Impfstoff verwendet?
Die Weltgesundheitsorganisation (WHO) unterscheidet 4 Kategorien von Beeinträchtigungen nach Impfungen:

1. Durch die Impfung *verursachte* unerwünschte Reaktionen, darunter werden übermäßige Reaktionen verstanden, die in einem direkten kausalen Zusammenhang mit der Impfung stehen. Diese Reaktionen sind zumeist gut bekannt und sind auch in einem begrenzten Intervall zu finden (z. B. Impfmasern, starke Schwellung und Rötung an der Impfstelle nach Tetanus/Diphtherieimpfung, kurzzeitiges hohes Fieber nach Pertussisimpfung etc.).

2. Durch die Impfung *ausgelöste* unerwünschte Reaktionen, die sich auch bei anderen Gelegenheiten ereignet hätten, bei denen die Impfung den Auslöser für das Auftreten der gesundheitlichen Probleme gegeben hat (z. B. erster Fieberkrampf nach Pertussisimpfung ausgelöst durch das Fieber im Rahmen der Pertussisimpfung).

3. Erkrankungen, die durch *fehlerhafte* Produktion, fehlerhafte Dosie-

rung oder fehlerhafte Anwendung des Impfstoffes eintreten. Produktionsfehler sind auf Grund der hohen technischen Qualität und Qualitätskontrollen sehr selten. Wesentlich häufiger sind Probleme, die durch falsche Dosierung oder fehlerhafte Applikation entstehen, z. B. *subkutaner statt intramuskulärer Applikation bei Tetanus/Diphtherieimpfung, subkutane und/oder intramuskuläre BCG-Impfung).*

4. Erkrankungen, die rein *zufällig* mit der Impfung zusammentreffen und dieser irrtümlich kausal zugeschrieben werden. Hier kann die Unterscheidung, ob es sich um eine Impfnebenwirkung oder nur um ein zeitliches Zusammentreffen mit einer auch sonst aufgetretenen Erkrankung handelt, im Einzelfall sehr schwierig sein.

Mögliche Impfreaktionen – Lebendimpfungen

Bei einer Lebendimpfung werden vermehrungsfähige, aber abgeschwächte Erreger dem Organismus zugeführt. Der Zeitraum der Erregervermehrung entspricht einer verkürzten Inkubationszeit der eigentlichen Erkrankung (im Schnitt wenigstens eine Woche). Die Impfreaktionen nach Lebendimpfungen entsprechen sehr oft den Symptomen der Erkrankung, wenn auch nur in sehr abgeschwächter Form (Tabelle 2). Es handelt sich um durchwegs bekannte und zumeist nicht um gravierende Symptome, die keinerlei Grund zur Besorgnis geben.

Bei Lebendimpfstoffen ist es unwesentlich, ob schon einmal geimpft worden ist oder nicht. Eine Ausnahme ist nur die BCG-Schutzimpfung. Sie darf nach dem Neugeborenenalter niemals ohne vorausgehende Testung (Tine-Test, Mendel-Mantoux-Test) geimpft werden. Wenn eine andere Lebendimpfung ein zweites Mal verabreicht wird und noch eine Immunität von der ersten Impfung besteht, so werden die vorhandenen abgeschwächten Erreger im Impfstoff durch die im Organismus befindlichen Abwehrstoffe abgefangen und neutralisiert. Impfreaktionen sind keine zu erwarten.

Tabelle 2. Mögliche Impfreaktionen bei Lebendimpfungen

Gelbfieber	Fieber
Masernimpfung	Allgemeine unspezifische Symptome, (sub)febrile Temperatur, Exanthem („Impfmasern")
Mumpsimpfung	Erhöhte Temperatur, leichte Schwellung der Ohrspeicheldrüse
OPV	Leichte Durchfälle, Fieber
Röteln	Kurz dauerndes Exanthem, gelegentlich Gelenksschmerzen (vor allem Erwachsene)
Tuberkulose	Schwellung der regionalen Lymphknoten
Typhus oral	Leichte Durchfälle, Blähungen

Mögliche Impfreaktionen – Totimpfstoffe

Nach der Applikation von Totimpfstoffen findet im Organismus keine weitere Vermehrung der antigenös wirksamen Substanzen mehr statt. *Symptome der natürlichen Erkrankung kommen daher als Impfreaktion nicht in Betracht.* Totimpfstoffe lösen gelegentlich an der Injektionsstelle Lokalreaktionen aus. Diese können durchaus ausgeprägt sein, sodass auch allgemeine Krankheitssymptome wie Fieber, Abgeschlagenheit oder Müdigkeit mit auftreten können. Diese Reaktionen sind nicht auf den Impfstoff selbst zurückzuführen, sondern auf Inhaltsstoffe, auf Cytokine oder Immunkomplexe. Am ehesten reagiert unser Organismus auf ganze abgetötete Erreger, am wenigsten auf hochgereinigte Spaltprodukte eines Erregers. Impfreaktionen auf Totimpfstoffe treten relativ frühzeitig nach der Impfung auf, und zwar in einem Zeitraum von 6 bis 48 Stunden.

Tabelle 3. Häufigkeit von Impfreaktionen bei diversen Impfungen

Relativ oft	Tetanus, Diphtherie, Keuchhusten (oft mit Fieber), FSME
Selten	Hepatitis A, Hepatitis-B, iPV, Tollwut, Grippe, Japan-B-Enzephalitis (in Abhängigkeit vom verwendeten Impfstoff), Typhus (ViPS)
Sehr selten	Pneumokokken, Meningokokken, HiB

In sehr seltenen Fällen kann es etwa 14 Tage nach der Applikation von Totimpfungen zu so genannten Immunkomplexerkrankungen kommen mit Fieber, allgemeinem Krankheitsgefühl, Guillain-Barré-Syndrom (GBS) Neuritis u.a. Ein lokales Arthus-Phänomen tritt vor allem bei Patienten auf, die zu häufig gegen bestimmte Erkrankungen immunisiert wurden (typisches Beispiel: „Überimpfung" bei Tetanusimpfung mit lokalen Beschwerden).

Klinik von Impfreaktionen und -nebenwirkungen

1. Lokalreaktionen an der Impfstelle

An der Impfstelle können verschiedenartige Reaktionen ablaufen:
- **Fremdkörperreaktionen** auf Adsorbatimpfstoffe vor allem bei inkorrekt subkutaner statt intramuskulärer Injektion bzw. bei Rücklauf von Impfstoff im Stichkanal sind relativ häufig. Die Symptome beginnen ca. einen Tag nach der Impfung und dauern mehrere Tage. Diese Reaktionen können sehr ausgedehnt und schmerzhaft sein. Gegebenenfalls sind Analgetika zu verabreichen, sonst keine Therapie notwendig.
- **Immunreaktion** auf das Impfantigen. Dabei bilden sich vor allem bei Wiederholungsimpfungen mit Totimpfstoffen, kaum bei Lebendimpf-

stoffen, lokale Immunkomplexe. Die Symptome beginnen nach 12 bis 24 Stunden und dauern meist 1–2 Tage.
- Eine **Kontaktallergie** bzw. subkutan ablaufende Typ-IV-Allergie auf Konservierungsstoffe oder andere Hilfsstoffe ist eher selten. Der Beginn ist nach etwa 2 Tagen, die Dauer bis zu einer Woche.
- **Allergien vom verzögerten Typ** treten eher lokal als systemisch auf. Sie sind prinzipiell als Reaktion auf Desinfektionsmittel, Adsorbantien oder andere Bestandteile des Impfstoffes denkbar.
- **Abszesse** durch bakterielle Verunreinigung sind sehr selten. Oft werden Fremdkörper- oder Immunkomplexreaktion als Abszess missgedeutet!

2. Systemische Reaktionen

Allgemeinreaktionen auf Impfungen können sehr unterschiedliche Ursachen haben. Die meisten dieser Reaktionen sind harmlos und bedürfen keiner speziellen Therapie. Eine wichtige Unterscheidungsmöglichkeit ist der Zeitpunkt des Auftretens der Reaktion.

a) Plötzlich eintretende Allgemeinreaktionen

- **Vasovagale Reaktionen** (Kollaps) sind mit Abstand die am häufigsten auftretenden Reaktionen. Vor allem ältere Kinder, Jugendliche und Erwachsene können in Form eines Kollapses auf die Impfung reagieren. Typisch ist Schwindel, Übelkeit, „Schwarzwerden vor den Augen" bis hin zur Bewusstlosigkeit, Blutdruckabfall, Tachykardie. Oft sind anamnestisch bei ähnlichen medizinischen Maßnahmen, vor allem Blutentnahmen und Injektionen, gleichartige Reaktionen schon aufgetreten. In solchen Fällen empfiehlt es sich, die Impfung im Liegen vorzunehmen und ggf. den Blutdruck zu messen.
- Eine **Anaphylaxie** tritt üblicherweise innerhalb weniger Minuten bis max. 1 Stunde nach der Impfung auf. Es handelt sich um eine allergische Reaktion auf ein Impfantigen oder einen anderen Bestandteil eines Impfstoffes. Allergisch ausgelöste Anaphylaxien auf Impfstoffe sind äußerst selten. Die Patienten klagen über Angst, Unruhe, Wärmegefühl, generalisierte Urtikaria und/oder Quincke-Ödem sowie über Dyspnoe im Sinne einer bronchialen Hyperreaktivität. Begleitend können Blutdruckabfall und Tachykardie bis zu Herz-/Atemstillstand auftreten.
- **Anaphylaktoide Reaktionen** sind klinisch von einer allergischen Anaphylaxie nicht zu unterscheiden und können daher auch leicht verwechselt werden. Anaphylaktoide Reaktionen können unspezifisch bedingt sein bzw. auf einer versehentlichen intravasalen Applikation des Impfstoffes beruhen. Sie können bei Lebendimpfstoffen (bei MMR eventuell etwas häufiger) wie auch bei Tot-/Toxoidimpfstoffen vorkommen.

b) Verzögert eintretende Allgemeinreaktionen

- **Fieber** kann je nach Impfung in sehr unterschiedlicher Frequenz auftreten. Generell zeigt eine fieberhafte Reaktion an, dass es im Organismus zu einer Immunreaktion gekommen ist. Sehr hohes Fieber wurde relativ oft nach der Pertussis-Ganzkeimvakzine beobachtet. Dieser Impfstoff wird aber in Österreich nicht mehr verwendet. Bei zu häufiger Impfung mit Toxoidimpfstoffen kann ebenfalls Fieber auftreten ebenso wie bei Lebendimpfstoffen, bei denen es nach der Inkubationszeit zu meist leichten subfebrilen Temperaturen kommen kann. Bei einer fieberhaften Reaktion müssen differentialdiagnostisch andere Ursachen ausgeschlossen werden. Eine gründliche Anamnese und Untersuchung ist daher besonders wichtig. Bei Kindern, die zu rezidivierenden Fieberkrämpfen neigen, sollte impfungsbedingtes Fieber medikamentös gesenkt werden. Ansonsten ist meist keine Therapie nötig.
- Wenn ein **Exanthem** einige Tage nach der Impfung auftritt, ist eine allergische Reaktion eher unwahrscheinlich. Bei Masern- und Röteln-Impfung kann ein „physiologisches" Impfexanthem nach ca. 1 Woche bis 10 Tagen beobachtet werden. Bei allen anderen Impfungen ist eher nach anderen Ursachen zu suchen, z. B. zufällig gleichzeitig ablaufende exanthematische Erkrankungen oder unspezifische (oder allergische) Reaktionen auf Medikamente, Nahrungsmittel etc.
- Besonders nach einer Rötelimpfung kann bei Erwachsenen in 5–15% eine **Arthritis** gelegentlich sogar eine chronisch verlaufende Arthritis ausgelöst werden (5–15%). Nach Hepatitis-B-Impfungen sind selten Arthritiden beschrieben, nach den Erhebungen des Institute of Medicine ist die Evidenz zu gering, um einen kausalen Zusammenhang zu akzeptieren oder abzulehnen. Ein Zusammenhang mit anderen Impfungen ist ebenso sehr fraglich.
- **Vaskulitis (fraglich) und Thrombozytopenie (nach Rötelnimpfung, bei anderen Impfungen fraglich)** können in zeitlichem Zusammenhang mit Impfungen auftreten. Am ehesten scheint ein unspezifischer Auslösemechanismus wie auch bei Infektionen vorzuliegen, also nicht eine spezifische Impfkomplikation. Eine exakte Abklärung auch anderer möglicher Ursachen sollte erfolgen.

3. Allergische und pseudoallergische Reakionen

Impfstoffe enthalten verschiedene Komponenten, die selten zu allergischen oder pseudoallergischen Reaktionen führen können.

Antigenös wirksame Substanzen in Impfstoffen

- **Impfantigen** (eigentlicher Inhaltsstoff)
Es sind bisher keine sicheren Berichte über allergische Reaktionen auf das eigentliche Impfantigen bekannt. Weder Viren bei Lebendimpfungen noch

Toxoide oder inaktivierte Erregerbestandteile lösen Allergien aus. Theoretisch sind zwar Allergien auf jedes Fremdprotein denkbar und extrem seltene Einzelfälle wurden beschrieben, jedoch nicht exakt genug dokumentiert.

Kulturmedien

• **Hühnereiweiß**

Bei der Herstellung einiger Impfstoffe (Masern, Mumps, Influenza, Gelbfieber) werden als Kulturmedien Hühnereier oder Bestandteile davon verwendet. Spuren in unterschiedlichen Mengen dieser Kulturmedien können prinzipiell im Impfstoff auftauchen. Das Risiko einer allergischen Reaktion hängt entscheidend von der Art des Kulturmediums und der Anzahl und Effektivität der Reinigungsschritte bei der Impfstoffherstellung ab. Ferner spielt der Sensibilisierungsgrad des Patienten eine wichtige Rolle: Unverträglichkeit bekannt, ohne anaphylaktische oder schwere Sofortreaktion (z. B. Neurodermitis oder subjektive Symptome ohne allergologischen Nachweis);
Unverträglichkeit im Hauttest (oder RAST mehr als 3) nachgewiesen, aber klinisch nicht relevant;
Klinisch relevante Hühnereiweißallergie mit Sofortreaktion und Schocksymptomatik in der Anamnese. Nur in diesen Fällen ist sehr selten mit ernsthaften Impfkomplikationen zu rechnen.
Eine Reihe von gut kontrollierten klinischen Studien hat gezeigt, dass Kinder mit einer Hühnereiweißallergie, auch wenn sie eine schwere Sensibilisierung aufweisen, nur ein geringes Risiko haben, eine anaphylaktische Reaktion auf eine MMR-Impfung zu erleiden. Darüber hinaus konnten diese Untersuchungen zeigen, dass eine Hauttestung mit verdünntem Impfstoff keine Vorhersage über die Reaktionsweise des Impflings erlaubte. Als Schlussfolgerung können daher Kinder mit einer Hühnereiweißallergie mit der für Kinder besonders wichtigen MMR-Impfung *ohne vorherige Hauttestung* geimpft werden. Die Impfung sollte *in einer Injektion* und nicht in einer Serie mit steigenden Konzentrationen verabreicht werden, aber vorsichtshalber ca. 1-1¹/₂ Stunden lang beobachtet werden, ob sie Reaktionen zeigen.
Auch die im Handel befindlichen Gelbfieberimpfungen enthalten Hühnereiweißbestandteile und können selten zu allergischen Reaktionen bis hin zum anaphylaktischen Schock führen. Personen, die eine klinisch relevante Allergieanamnese auf Hühnereiweiß haben, sollten mit einer Kratz-, Prick-Testung oder intradermal einer Hauttestung unterzogen werden.
Es mehren sich Hinweise, dass allergische Reaktionen, die Hühnereiweiß zugeschrieben werden, durch Gelatine ausgelöst werden, das bei einer Reihe von Impfstoffen zugesetzt ist.
Als generelle Faustregel hat sich folgende Regel bewährt: Wer Hühnereiweiß essen kann, ohne klinisch relevante Symptome zu bekommen, kann sich bedenkenlos impfen lassen.

Tabelle 4. Impfstoffe, die Spuren von Hühnereiweiß enthalten können

Impfstoffe	Herstellung	RISIKO
Masern, Mumps	Hühnerfibroblasten, d. h. Zellkulturen, die keine kompletten Eibestandteile enthalten. Daher keine Eibestandteile im Impfstoff nachweisbar.	extrem gering
FSME	Herstellung auf Hühnerfibroblasten, ähnlich wie bei Masern. Durch Inaktivierung des Virus sind weitere, bei Lebendimpfstoffen nicht mögliche Reinigungsschritte durchführbar, sodass im Fertigimpfstoff keine Fremdproteine mehr nachzuweisen sind.	extrem gering
Tollwut	Wie FSME (PCEC-Vakzine = purified chick embryo cell)	extrem gering
Influenza	Embryonierte Hühnereier: Nach 2–3 Tagen Bebrütung wird die Allantoisflüssigkeit geerntet und gereinigt. Durch Abreicherung ist Ovalbumin (und andere Proteine) in geringen Mengen im Impfstoff enthalten (< 5 μg/Dosis).	relativ gering
Gelbfieber	Infektion von 8–9 Tage alten embryonierten Hühnereiern. Virusernte durch Entnahme des Embryos am 10. bis 11. Tag. Eine Abreicherung von Hühnereiweiß bedeutet auch Abreicherung von Viren. Pro 0,5 ml Impfstoff sind bis zu 1,6 mg Hühnerprotein enthalten, entsprechend bis zu 30% der Trockensubstanz.	deutlich

Andere Bestandteile von Kulturmedien wie z. B. Proteinreste aus Hefezellen bei gentechnologisch hergestelltem HBV-Impfstoff, Kälberserum etc. sind zwar theoretisch als Allergieauslöser bei entsprechend sensibilisierten Personen denkbar, bei den extrem geringen Mengen aber von wenig praktischer Bedeutung.

- **Antibiotika** (Amphotericin B, Framycetin, Kanamycin, Neomycin, Polymyxin, Streptomycin) sind in einigen Impfstoffen in Spuren enthalten, weil sie in den Kulturmedien vor bakterieller Überwucherung schützen sollen. Wegen der geringen Menge und der Art der verwendeten Antibiotika sind allergische Reaktionen extrem selten. Patienten mit Allergien gegen gängige Antibiotika (Penicilline, Cephalosporine) können in der Regel bedenkenlos geimpft werden.
- **Formaldehyd,** Thiocyanat und Bernsteinsäure spielen praktisch keine Rolle, da die Mengen extrem gering sind und sogar den im eigenen Stoffwechsel produzierten Mengen entsprechen.
- **Phenol** könnte theoretisch eine Kontaktallergie auslösen (Pneumokokkenimpfstoff), wird aber praktisch nie beobachtet.
- **Humanalbumin** und verwandte Substanzen spielen als Allergieauslöser keine wesentliche Rolle. Anaphylaktoide Reaktionen können bei großen Mengen vorkommen, kaum jedoch bei den minimalen, in Impfstoffen

enthaltenen Mengen. Trotzdem wurde Humanalbumin als Stabilisator aus den neuen FSME-Impfstoffen eliminiert.

- **Timerfonat** und andere organische **Quecksilberverbindungen** können selten sowohl Sofortreaktionen, meist aber Typ-IV-Allergien auslösen. Wegen dieser Möglichkeit und anderer toxischer Effekte besteht heute die Tendenz, andere Konservierungsmittel zu verwenden. Benzalkoniumchlorid und andere Konservierungsstoffe spielen allergologisch keine wesentliche Rolle.

Aluminiumhydroxid

Aluminiumhydroxid und andere Adsorbentien können keine allergischen Reaktionen auslösen, aber bei unsachgemäßer Injektion eventuell Fremdkörpergranulome.

Allergische Reaktionen auf Bestandteile von Impfstoffe sind äußerst selten, wenn man die große Anzahl von Impfdosen berücksichtigt. Die meisten als allergisch gedeuteten Reaktionen haben eine andere, nicht immunologisch begründete Ursache. Allergietestungen mit Impfstoffen sind problematisch und bei falscher Technik (i. c. Test mit Adsorbatimpfstoffen) von zweifelhafter Aussagekraft.

4. Neurologische Komplikationen

Zerebrale Krampfanfälle

Zerebrale Krämpfe können besonders leicht im Rahmen von hochfieberhaften Reaktionen auftreten, zumal dann, wenn Fieberkrämpfe anamnestisch vorausgegangen sind. Spezifisch durch bestimmte Impfstoffe ausgelöste Krampfanfälle stellen eine Rarität dar. Treten Krampfanfälle in engem zeitlichem Zusammenhang mit einer Impfung auf, sollte an folgende Möglichkeiten gedacht werden:

- Zufälliges Zusammentreffen
- Fieberkrämpfe
- Manifestation einer Epilepsie (Auslösung eines Krampfanfalles durch die Immunreaktion der Impfung ohne gleichzeitiges Fieber, Kausalität ist fraglich)
- Neurodegenerative Erkrankungen werden häufig im späteren Säuglingsalter erstmalig anhand der Symptomatik (Entwicklungsstillstand, Rückschritte, neurologische Symptome) festgestellt.
- Hirnfehlbildungen wie z. B. Balkenagenesie, Lissenzephalie etc. führen nicht selten im „Impfalter" zu den ersten klinischen Symptomen.
- Tumore

Enzephalitis

Diese schwere Komplikation wird vor allem nach Impfungen mit Lebendimpfstoffen beobachtet. Enzephalitiden durch Impfungen sind sehr selten und werden in allen Fällen viel seltener als bei der entsprechenden Erkrankung, gegen die geimpft wird, gefunden.

- Enzephalitiden nach der Masernimpfung wurden in weniger als einem Fall auf eine Million Impfungen berichtet. Nach den Erhebungen des US Institute of Medicine weichen jedoch die Inzidenzen nicht von den Hintergrundwerten ab. Die vorliegenden Erfahrungen reichen nicht aus, um einen Zusammenhang zu akzeptieren oder abzulehnen.
- Bei der früheren Pockenimpfung war die Häufigkeit mit 0,3–1:10000 nennenswert.
- Für die Ganzkeim-Pertussisimpfung wurde jahrzehntelang die impfbedingte Enzephalitis falsch zu hoch angegeben. Die meisten anerkannten Impfenzephalitiden durch Pertussisimpfung hatten bei Nachbegutachtung andere Ursachen (genetische Stoffwechseldefekte bzw. neurodegenerative Erkrankungen, andere morphologisch einzuordnende Hirnerkrankungen).
- Bei Verdacht auf eine impfbedingte Enzephalitis bzw. nachfolgende infantile Zerebralparese (ICP) muss eine ausführliche Ausschlussdiagnostik durchgeführt werden, um die meist anderen Ursachen zu identifizieren. Gelegentlich kann es vorkommen, dass eine hirnorganische Erkrankung im zeitlichen Zusammenhang mit einer Impfung manifest wird oder dass eine Impfung mit einem Lebendimpfstoff die Erstmanifestation auslöst oder beschleunigt.
- Bei begründetem Verdacht auf eine impfbedingte Enzephalitis sollte entsprechendes Material (Liquor) mit dem Hinweis auf den Impfstoff zur exakten Diagnostik gebracht werden um für die Beweisführung und zur Differentialdiagnose Impfviren nachzuweisen.

Guillain-Barré-Syndrom (GBS)

Das Auftreten eines Guillain-Barré-Syndroms innerhalb von ein bis drei Wochen nach Impfung ist prinzipiell möglich, bei mehr als 4–6 Wochen Abstand ist kein kausaler Zusammenhang mehr anzunehmen.

- Das GBS wird eher durch („natürliche") Infekte ausgelöst.
- Nur wenige Einzelfälle nach Impfungen sind gut belegt, sodass der Zusammenhang nur vermutet werden sollte, wenn der zeitliche Abstand passt und andere Ursachen mit Sicherheit ausgeschlossen werden können.

Neuritiden

Nervenerkrankungen wie z. B. eine Fazialisparese sind meist durch andere Infektionen bedingt, z. B. Borreliose.

- Impfbedingte Neuritiden gelten als absolute Rarität.
- Ein Zusammenhang mit SIDS (sudden infant death syndrome, plötzlicher Kindestod) bzw. ALTE (acute life-threatening event) besteht nach bisheriger Kenntnis nicht. Diese Erkenntnisse kommen in zeitlichem Zu-

sammenhang mit den planmäßigen Impfungen nicht gehäuft vor, sodass ein zufälliges Zusammentreffen anzunehmen ist.

Multiple Sklerose

Es gibt keine eindeutigen Hinweise, dass eine Auslösung oder Aktivierung einer MS durch Impfungen möglich ist. Auf Grund des schubhaften Verlaufes und der oft nicht klinischen Krankheitsschübe ist eine Differenzierung zwischen normalem Verlauf und auf Impfung zurückführbare Veränderungen sehr schwer möglich. Erste klinische prospektive Untersuchungen lassen annehmen, dass es beispielsweise bei der FSME-Impfung nicht zu einer erhöhten Schubrate bei bekannter MS kommt.

Schäden an peripheren Nerven durch Injektionen

Schäden an peripheren Nerven durch Impfungen sind nicht sehr häufig und kommen bei Impfungen genauso oft vor wie bei anderen Injektionen. Am häufigsten sind Ischiadikusläsionen infolge unsachgemäßer intraglutäaler Impfung, die im Säuglingsalter obsolet ist.

- Schäden können unmittelbar nach der Injektion mit und ohne Schmerzen auftreten, aber auch mit zeitlicher Latenz, dann wohl eher durch die impfbedingte Immunreaktion mit lokaler Schwellung.

Impfreaktionen bei speziellen Impfungen

Im Folgenden sollen bekannte Impfreaktionen, -nebenwirkungen und -schäden, die bei einigen gängigen Impfungen bekannt sind, aufgelistet und kurz besprochen werden.

Hepatitis A

Normale Impfreaktion

Zu einer **normalen Impfreaktion** nach einer Hepatitis-A-Impfung zählen Allgemeinreaktionen wie z. B. Abgeschlagenheit, Kopfschmerzen, gelegentlich auch leichtes Fieber. Die Symptome treten zumeist innerhalb von 48 Stunden nach der Impfung auf und klingen spontan ohne weitere Therapie ab. Erfahrungsgemäß nehmen bei weiteren Impfungen die Symptome an Ausprägung und Frequenz ab.
Gelegentlich treten als Lokalreaktionen Rötung, Schwellung und Schmerzen im Bereich der Injektionsstelle bei 10–20% der Geimpften innerhalb der ersten zwei Tage nach der Impfung auf.
Schwere Impfkomplikationen bei der Hepatitis-A-Impfung sind bisher nicht beschrieben worden.

Hepatitis B

Normale Impfreaktion

Als normale Impfreaktion im Sinne einer Allgemeinreaktion sind Kopf-schmerzen, leichtes Fieber und Müdigkeit zu erwähnen, Lokalreaktionen im Bereich der Injektionsstelle sind meist harmlos und bedürfen üblicher-weise keiner Therapie.

Zu den **Impfkomplikationen** wurden Gelenksaffektionen sowie Neuriti-den/GBS angegeben. Wie bei Hepatitis-B-Infektionen wurden gelegent-lich Gelenkschmerzen und Gelenkschwellungen nach der Hepatitis-B-Impfung in zeitlichem Zusammenhang nach Quast et al. beobachtet. Sie sind möglicherweise im Rahmen eines Immunkomplexgeschehens zu se-hen und können sich bei den betreffenden Patienten nach jeder Impfung wiederholen. Das Intervall beträgt 7–10 Tage nach Impfung. Die Sympto-me umfassen Schmerzen und Schwellungen, meist an mehreren Gelen-ken. Die Dauer der Symptome ist vorübergehend, gelegentlich aber auch Tage, selten bis einige Wochen. Die Häufigkeit beträgt höchstens 1%. Differentialdiagnostisch kommen Erkrankungen des rheumatischen For-menkreises, infektiöse Ursachen sowie degenerative Gelenkerkrankun-gen in Frage.

Sofortmaßnahmen sind normalerweise nicht nötig, evtl. ist die Gabe von Analgetika notwendig. Bestehen länger anhaltende Beschwerden, so ist eine diagnostische Abklärung anderer Viruserkrankungen, insbeson-dere Röteln und Parvovirus-Infektionen, eine Rheumadiagnostik, Aus-schluss von Borreliose und Yersinien-Infektion notwendig. Abnahme von Untersuchungsmaterial ist nur erforderlich bei ausgeprägter Sym-ptomatik oder länger anhaltenden Beschwerden, um notwendige thera-peutische Maßnahmen bei Verifizierung einer anderen Diagnose einlei-ten zu können.

Falls die Symptomatik sich bei späteren Impfungen wiederholt, muss nach Kenntnis des Anti-HBs-Wertes eine Risiko-/Nutzen-Abwägung über die Zweckmäßigkeit weiterer Hepatitis-B-Impfungen entscheiden.

Im zeitlichen Zusammenhang mit einer Hepatitis-B-Impfung wurden Ein-zelfälle von Polyneuritiden bis hin zum Guillain-Barré-Syndrom beobach-tet. Aus derzeitiger Sicht dürfte es sich dabei um ein immunologisches Ge-schehen handeln, bei dem bei entsprechender vorbestehender Bereitschaft die Impfung als Stimulus eine Erkrankung auslösen kann. Nach den Eva-luationen des Institute of Medicine ist aber keine der genannten Kompli-kationen bewiesen. Derzeit kann ein kausaler Zusammenhang weder ak-zeptiert noch vollends abgelehnt werden.

Im Oktober 1998 wurden vor allem in Frankreich Stimmen laut, die einen Zusammenhang von Hepatitis-B-Impfung mit demyelinisierenden Erkran-kungen befürchteten. Nach genauen Erhebungen sind diese Befürchtungen jedoch unbegründet, ein kausaler Zusammenhang wird auch von der WHO abgelehnt.

Masern

Normale Impfreaktion

Bei ca. 5–15% aller Geimpften werden Allgemeinreaktionen mit Fieber für 1–2 Tage, beginnend ab dem 7. Tag p. v. beobachtet. Seltener, bei 3–5% der Impflinge, können Impfmasern (flüchtiges, leichtes Exanthem) gefunden werden. Dabei handelt es sich um eine abgeschwächte Form der Masernerkrankung mit leicht verkürzter Inkubationszeit, den so genannten „Impfmasern oder der Impfkrankheit". Nach einem freien Intervall beginnen Prodromi vom 5.–8. Tag p. v., die „Impfmasern" treten dann vom 9.–12. Tag auf. Oft findet sich auch eine Konjunktivitis, gelegentlich eine Tracheitis und sehr selten ist eine Otitis media bei „Impfmasern" beschrieben. Koplick´sche Flecken sind nach Impfung in der Regel nicht zu finden. Fieberhafte Erkrankungen vor dem 5. Tag p. v. sind mit Sicherheit nicht durch die Impfung verursacht. Lokalreaktionen sind im Bereich der Impfstelle in der Regel nicht zu erwarten.

Impfkomplikationen

Sofortreaktionen, sofern sie nicht ausnahmsweise allergischer Natur sind, sind bei korrekter Injektionstechnik nicht zu erwarten. Beim Kombinationsimpfstoff Masern-Mumps-Röteln sind keine anderen Reaktionen zu erwarten als nach Gabe der monovalenten Impfstoffe. Auch treten Impfreaktionen nach Gabe von Kombinationsimpfstoffen nicht häufiger auf.

Im Rahmen einer gelegentlich hochfieberhaften Impfkrankheit können auch Fieberkrämpfe auftreten, deren Häufigkeit doppelt so hoch ist wie bei Ungeimpften im gleichen Lebensalter. Bei der Wildmasernerkrankung ist dagegen wesentlich häufiger, bei 7–8% der Erkrankten, mit Fieberkrämpfen zu rechnen. Es besteht bei Fieberkrämpfen nach der Masernimpfung kein erhöhtes Risiko für das Auftreten von epileptischen Anfällen. Selten entwickelt sich nach der Impfung eine Gangunsicherheit. Obwohl das Auftreten dieser Symptomatik beunruhigend wirken kann, besteht kein Grund zur Sorge, da bisher keine bleibenden Schäden bekannt wurden. Diese Komplikation wird vom Institute of Medicine nicht erwähnt. Der Pathomechanismus dieser Impfnebenwirkung wäre jedenfalls unklar. In Frage kommen ein Schonhinken wie bei Coxitis fugax, Injektionsschäden bei z. B. gleichzeitig verabreichter DPT- oder DT-Impfung oder eine Ataxie anderer Ursache. Wie bei Wildmasern, jedoch ungleich seltener, kann es nach der MMR-Impfung zu einer Thrombozytopenie kommen. Ernsthafte Blutungskomplikationen sind aber bisher in keinem Fall beschrieben worden. Die Thrombozytopenie verschwindet zumeist spontan, länger bestehende Formen sprechen auf Therapie gut an. Patienten mit vorangegangenen idiopathischen Thrombozytopenien dürften eher zu derartigen Komplikationen neigen als Personen ohne anamnestische Probleme. Diese Komplikation nach Verabreichung der MMR-Impfung wird von Quast et al. im Rahmen der Masernimpfung erwähnt, wird aber von der amerikanischen Experten-

gruppe nicht der Masern- oder Mumpskomponente zugeschrieben.
Es gibt bisher wenige Verdachtsfälle einer Enzephalitis nach einer Masernimpfung. Stellt man alle innerhalb von 4 Wochen p. v. aufgetretenen Verdachtsfälle an Enzephalitis den verimpften Dosen gegenüber, ergibt sich eine Häufigkeit von maximal 1:1 Million. Dies ist etwa 1 000-mal seltener
als das Auftreten einer Enzephalitis im Rahmen der Masernwildinfektion!
Eine Virusisolierung des Impfvirus ist bisher noch nicht dokumentiert.
Das Institute of Medicine hält einen kausalen Zusammenhang mit der Masernimpfung für nicht bewiesen. Der Pathomechanismus der subakuten
sklerosierenden Panenzephalitis (SSPE) ist nur insofern geklärt, als dass sie
wahrscheinlich eine immunologisch bedingte Komplikation der Masernerkrankung ist. Epidemiologische Daten belegen einen dramatischen
Rückgang der Inzidenz der SSPE nach Einführung der Masernimpfung.
Nach derzeitigem Wissensstand schützt die Masernimpfung vor dem Auftreten einer SSPE-Erkrankung.

Mumps

Normale Impfreaktion

Bei etwa 1–2% der Geimpften treten nach verkürzter Inkubationszeit etwa
9–12 Tage p. v. Allgemeinsymptome mit allgemeinem Krankheitsgefühl
und Fieber, gelegentlich einer Lymphknotenschwellung auf. Lokalreaktionen sind in der Regel nicht zu erwarten.

Impfkomplikationen

Auch bei der Mumpsimpfung sind Sofortreaktionen, sofern sie nicht ausnahmsweise allergischer Natur sind, bei korrekter Injektionstechnik nicht
zu erwarten. Da die Mumpsimpfung heute meist in Kombination mit der
Masern- und Rötelnimpfung gegeben wird, lässt sich nicht sicher unterscheiden, welche Komponente im Einzelfall für Fieber/Fieberkrämpfe verantwortlich ist. Man vermutet, dass die meisten Reaktionen auf die Ma-
sernkomponente zurückzuführen sind.
Während einer „Impfkrankheit" kann es gelegentlich zu einer zumeist
einseitigen und in der Regel schmerzfreien kurzzeitigen Schwellung der
Parotis kommen, die allerdings kaum als Komplikation gewertet werden
kann. Sehr selten wurden meist einseitige Hodenschwellungen von kurzer Dauer beschrieben. Die amerikanische Expertengruppe fand aber keinen Zusammenhang zwischen Mumpsimpfung, Orchitis und Sterilität. In
extrem seltenen Einzelfällen wurde nach der Mumpsimpfung in zeitlichem Zusammenhang eine Pankreatitis berichtet, für die nach Aus-
schluss aller in Frage kommenden Differentialdiagnosen keine andere Erklärung als die vorangegangene Mumpsimpfung gefunden werden konnte.
Die Pankreatitis zeigte aber immer einen gutartigen Verlauf mit sponta-
ner Rückbildung.

Das Auftreten von Diabetes mellitus Typ I wurde zeitweise in einen Zusammenhang zur Mumpsimpfung gebracht. Es gibt derzeit keinerlei Hinweise, dass die Mumpsimpfung ursächlich einen Diabetes mellitus Typ I verursacht. Es fehlen sowohl epidemiologische Hinweises, zudem ist es bisher nicht gelungen, Mumpsvirus aus Betazellen des Pankreas zu isolieren. Das Vorliegen von Inselzellantikörpern (ICA) zeigt nur an, dass eine immunologische Reaktion unklarer Relevanz im Gange ist.

Bisher gibt es keine gesicherten Hinweise auf einen in Einzelfällen diskutierten Zusammenhang zwischen Mumpsimpfung und Hörschaden. In seltenen Fällen wurde nach Impfung über Meningitiden berichtet, die eine stationäre Therapie nötig machten. Bleibende Schäden nach Mumpsimpfung sind bisher nicht bekannt geworden. In einigen Fällen konnte durch die Isolierung des Mumps-Impfvirus der Kausalzusammenhang zur Impfung gesichert werden. Wegen der beobachteten Meningitiden mit dem Stamm Urabe wurde der entsprechende Impfstoff bei uns vom Markt genommen. Als sehr fraglich muss ein Zusammenhang zwischen einer Enzephalitis und der Mumpsimpfung angesehen werden. Es gibt bisher einige Kasuistiken, die einen Verdacht erheben, jedoch fehlen schlüssige Beweise. Ein Zusammenhang mit den derzeit gängigen Mumpsimpfstoffen und Meningitis oder Enzephalitis gilt nach dem Institute of Medicine als nicht bewiesen.

Pertussis

Der azelluläre Impfstoff hat gegenüber den Ganzkeim-Impfstoffen den Vorteil, dass er zu deutlich weniger lokalen Reaktionen und Fieberreaktionen führt. Mit dem azellulären Impfstoff ist auch das Nachholen und die Vervollständigung der Pertussis-Immunisierung bis zum sechsten Lebensjahr problemlos möglich. Besonderes Augenmerk ist auf Kinder mit progressiven neurologischen Erkrankungen, nicht einstellbaren zerebralen Krampfleiden oder Erkrankungen, die mit schweren Krampfanfällen einhergehen, zu legen. In besonderen Einzelfällen kann anstelle der DaPT-Impfung die DT-Impfung erwogen werden. Es muss allerdings darauf hingewiesen werden, dass gerade diese Kinder durch Keuchhusten besonders gefährdet sind und daher eine entsprechende Risikoabwägung vorzunehmen ist. Krampfanfälle, die gut eingestellt sind, und Fieberkrämpfe sind bei einem Impfling nicht als Kontraindikationen gegen eine Pertussisimpfung oder eine Impfung mit einem entsprechenden Impfstoff anzusehen.

Normale Impfreaktion

Kurzzeitiges Fieber > 38° C, meist innerhalb der ersten beiden Tage p. v. und/oder allgemeines Unwohlsein (Apathie, Unruhe, Appetitlosigkeit) sind in der Regel nur mäßig und bedürfen meist keiner Therapie. Beim aP-Impfstoff sind bis zu 20%, bei wP-Impfstoff (der in Österreich nicht mehr verwendet wird) bis zu 45% der Säuglinge und Kleinkinder betroffen. Rötungen und Schwellungen im Bereich der Injektionsstelle treten gewöhnlich innerhalb von 48 Stunden nach der Impfung auf und klingen innerhalb weiterer 48 Stunden wieder ab. Sie können beim aP-Impfstoff bei etwa 10%, beim wP-Impfstoff bei etwa 30% der Geimpften gefunden werden. Selten kommt es zur Bildung eines Granuloms oder zur Zystenbildung. Sie treten jedoch möglicherweise etwas häufiger auf als bei anderen Adsorbatimpfstoffen.

Impfkomplikationen

Der Pertussisimpfstoff wird in der Regel als Kombinationsimpfstoff verabreicht. Die Zuordnung der Impfkomplikationen zum Pertussisantigen wird damit kompliziert. Wegen der Seltenheit der Komplikationen muss die Frage, ob diese bei aP im Vergleich zu wP eine niedrigere Inzidenz aufweisen, zunächst offen bleiben. Bei Fieber oder Lokalreaktionen ist dies jedoch sicher der Fall. Kollapsähnliche Kreislaufreaktion werden in seltenen Fällen bereits wenige Stunden nach der Impfung beobachtet. Diese Nebenerscheinungen werden als hypotone hyporesponsive Episoden (HHE) bezeichnet, die Ursache ist bis heute nicht geklärt. Okkasionskrämpfe können nach allen Impfungen beobachtet werden, insbesondere wenn diese Impfungen zu Fieberattacken führen können. Wegen des relativ häufigen Fiebers nach Impfung mit konventionellem wP-Impfstoff werden Krampfanfälle nach DTP-Impfung häufiger gesehen als nach alleiniger DT-Impfung. Das im Englischen als „persistent crying", d. h. anhaltendes Schreien, bezeichnete neurologische Symptom wird durch die Übersetzung ins Deutsche oft falsch interpretiert. Säuglinge schreien bei Schmerz und allgemeinem Krankheitsgefühl oft heftig und schrill, lassen sich dann jedoch durch schmerzlindernde Maßnahmen beruhigen. Die Ursache des Schreiens muss immer abgeklärt werden, ehe eine neurologische Komplikation angenommen wird. Neurologische Erkrankungen in zeitlichem Zusammenhang mit der DPT-Impfung wurden in der Vergangenheit hauptsächlich der Pertussiskomponente angelastet, begründet u. a. durch die Feststellung, dass die Nebenwirkungsrate nach DTP-Impfung, insbesondere Fieber, höher ist als die nach DT-Impfung. Ein Beweis für eine bleibende Hirnschädigung durch die Pertussisimpfung ist auch nach jahrelanger Anwendung des wP-Impfstoffes und vieler Verdächtigungen nicht schlüssig erbracht worden. Eine derartige Schädigung ist für den aP-Impfstoff noch unwahrscheinlicher. Der plötzliche Kindstod (Sudden Infant Death Syndrom, SIDS) kommt am häufigsten bei Kindern im Alter von einem Lebensmonat bis zum vollendeten ersten Lebensjahr vor. 90% der Kinder, die am SIDS versterben, sind davon vor dem 6. Lebensmonat, dem bevorzugten Alter für die Pertussisimpfung, betroffen. Nach heutigem Wissen besteht keinerlei Kausalzusammenhang zwischen der Pertussisimpfung und dem SIDS.

Polio

Impfpoliomyelitis und Impfkontaktpoliomyelitis: Die OPV-Vakzine weist gegenüber der EIPV-Vakzine das potentielle Risiko auf, dass Impfviren, die während der Vermehrung im Darm des Impflings ihre Pathogenität wiedererlangen (vor allem Typ 3), als Ursache für die Impfpoliomyelitis in Frage kommen. Die Impfpoliomyelitis tritt vorwiegend bei der Erstimpfung von Gesunden und bei Kindern mit Immundefekten auf, während die Impfkontaktpoliomyelitis bei ungeimpften Erwachsenen auftreten kann. Auch bei entsprechenden Vorsichtsvorkehrungen (z. B. Beachtung der Kontraindikationen für die OPV bei Personen mit Immundefekten und immunsuppressiver Therapie) beträgt die Frequenz einer Impf- bzw. Impfkontaktpoliomyelitis ca. 1:2,4 bis 4,4 Millionen. Während der orale Polioimpfstoff von der WHO für das weltweite „expanded program of immunisation" empfohlen wurde und wird, haben einige westliche Industrieländer, z. B. Schweden, Island und Norwegen, ausschließlich ein eIPV-Impfschema und Dänemark ein gemischtes eIPV-OPV-Regime seit vielen Jahren verwendet. Auch in diesen Ländern ist es gelungen, Poliomyelitis auszurotten, und es hat sich somit der Totimpfstoff als sehr wirksam erwiesen, die Poliomyelitis zum Verschwinden zu bringen. Vor diesem Hintergrund erweist sich nun mehr der Einsatz der Poliomyelitis-Schluckimpfung mit der Gefahr der Impfpoliomyelitis und Impfkontaktpoliomyelitis als problematisch. In Österreich ist das Wildvirus derzeit nicht mehr vorhanden. Das Risiko, an einer Impfpoliomyelitis zu erkranken, ist damit höher geworden als das Risiko, eine Wildvirusinfektion zu erleiden. Die Impfung mit der Lebendvakzine hat sich daher auch in Österreich zur Hauptursache paralytischer Poliomyelitis entwickelt. Dieser Entwicklung Rechnung tragend, wurden die Impfempfehlungen in Österreich schon im Jahr 1997 auf ein sequenzielles Impfschema (siehe dort) umgestellt Es ist durchaus möglich, dass in Bälde nur mehr IPV geimpft wird.

OPV

Normale Impfreaktion

Sehr selten treten nach der OPV-Impfung Gliederschmerzen, Abgeschlagenheit und Fieber auf. Diese Reaktionen sind meist harmlos und nicht vor dem 3. Tag p. v. zu erwarten. Selten finden sich auch leichte Durchfälle 1–4 Tage p. v. als harmlose Impfreaktion.

Impfkomplikationen

Schwere Diarrhöen werden gelegentlich, insbesondere bei Säuglingen, beobachtet. Es konnte jedoch nie bewiesen werden, dass sie tatsächlich allein durch die Impfung ausgelöst wurden. Deshalb ist eine genaue Differentialdiagnostik mit dem Versuch eines Erregernachweises dringend angezeigt.

Die Poliomyelitisimpfung führt nur äußerst selten zu Fieberschüben, sodass sie ursächlich für einen Fieberkrampf kaum in Frage kommt.

Eine Impfpoliomyelitis mit persistierenden spinalen Paresen durch Impfviren oder deren Mutanten ist sehr selten. Das Krankheitsbild muss nicht immer voll ausgeprägt sein. Eine nichtparalytische Poliomyelitis mit nur flüchtigen Symptomen und ohne bleibende Folgen wird gelegentlich beobachtet. Bei nachgewiesener Komplikation durch attenuierte Polioviren ist es zweckmäßig, bei dem betroffenen Patient einen genauen Immunstatus zu erheben. Im Allgemeinen finden sich schwere Erkrankungen durch Impfviren bevorzugt bei Patienten mit Immundefekten.

Bei der Impfkontaktpoliomyelitis handelt es sich um eine extrem seltene Komplikation der OPV durch Übertragung des Impfvirus auf nichtimmune Kontaktpersonen. Meist sind Personen mit angeborenem, erworbenem oder therapiebedingtem T- oder B-Zelldefekt betroffen. In Einzelfällen wird auch die Rückmutation in Richtung Wildvirus (bei Typ 3) beschrieben. Zur Vermeidung einer Übertragung des Impfvirus auf Dritte ist deshalb besondere Sauberkeit erforderlich, um eine Schmierinfektion mit dem Stuhl des Impflings zu vermeiden. Die Frage, ob es bei immunkompetenten Impflingen eine Enzephalitis durch Impfung mit attenuierten Polio-Viren gibt, ist bis heute nicht geklärt. Entsprechend der Wildvirus-Poliomyelitis ist davon auszugehen, dass eine Enzephalitis durch Impfung immer mit spinalen Paresen einhergeht.

Der attenuierte Poliomyelitis-Impfstoff enthält, wie fast alle Virusimpfstoffe, in geringen Mengen Antibiotika. Diese Antibiotika sind jedoch nur noch in so geringen Spuren enthalten, dass eine allergische Reaktion hierauf nach oraler Verabreichung sehr unwahrscheinlich ist. Gelegentlich werden leichte Exantheme nach der Impfung beobachtet. Dabei ist meist nicht sicher zu entscheiden, ob es sich um koinzidierende Erkrankungen, um Reaktionen auf den gleichzeitig verabreichten DPT- oder DT-Impfstoff oder um leichte allergische Reaktionen auf den Poliomyelitis-Impfstoff handelt. Schwere allergische Reaktionen auf Impfstoffanteile sind extrem selten!

EIPV

Normale Impfreaktion

Bisher wurden keine schweren Allgemeinreaktionen bekannt. Nur sehr selten kann kurzfristig Fieber auftreten. Ebenfalls nur selten können kurz nach der Impfung leichte Schmerzen an der Injektionsstelle gefunden werden, 12–48 Stunden p. v. können eine Rötung und leichte Schwellung auftreten. Die Dauer ist auf wenige Stunden bis Tage beschränkt.

Impfkomplikationen

Bisher wurden bei den modernen inaktivierten Poliomyelitis-Impfstoffen keine schweren Impfkomplikationen bekannt. Denkbar sind wie nach allen Impfungen in sehr seltenen Fällen Mono- oder Polyneuritiden, bei denen jedoch eine sorgfältige Differentialdiagnostik unbedingt erforderlich ist. Ein Zusammenhang mit GBS ist nach der US-Gutachtergruppe nicht evident.

Röteln

Normale Impfreaktion

Gelegentlich können leichtes Fieber und Kopfschmerzen, meist um den 10. Tag p. v., selten auch Lymphknotenschwellungen und ein flüchtiges Exanthem auftreten. Wie bei der Röteln-Erkrankung können bei Erwachsenen häufiger als bei Kindern vorübergehende Arthralgien auftreten. Lokalreaktionen sind in der Regel nicht zu erwarten.

Impfkomplikationen

Sofortreaktionen, sofern nicht ausnahmsweise allergischer Natur, sind nicht zu erwarten. Gelegentlich treten postvakzinal Arthritiden auf, die mit zunehmendem Alter der Impflinge häufiger und intensiver sind. In seltenen Fällen können sie einen prothrahierten Verlauf nehmen, in Einzelfällen bis zu mehreren Jahren. Nach bestimmten Berichten sind protrahierte Verläufe plausibel, aber letztlich nicht bewiesen. Ebenso wie bei Wildrötelninfektion, jedoch ungleich seltener, kann es nach Rötelnimpfung zu Thrombozytopenien kommen. In keinem Fall haben diese bisher zu ernsthaften Blutungskomplikationen geführt. Sie waren entweder spontan oder innerhalb von mehreren Wochen unter Kortikoidtherapie rückläufig. Es wird diskutiert, dass Patienten mit vorangegangenen idiopathischen Thrombozytopenien eher zu derartigen Komplikationen neigen. Neurologische Komplikationen, wie z. B. Guillain-Barré-Syndrom, Myelitis mit Querschnittssymptomatik oder auch Enzephalitis wurden im zeitlichen Zusammenhang zur Impfung in Einzelfällen beschrieben. Bisher konnte aber in keinem Fall ein kausaler Zusammenhang bewiesen werden; die meisten publizierten Kasuistiken sind lückenhaft dokumentiert. Neurologische Erkrankungen traten nahezu ausschließlich nach Gabe der heute nicht mehr benutzten, auf Entenembryonen (HPV-77) oder Kaninchennieren (Cendehill) gezüchteten Impfviren auf. Oft fehlen für die Diagnosestellung wesentliche Befunde, sodass es sehr fraglich ist, ob die Impfung mit HDC-Impfstoffen überhaupt zu neurologischen Komplikationen führt. In den letzten Jahren ist als eine Erklärung des wahrscheinlich multifaktoriellen „chronic fatigue syndrome" die Hypothese aufgestellt worden, dass möglicherweise ein Zusammenhang mit durchgemachten Röteln oder der Rötelnimpfung besteht. Da von protrahierten Verläufen von Arthritiden bekannt ist, dass Rötelnvirus sehr lange im Körper persistieren kann, ist ein Zusammenhang mit dem „chronic fatigue syndrome" theoretisch denkbar; ein Beweis steht jedoch aus.
Gelegentlich werden bei Schulimpfungen (Reihenimpfungen von Mädchen

im Alter von 11 bis 13 Jahren) in Serie synkopale Reaktionen beobachtet, die psychisch bedingt sind und keine Nebenwirkungen des Impfstoffes darstellen. Derartige Reaktionen lassen sich durch entsprechende Aufklärung von Lehrern, Eltern und Kindern sowie durch eine adäquate Organisation der Impfaktion vermeiden.

Verhalten bei Impfreaktionen

Lokalreaktionen nach Impfungen sind zumeist nicht weiter behandlungsbedürftig. Leichte Rötungen und Schwellungen sowie Druckschmerzhaftigkeit dauern nach Impfungen selten länger als 48 h. Nur wenn entweder die Lokalreaktion sehr unangenehm wird oder sich zusätzlich Allgemeinsymptome, vor allem Fieber, hinzugesellen, sollte man den Arzt, der geimpft hat, kontaktieren.

Die **Behandlung von Lokalreaktionen,** erfolgt in der Regel durch Aufbringen von kühlenden Gels , die die Beschwerden lindern und das Abklingen der Reaktion beschleunigen. Zusätzlich können Analgetika und Antiphlogistika zur Schmerz- und Entzündungshemmung eingesetzt werden. Beginnt sich eine Schwellung an der Impfstelle auszudehnen, zusätzlich die Einstichstelle sichtbar zu werden und tritt im Kontext Fieber auf, so sollte man im Sinne einer beginnenden bakteriellen Infektion an die Gabe von Antibiotika denken.

Leichte fieberhafte Reaktionen, solange sie nicht länger als 48 Stunden dauern und das Fieber nicht 38° überschreitet, sind kein Grund zur Besorgnis.

Rasches Handeln ist bei **allergischen Reaktionen** notwendig: plötzlich auftretende Schwellung im Augenlidbereich, juckende Hautausschläge am Körper oder asthmaähnliche Atembeschwerden. Das Interventionsspektrum reicht hier von der Gabe von Antihistaminika bis (bei Extremfällen des allergischen Schockzustandes) zur Gabe von Adrenalin.

Umgang mit Impfschäden bzw. Impfkomplikationen

- **Aufklärung des Patienten:** Die Patienten, bei Kindern die Eltern, sollten über eine eingetretene Impfkomplikation in offener Weise informiert werden. Zurückhalten der Information zerstört Vertrauen! (Die Wahrheit kommt meist sowieso ans Licht.)
- **Dokumentation:** Jede Impfung ist ausreichend zu dokumentieren (Datum, Zeit, Impfstoff, Chargennummer, Dosis etc.). Besondere Umstände, wie z. B. Notfallimpfung trotz Infekt, oder Gründe für Terminabweichungen etc.) sollen stichwortartig dokumentiert werden. Bei Indikationsimpfungen ist besonders wichtig, dass das Aufklärungsgespräch dokumentiert ist. Finden sich hier Lücken, hat man als Arzt von vornherein einen schlechten Stand und befindet sich juristisch in der Defensive, denn man muss dann ohne entsprechende Unterlagen sein kunst-

gerechtes und sorgfältiges Vorgehen beweisen. Die Aufklärungs- und Dokumentationspflicht wird von juristischer Seite oft höher bewertet als z. B. ein Kunstfehler durch (einfache) Fahrlässigkeit. Sind **Komplikationen** eingetreten, sollten zusätzlich festgehalten werden: besondere Umstände der Impfung, die daran beteiligten Personen, ggf. Zeugen, ferner auch die ergriffenen Maßnahmen.

- **Schadensbegrenzung:** An erster Stelle steht der medizinisch korrekte Umgang mit Komplikationen. Notwendige und/oder sinnvolle therapeutische Maßnahmen sofort einleiten, um den Schaden aufzuheben oder zu begrenzen, soweit möglich.
- **Material und Probengewinnung:** Bei Lebendimpfungen sollte, wenn immer möglich, Material asserviert werden. So kann z. B. bei einer Impfencephalitis der Impferreger mit entsprechender Methodik zweifelsfrei aus dem Blut oder Liquor identifiziert werden.
- **Information:** Prinzipiell besteht bei Impfkomplikationen, Impfschäden sowie Verdacht darauf Meldepflicht. Darüber hinaus empfiehlt sich eine frühzeitige Information an Impfinstitute, Forschungsstelle für Impfnebenwirkungen (und Impfstoffhersteller). Dies kann helfen, Schäden zu begrenzen und zu einer besseren Beurteilung der Sachlage zu kommen.
- **Juristischer Umgang:** Bei gesicherten Impfschäden besteht über das Impfschadensgesetz eine Kompensationsmöglichkeit für die Betroffenen.

Impfung	Impfreaktionen	Impfkomplikationen
Diphtherie	lokale Schwellungen und Rötungen sind häufig, ebenso leichte Allgemeinsymptome. Allergische Reaktionen sind sehr selten, Reaktionen sind eher auf Fehlinjektion als auf Allergien (gegenüber Bestandteil des Impfstoffs) zurückzuführen. Cave: Kinder mit Neurodermitis können sehr stark auf die Impfung reagieren; daher: Kontrolle der Impftiter; Modifikation des Impfplans	Schwere Impfreaktionen mit Neuritiden, Guillain-Barré-Syndrom, Thrombozytopenie, GN wurden vereinzelt beschrieben, sind aber nicht zweifelsfrei der Impfung zuzuordnen. • versehentliche i.v. Injektion kann Schockreaktion auslösen. • versehentliche s.c. Injektion des Adsorbatimpfstoffes prinzipiell ungefährlich, aber verstärkte Lokalreaktion (sehr oft als Impfabszess fehlgedeutet).
FSME	Bei ca. 10% der Impfungen nach 12–24 h: Kopfschmerzen, Fieber, Muskel- und Gelenkbeschwerden. Schwellungen, Rötungen und andere Lokalreaktionen.	Meningeale Beschwerden nach 1–2 Tagen können bei 0,1% der Impfungen auftreten, sind aber neuralgischer Natur. Auszuschließen sind dann virale od. bakterielle Meningitiden anderer Ursache, Virusinfektionen, Migräne, Borreliose, gegebenenfalls auch Tumor. Neuritiden (und Aktivierung eines Guillain-Barré-Syndroms) lassen sich nicht eindeutig kausal zuordnen bzw. sind selten.
Gelbfieber	leichte lokale Reizung, subfebrile Temperaturen, Abgeschlagenheit, Gliederschmerzen	sehr selten Enzephalitis
Hepatitis A	selten lokale Reizung, subfebrile Temperaturen, Abgeschlagenheit, Gliederschmerzen	
Hepatitis B	Allgemeinsymptome wie Kopfschmerzen, leichtes Fieber, Müdigkeit sowie Lokalsymptome an der Injektionsstelle sind häufig.	• Gelenkschwellungen 7–10 Tage nach Impfung bei <1%, abzugrenzen von anderen Ursachen. Meist spontan sistierend, ggf. Schmerzmittelgabe. Nach anderen Angaben: kein gesicherter Zusammenhang • Neurologische Reaktionen (Guillain-Barré-Syndrom) sind allenfalls unspezifisch bedingt und nicht sicher zuzuordnen. • Ein Transaminasenanstieg ist meist anderweitig bedingt und bisher durch die Impfung nicht sicher nachgewiesen. • Ein Leberzellkarzinom tritt durch die Impfung nicht auf! • auch durch die früheren aus Spen-

Impfung	Impfreaktionen	Impfkomplikationen
Hepatitis B **(Fortsetzung)**		derblut gewonnenen Impfstoffe ist kein einziger Fall einer Übertragung von HBV, HIV oder anderer Infektionen nachgewiesen.
HiB	Lokale Schwellungen <10%, sehr selten Allgemeinsymptome wie Unruhe, Unwohlsein. Da meist Kombinationsimpfstoffe verwendet werden, ist eine Zuordnung zur HiB-Komponente kaum möglich.	Allgemeine; spezifische schwere Komplikationen sind nicht bekannt.
Influenza	Geringe lokale Reizung, leichte Temperaturerhöhung, Müdigkeit, bei längerer Dauer Koinzidenz mit Virusinfekt.	Sehr selten ist ein Guillain-Barré-Syndrom beschrieben worden (<0,01% der Impfungen); ein **kausaler Zusammenhang** mit der Impfung ist **nicht** gesichert.
Japan- **Enzephalitis**	Häufig lokale Reizungen, subfebrile Temperaturen, Myalgien, Abgeschlagenheit	Allgemeine; in 0,1–1% verzögerte allerg. Reaktionen (kutan u. system.)
Masern	Bei 5–15% der Impfungen werden nach ca. 1 Woche „Impfmasern" über 1–2 Tage beobachtet (gering ausgeprägtes morbiliformes Exanthem, mit leichtem Krankheitsgefühl und Fieber. Treten fieberhafte Symptome in den ersten 5 Tagen auf, sind sie mit Sicherheit durch andere Infekte bedingt. Wie bei den natürlichen Masern kann auch die Impfung zu einer vorübergehenden (aber leichten) Reduktion der zellulären Immunität führen. Ein sonst pos. Tuberkulintest kann für 1–2 Monate schwächer oder negativ ausfallen.	• Schockreaktionen unmittelbar nach der Impfung können vorkommen, meist durch versehentliche i.v. Injektion. • Krampfanfälle im Rahmen der „Impfmasern" bei <1% der Fälle (Fieberkrämpfe). • Thrombozytopenie nach MMR (Rötelnkomponente) • Enzephalitis: bisher einige Verdachtsfälle, die nicht eindeutig zugeordnet werden konnten (<1:1Mio.) • bez. Hühnereiweißallergie s. o. • Eine SSPE kann wahrscheinlich nicht durch die Impfung ausgelöst werden. Die bisher bekannten Fälle von SSPE nach Impfung waren Folge einer vorher abgelaufenen Masernerkrankung. Die SSPE ist in Ländern, in denen Masern ausgerottet wurden, in ca. 5 Jahren Abstand nach dem vollständigen Durchimpfen der Bevölkerung ebenfalls verschwunden.
Meningo- **kokken**	Lokale Reizung, subfebrile Temperaturen, Abgeschlagenheit, Gliederschmerzen	Allgemeine, keine speziellen bekannt

Impfung	Impfreaktionen	Impfkomplikationen
Mumps	Lokalreaktionen kommen praktisch nicht vor. Bei 1–2% der Impfungen in der 2. Woche leichte „Impfkrankheit" mit Fieber, unspezifischem Krankheitsgefühl und Lymphknotenschwellung	• Schockreaktionen unmittelbar nach der Impfung können vorkommen, meist durch versehentliche i.v. Injektion. • „Impfmumps" mit Parotisschwellung bei 0,5% in der 2. Wo nach Impfung (DD. Parotitis andere Ursache!) • Krampfanfälle während der „Impfkrankheit", wohl unspezifisch durch Fieber ausgelöst. • Orchitis (ohne nachfolgende Hodenatrophie) bei ca. 1:1 Mio., in der 2. Wo, über 2–3 Tage. DD: Hodentorsion, andere Hodenerkrankungen; jedoch fraglicher Zusammenhang, nicht bewiesen. • Meningitis (1:10.000–1:1,000.000) bis zu 30 Tagen nach Impfung, bei den derzeitig verwendeten Impfstämmen nicht nachgewiesen. • *Zeitweise wurde angenommen, dass ein Typ-I-Diabetes durch die Impfung auszulösen ist. Es handelte sich in diesen Fällen jedoch um ein zufälliges Zusammentreffen. Ein Diabetes manifestiert sich in den 4 Wochen nach Mumpsinfektion nicht häufiger als in der nicht geimpften Vergleichsbevölkerung.*
Pertussis	• Allgemeinreaktion mit Fieber (nach 1–3 Tagen bei ca. 20%). Höheres Fieber und heftigere Symptome bei Ganzkeimvakzine. • Lokalreaktionen mit Schwellung (bis 48 Stunden p.v., azellulärer Pertussisimpfstoff [aP] <10%, Ganzkeimvakzine [wP] 30%).	• Schrilles, evtl. anhaltendes Schreien (3%). **Cave:** Kind genau untersuchen, um andere Ursachen auszuschließen. • Unkomplizierte Krampfanfälle (durch Fieber) bis zu 1%. • Kreislaufkollaps am Impftag: sehr unterschiedliche Häufigkeitsangaben, Zusammenhang nicht gesichert. • Enzephalitis: Zusammenhang fraglich, äußerst selten. • *Die Rate zerebraler Komplikationen durch die Pertussisimpfung wurde in Deutschland wesentlich zu hoch angegeben. Die meisten Pertussis-Schadensfälle hatten bei erneuter Begutachtung andere Ursachen (meist genetisch bedingte Defekte und Fehlbildungen). Die azellulären Impfstoffe*

Impfung	Impfreaktionen	Impfkomplikationen
Pertussis (Fortsetzung)		*lösen diese Komplikationen extrem selten oder gar nicht aus, sodass die lange Jahre geübte Zurückhaltung bei der Pertussisimpfung nicht mehr gerechtfertigt ist. Ein Zusammenhang mit SIDS besteht nicht (Häufigkeit in den ersten 2 Wochen nach Pertussis-Impfung genauso häufig wie spontan).*
Pneumokokken	Gelegentlich lokale Reizung. Kurzzeitig erhöhte Temperaturen, Gliederschmerzen. Bei zu häufiger Impfung: Lokal- und Allgemeinreaktion zu erwarten.	keine speziellen bekannt
Polio	• IPV: Rötung und Schwellung an der Injektionsstelle am 1. od. 2. Tag, sehr selten Fieber • OPV: ab 3. Tag nach Impfung selten Gliederschmerzen, Fieber, unspezifische Krankheitszeichen, auch leichter Durchfall	• IPV: keine schweren Impfkomplikationen bekannt. Neurologische Erscheinungen (Guillain-Barré-Syndrom) sind nicht sicher kausal zuzuordnen (evtl. zufälliges Zusammentreffen). • OPV: eine Impfpolio zeigt sich durch Lähmungen 7–30 Tage nach Schluckimpfung. Durchschnittliche Häufigkeit: 1:2,4 (USA), 1:4,4 (Deutschland) bis 1:6,7 Mio. (WHO). Bei Personen mit Immundefekt häufiger. Impfpolio bei nicht geimpften Kontaktpersonen 1:15 Mio. Paresen persistieren mind. 6 Wo, evtl. mit Dauerschäden. DD: andere Infektionen bzw. glz. Infektion mit Wildvirus. Eine Impfpolio scheint etwas häufiger vorzukommen, wenn vorher i.m. Injektionen verabfolgt wurden (z.B. i.m. Gabe von Antibiotika). Zum Nachweis: Serologie sofort sowie nach 2 und 4 Wochen (Referenzlabor, Serum einfrieren). Virusnachweis in Stuhl (sofort sowie nach 2 und 5 Tagen), Rachenabstrich/-spülwasser, evtl. auch Liquor. Typdifferenzierung in Viruslabor. Krampfanfälle treten nach der Polioimpfung nicht häufiger auf als spontan. Der Zusammenhang mit schweren Durchfallserkrankungen ist nicht gesichert.

Impfung	Impfreaktionen	Impfkomplikationen
Röteln	häufig, ca. am 10. Tag, mit leichtem Fieber, Lymphknotenschwellung, evtl. auch flüchtigem Exanthem. Erstimpfung erwachsener Frauen führt bei 10–15 % in der 2.–4. Woche zu Arthralgien, bei Jugendlichen selten. Selten über Monate persistierend.	• evtl. neurologische Symptome, aber bisher niemals zweifelsfrei als impfbedingt nachgewiesen. • Versehentliche i.v. Injektion kann zum Schock führen! • *Versehentliche Impfung während Schwangerschaft ist keine Abbruch-Indikation, da bisher keine Embryopathie durch Impfviren bekannt ist.* • Selten Thrombozytopenien
Tetanus	Lokale Schwellungen und Rötungen sind häufig, ebenso leichte Allgemeinsymptome. Allergische Reaktionen sind sehr selten und eher auf Fehlinjektion als auf Allergien durch einen Bestandteil des Impfstoffs zurückzuführen.	• Schwere Impfreaktionen mit brachialen Neuritiden, Guillain-Barré-Syndrom wurden vereinzelt beschrieben. • Extrem selten wurde über allergisch-anaphylaktische Symptome berichtet. • Versehentliche i.v. Injektion kann Schockreaktionen auslösen. • Versehentliche s.c. Injektion des Adsorbatimpfstoffes prinzipiell ungefährlich, aber verstärkte Lokalreaktion (sehr oft als Impfabszess fehlgedeutet).
Tollwut (Rabies)	Bei 25 % der Impfungen lokale Reizung, bei ca. 6 % Arthralgien und Abgeschlagenheit.	Allgemeine; spezielle: Bei Verwendung des in manchen Entwicklungsländern gebräuchlichen, auf tierischen Nerven-Zellkulturen produzierten Impfstoffes (s.c. Anwendung) ist in 1:400 bis 1:5000 Fällen eine Postvakzinationsenzephalitis möglich.
Tuberkulose/ BCG-Impfung	An der Impfstelle bildet sich innerhalb von 1–2 Monaten ein ca. 0,5 cm großer Knoten, gelegentlich ein Ulkus, Abheilung mit Narbenbildung. Schwellung der regionalen LK über mehrere Monate.	Vor allem bei zu tiefer Injektion (aber auch bei korrekter Technik): • Impfulkus über 6 mm Größe: Therapie mit Isoniazid (INH) 8 mg/kg/d über 6 Wochen bis 3 Monate. • Abszedierende Lymphadenitis, meist in der Leiste, nach ein bis drei Monaten, bei 0,1 bis 4 % je nach Stamm und Impftechnik. Entfernung des LK; keine Punktion wegen Rezidivgefahr bzw. Fistelung! INH-Therapie. • Osteomyelitis: Häufigkeit 1:10000 od. seltener, nach 6 Mo bis 4 Jahren, im Schnitt nach 18 Mo. Meist gelenksnah an Knie od. Ellbogen,

Impfung	Impfreaktionen	Impfkomplikationen
Tuberkulose (Fortsetzung)		aber auch an allen anderen Skelettabschnitten möglich Nachweis des BCG-Keims in Biopsiematerial. Dreifachtherapie. • BCG-Sepsis bei Personen mit Immundefekten, oft nach jahrelangem Verlauf trotz Therapie tödlich.
Typhus (Lebend-Impfstoff)	Gelegentlich leichte Verdauungsstörungen (Übelkeit, leichter Durchfall, nie länger als 5 Tage nach Einnahme der letzten Kapsel).	keine bekannt
Totimpfstoff	Leichte bis mäßige Lokalreaktionen	keine bekannt
Varizellen	Nach einigen Tagen kann Fieber auftreten. Ein Impfexanthem mit einzelnen Flecken wird bei 4% der immunologisch gesunden Personen beobachtet. Ein später (milder verlaufender) Zoster ist möglich (sehr selten).	• Impfvarizellen in der 2. bis 3. Wo kommen vor allem bei Immunsupprimierten vor und können klinisch fast wie die echte Infektion verlaufen. • Enzephalitiden sind bisher nicht sicher nachgewiesen, aber denkbar. • Einzelberichte über Thrombozytopenie, fraglicher Zusammenhang.

Weiterführende Literatur

American Academy of Pediatrics (1997) In: Peter G (ed) Red Book Report of the Committee on Infectious Diseases – 24th edn. Elk Grove Village IL American Academy of Pediatrics

Plotkin SA, Orenstein WA (1999) Vaccines, 3rd edn. WB Saunders Company, Philadelphia, Pennsylvania

Quast U (1997) Impfreaktionen: Bewertung und Differentialdiagnose. Hippokrates Verlag, Stuttgart

Straton KR, Howe CJ, Johnston RB (eds) (1994) Adverse Events Associated With Childhood Vaccines. Evidence Baring Causality. Vaccine Safety Committee Div Health Prom A Dis Prev, Institute of Medicine. National Academic Press, Washington DC

Neue Technologien zur Herstellung und Anwendung von Impfstoffen

Einleitung

Durch die Kombination von molekularbiologischen Methoden, die innerhalb der letzten Dekade entwickelt wurden, konnten ganz entscheidende neue Impulse für die Produktion und den Einsatz von Impfstoffen gegeben werden. Es konnten Konzepte erstellt werden, deren Ausarbeitung sicherlich andauern wird. Durch die Möglichkeit der Herstellung transgener Pflanzen wird das Gebiet der essbaren Vakzinen eröffnet, also die orale Verabreichung eines Impfstoffes in Form eines Nahrungsmittels. Die molekulare Genetik der Pathogene erbringt Informationen, die es ermöglichen, ganz gezielt DNA-Sequenzen, die für antigene Strukturen von Bakterien, Viren oder deren Toxine kodieren, zur Impstoffproduktion einzusetzen. Die Kenntnis der Biologie pflanzenpathogener Viren ermöglicht die rasche und kostengünstige Herstellung von Teilantigenimpfstoffen in großen Mengen. Selbst reine DNA und RNA werden als genetischer Impfstoff angewandt und können bereits die ersten Erfolge verzeichnen. Die Entdeckung, Entwicklung und Anwendung neuer Impfstoffe sind auf allen diesen Gebieten zu erwarten, die im Folgenden kurz abgehandelt werden sollen.

Impfstoffproduktion in transgenen Pflanzen

Die Pflanzenbiotechnologie ist eng mit der Entdeckung der agrobakterienmediierten Transformation von Pflanzen verbunden. Agrobakterien haben im Laufe der Evolution die Fähigkeit herausgebildet, ein Stück ihrer eigenen DNA in das Kerngenom pflanzlicher Zellen zu transferieren. Diese transferierbare DNA ist in den Bakterien auf einem großen Plasmid lokalisiert. Der DNA-Transfer vom Bakterium auf die Pflanze wird von einer komplexen Enzymmaschinerie bewerkstelligt. An beiden Enden des zu transferierenden DNA-Fragments muss lediglich eine 25 Nukleotide umfassende, genau definierte Sequenz vorhanden sein. Diese Randsequenzen bestimmen die Grenzen des DNA-Fragments, das vom Bakterium auf die Pflanze übertragen wird. Es ist möglich, jede beliebige DNA-Sequenz, solange sie zwischen den definierten Randsequenzen liegt, zu übertragen. Um vakzinproduzierende Pflanzen zu schaffen, wird das Gen, das für die antigene Untereinheit eines Pathogens kodiert, unter die Kontrolle von pflanzlichen regulatorischen DNA-Sequenzen gestellt und innerhalb der Randsequenzen auf dem Plasmid eingefügt. Diese Konstrukte werden dann in das pflanzliche Kerngenom transferiert und stabil in dieses eingebaut, wodurch es zur Expression der heterologen Proteine in der Pflanze kommt.

Die Entwicklung von Transformationsprotokollen für Pflanzen hat es ermöglicht, diese als Produktionssysteme für Proteine von industriellem oder pharmazeutischem Wert zu benutzen und sie als ökonomische Alternative gegenüber der herkömmlichen Fermentationstechnologie zu etablieren. Diese Entwicklung wurde durch das Bedürfnis, eine neue Technologie zur kostengünstigen Produktion und Verabreichung von Impfstoffen, vor allem in Entwicklungsländern, beschleunigt. Pflanzen bieten die Möglichkeit, große Mengen an Impfstoffen zu relativ geringen Kosten zu produzieren. Daraus entwickelte sich das Konzept der essbaren Vakzinen, also von Nahrungsmitteln, die oral aktive, rekombinante Teilantigen-Impfstoffe enthalten. Viele infektiöse Bakterien oder Viren kolonisieren epitheliale Membranen oder dringen in diese ein. Effektive Impfstoffe müssen daher das mukosale Immunsystem anregen, sekretorisches IgA an mukosalen Oberflächen (Darmtrakt, Respirationstrakt) zu produzieren. Eine mukosale Immunantwort wird eher durch eine orale als eine parenterale Verabreichung des Antigens erzielt. Daher könnten transgene Pflanzen, die in ihren essbaren Geweben solche Antigene produzieren, zur Verabreichung oraler Vakzinen Verwendung finden.

Transgene Pflanzen wurden in der jüngeren Vergangenheit als Produktionssysteme für Teilantigenimpfstoffe evaluiert. In einigen Pilotstudien wurden immunogene Proteine in Pflanzen hergestellt. Weiters wurde gezeigt, dass diese Teilantigenimpfstoffe orale Immunität erzeugen können, wenn die pflanzlichen Gewebe als Nahrungsmittel konsumiert werden. Die früheren Versuche konzentrierten sich darauf, Vakzinen gegen Pathogene als Auslöser von Durchfallerkrankungen zu entwickeln. Die von Bakterien oder Viren verursachten Durchfallerkrankungen sind jährlich für mindestens 3 Millionen Todesfälle bei Kindern, vor allem in Entwicklungsländern, verantwortlich. Orale Immunisierung stimuliert eine Immunantwort an dem Effektororgan, also dem lymphatischen Gewebe, das den Darm auskleidet. Als Folge werden antigenspezifische sekretorische Antikörper, die sich in den Schleimhautsekreten finden, aber auch spezifische Antikörper im Serum gebildet.

Essbare Vakzinen – Produktion von Teilantigenimpfstoffen in transgenen Pflanzen

Hepatitis B

Hepatitis B ist eines der größten Gesundheitsprobleme der Welt. Rund 350 Millionen Menschen leiden an einer chronischen Infektion mit dem Hepatitis-B-Virus, etwa ein bis zwei Millionen Menschen sterben jährlich an den direkten Folgen dieser Infektion. Für die Erzeugung der Immunität gegen das Hepatitis-B-Virus genügt es, Antikörper gegen einen Bestandteil der Hülle des Virus zu produzieren, nämlich gegen das sogenannte Hepatitis-B-Oberflächenantigen (HBsAg). Zur Zeit wird dieses HBsAg gentechnologisch in Hefezellen hergestellt und in hochreiner Form adsorbiert an Aluminiumhydroxid als Impfstoff verwendet. Bereits 1992 wurde der Versuch unternommen, rekombinantes HBsAg in einem pflanzlichen Expressionssystem herzustellen, um eine kostengünstigere Impfstoffproduktion für Entwicklungsländer bereitzustellen. Blattscheiben von Tabak wurden mit Agrobakterien infiziert, die Plasmide mit der DNA-Sequenz für das HBsAg enthielten. Sprosse wurden aus transformiertem Kallusgewebe regeneriert und nach der Induktion von Wurzelwachstum in Erde überführt. Das in Tabak hergestellte rekombinante HBsAg bildete selbständig subvirale Partikel, die sich nicht von dem HBsAg unterschieden, das aus humanen Serum isoliert oder in Hefe produziert wurde.

Das in Tabak hergestellte HBsAg unterschied sich auch nicht in Bezug auf die Antikörper-Bindung vom HBsAg aus Serum oder Hefe. Proteinfraktionen, die HBsAg enthielten, wurden aus Blättern transgener Tabakpflanzen isoliert. Die auf diese Weise hergestellten Proteinextrakte enthielten ungefähr 3 % HBsAg. BALB/c Mäuse wurden i. p. mit Tabak-HBsAg-haltigem Rohextrakt in Freundschem Adjuvans oder in einer physiologischen Kochsalzlösung immunisiert. Kontrollgruppen wurden mit Hefe-HBsAg als an Aluminiumhydroxid adsorbiertes Präzipitat immunisiert. Spezifische IgG-Antikörper gegen das HBsAg wurden eine Woche nach der letzten Antigen-Injektion nachgewiesen. In der mit Hefe-HBsAg immunisierten Gruppe stieg die Immunantwort sehr rasch an, erreichte nach drei Wochen Maximalwerte und verblieb auf diesem Niveau. Die Antikörpertiter in der mit Tabak-HBsAg immunisierten Gruppe erreichten nach sieben Wochen Maximalwerte und blieben für den Rest der Untersuchungen auf diesem Niveau. Diese Resultate zeigen, dass komplizierte Reinigungsmethoden nicht notwendig sind, um die Immunogenität des HBsAg aus transgenen Pflanzen zu garantieren. Das bedeutet, dass transgene Pflanzen, in denen die Antigene in komplexen Mischungen mit anderen Proteinen vorliegen, als orale Impfstoffe in Frage kommen. T-Zell-Proliferation wurde an T-Zellen von Mäusen, die mit Tabak-HBsAg immunisiert worden waren, untersucht. Die T-Zell-Proliferation wurde mit HBsAg aus Hefe oder Tabak stimuliert, was darauf hinweist, dass auch die T-Zell-Epitope des HBsAg aus Tabak erhalten blieben.

Choleratoxin und hitzelabile E.: coli-Toxine

Enterotoxische *Escherichia-coli* und *Vibrio-cholerae*-Stämme produzieren
das hitzelabile Enterotoxin LT beziehungsweise das Choleratoxin CT. Die
Cholera ist die Folge einer Infektion mit dem Bakterium *Vibrio cholerae*.
Sie ist charakterisiert durch eine akute Diarrhöe, die rasch zu einer ausge-
prägten Dehydrierung führt. Von *E. coli* sind verschiedene Serotypen als
Produzenten eines hitzelabilen Enterotoxins beschrieben, das in seiner
Struktur und seinen biologischen Eigenschaften dem Choleratoxin weitgehend gleicht und das für die Reisediarrhöe verantwortlich ist.
LT und CT bestehen aus einer A-Untereinheit (27 kDa) und fünf B-Unter-
einheiten (11,6 kDa). Das ergibt einen AB_5 Komplex von zirka 86 kDa. Die
Sequenzen der A- und B-Untereinheiten dieser Toxine sind mehr als 80%
identisch. Nachdem das Toxin von der bakteriellen Zelle freigegeben wird,
bindet es an Darmepitheliazellen des Wirtes mittels der B-Untereinheit,
die spezifisch mit dem G_{M1} Gangliosid in der Doppelmembran interagiert.
Ein Teil der A-Untereinheit wird dann durch die Zellmembran transferiert.
Dazu muss die A-Untereinheit proteolytisch gespalten und eine Disulfid-
brücke reduziert werden. Daraus resultieren ein aktives A1-Fragment von
ungefähr 192 Aminosäureresten und ein A2-Fragment von ungefähr 45 Re-
sten. Nach dem Membrandurchtritt modifiziert das A1-Fragment einen
Argininrest der regulatorischen Komponente des Adenylatcyclase-
Systems. Dadurch bleibt diese Komponente permanent aktiviert und stimuliert die Adenylatcyclase. Das erhöht die Konzentration an Cyclo-AMP
und bewirkt den Ausstrom von Flüssigkeit und Ionen aus der betroffenen
Zelle. Die Aktivität des Toxins bedingt Darmerkrankungen, die von milder Reisediarrhöe, über schwere Dehydrierung bis zu Todesfällen reichen.
Sowohl LT als auch CT sind sehr stark immunogen.
Wirksame Vakzinen müssen das mukosale Immunsystem stimulieren
können und zu einer Produktion von sekretorischem IgA führen. Die Verwendung der B-Untereinheiten der Toxine als Teilantigenimpfstoffe basiert auf deren Fähigkeit, die Bildung von Antikörpern zu induzieren, die
die Bindung des Toxins an Zellen verhindern und dadurch die Aktivierung
des Toxins blockieren.

LT-B

A. tumefaciens wurde verwendet, um DNA, die für LT-B kodiert, in Tabak
und Kartoffel zu transferieren. Individuelle Transformanten zeigten unterschiedlich starke Genexpression, da die durch Agrobakterium mediierte
Transformation zu einem zufälligen Einbau der DNA im Zellkern führt.
Proteinextrakte aus Pflanzen zeigten Mengen von bis zu 14 µg LT-B pro
Gramm löslichem Protein in Blättern und bis zu 110 µg LT-B pro Gramm
Protein in Kartoffel-Mikroknollen. Die Oligomerisierung von LT-B in Blättern wurde mittels Gelfiltration gezeigt. Das Antigen wurde von der Säule
mit einem Molekulargewicht von 38 kDa eluiert, was dem bakteriellen

LT-B-Pentamer entspricht. BALB/c Mäuse wurden mit Rohextrakten löslicher Proteine aus Tabakblättern über eine Magensonde gefüttert. Jede Dosis enthielt 12,5 µg Antigen. Eine zweite Gruppe Mäuse erhielt 12,5 µg in *E. coli* exprimiertes, gereinigtes LT-B. Serum und Schleimhautproben wurden nach Beendigung des Impfplanes entnommen und die Titer für LT-B-spezifische Antikörper wurden bestimmt. Serum-Antikörpertiter waren in beiden Gruppen vergleichbar. Weiters waren Antikörper aus dem Serum und der Darm-Mukosa von Tieren, die mit pflanzlich oder bakteriell exprimiertem Antigen immunisiert worden waren, in der Lage, die biologische Aktivität des LT-B im selben Ausmaß zu neutralisieren.

Eine Menge von 5 Gramm roher transgener Kartoffel, die typischerweise von einer Maus in 2 bis 6 Stunden verzehrt wurde, enthielt 15 bis 20 µg LT-B. Mäuse, die solche transgenen Kartoffeln zu sich nahmen, entwickelten Serum-IgG und mukosales IgA, das für LT-B spezifisch war. Die Immunantwort dieser Tiere wurden mit der von Tieren verglichen, die mit 20 µg Dosen bakteriellem rLT-Bs mittels Magensonde gefüttert worden waren. Die Immunantwort gegen das bakterielle rLT-B war in jedem Fall stärker als die gegen transgene Kartoffel. Mäuse, die mit nichttransgenen Kartoffeln gefüttert wurden, entwickelten keine LT-B-spezifischen Antikörper. Man nahm an, dass eine erhöhte Konzentration des rekombinanten Proteins in pflanzlichen Geweben zu einer Verstärkung der Immunantwort führen wird.

Erste klinische Studie am Menschen

Es wurde ein pflanzlicher Expressionsvektor entworfen, der die Beschränkungen der Transkription und Translation bakterieller Gene in Pflanzenzellen verringerte und dadurch zu einer Anhäufung von LT-B in den Zellen führte. Es wurde eine synthetische DNA-Sequenz konstruiert, die für ein Protein derselben Aminosäuresequenz wie das bakterielle LT-B kodierte. Die Sequenz wurde so entworfen, dass der pflanzlichen Kodonpräferenz Rechnung getragen wurde und dass bestimmte mRNA-Prozessierungssignale entfernt wurden. Die synthetische, für LT-B kodierende Sequenz wurde mit einem starken konstitutiven Promotor eines Pflanzenvirus und einer pflanzenspezifischen Terminatorsequenz eines Sojaspeicherproteins versehen. Mit diesem Vektorkonstrukt wurden Kartoffeln transformiert. Pflanzen der Linie TH110-51 wurden aufgrund der Menge essbarer Kartoffel, die unter Glashausbedingungen produziert wurden, und auf Grund des LT-B Gehaltes ausgewählt. Kartoffelknollen dieser Linie wurden in Erde umgesetzt und bis zur Reife wachsen gelassen. In vorklinischen Versuchen an Mäusen wurde gezeigt, dass die Tiere nach der vierten Fütterung anti-LT-B-IgG im Serum und IgA im Darm produzierten. Die Tiere waren teilweise gegen den Wasserverlust im Darm bei Verabreichung von bakteriellem LT geschützt. Die geernteten Kartoffeln wurden bei 4° C aufbewahrt und innerhalb von drei Monaten für die klinischen Versuche verwendet.

Vierzehn erwachsene Freiwillige im Alter von 18 bis 60 Jahren in ausgezeichneter körperlicher und geistiger Verfassung nahmen an dieser Studie teil. Die Probanden erhielten entweder 100 g transgene Kartoffel (6 Probanden), 50 g transgene Kartoffel (5 Probanden) oder 50 g untransformierte Kartoffel (3 Probanden). Die 100-g und 50-g-Mengen wurden ausgewählt, um Nebeneffekte des rohen Kartoffelkonsums zu untersuchen, nicht um unterschiedliche Mengen Antigen zuzuführen. Die LT-B-Menge lag zwischen 3,7 und 15,7 µg/g Kartoffel. Die eingenommene Menge LT-B lag daher zwischen 0,4 und 1,1 mg/Dosis. Die Probanden erhielten 90 Minuten vor und nach dem Verzehr der Kartoffel weder zu essen noch zu trinken. Die Kartoffeln wurden direkt vor der Einnahme geschält, um das in der Haut und allen grünen Geweben vorhandene Solanin zu entfernen. Solanin ist ein Alkaloid, das Unwohlsein, Übelkeit und bitteren Geschmack verursacht. Jede Kartoffel wurde dann in bißgerechte Stücke zerschnitten. Eine zweite und dritte Dosis Kartoffel wurde am 7. und 21. Tag verabreicht. Die Kartoffeln wurden allgemein gut vertragen.

Plasmazellen, die LT-B-spezifische Antikörper ausschieden, traten in der Zirkulation ungefähr 7 Tage nach der mukosalen Immunisierung auf. Die Gegenwart dieser Zellen innerhalb von 7 bis 10 Tagen nach der Immunisierung reflektierte eine immunologische Sensibilisierung des darmassoziierten mukosalen Immunsystems. Vor der Einnahme der Kartoffel konnten solche Zellen im peripheren Blut der Probanden nicht nachgewiesen werden. Serologische Immunantworten wurden ebenfalls untersucht. Zehn (91%) von 11 Probanden, die transgene Kartoffel zu sich genommen hatten, zeigten einen vierfach erhöhten IgG-anti-LT-Spiegel und 6/11 (55%) zeigten einen vierfach erhöhten anti-LT-IgA-Spiegel. Acht (73%) von 11 Probanden, die transgene Kartoffel zu sich genommen hatten, bildeten Antikörpertiter, die in einer 1:100-Verdünnung noch in der Lage waren, das Toxin zu neutralisieren. Fünf (50%) von 10 Probanden, die transgene Kartoffel zu sich genommen hatten, zeigten einen vierfachen Anstieg des sekretorischen IgA. Weitere Studien sind nötig, um die Immunantwort auf essbare Vakzinen genauer zu charakterisieren und den Effekt von mukosalen Adjuvantien zu beschreiben.

CT-B

Nach der Transformation von Kartoffel-Blattscheiben mit DNA, die für die B-Untereinheit des Choleratoxins kodierte, wurde CT-B in Mikroknollen und Blattgewebe mit einem Anteil von bis zu 0,3 % am löslichen Gesamtprotein exprimiert. Die Proteinmonomere fügten sich zu Pentameren zusammen, die dieselbe Antigenität wie das bakterielle CT-B aufwiesen. Dieses CT-B-Molekül band spezifisch an das G_{M1}-Gangliosid und hatte damit auch die biologische Funktion des bakteriellen CT-B beibehalten. Ein Gramm transgene Kartoffel-Mikroknollen oder Blattgewebe produzierten ungefähr 30 µg pentameres CT-B. Nach Kochen in Wasser bis zum Weichwerden des Gewebes wurden noch 50% des CT-B als G_{M1}-bindendes Pentamer nachgewiesen.

Transgenes Kartoffelgewebe wurde an Mäuse viermal in wöchentlichen Intervallen oral verabreicht, gefolgt von einer Booster-Fütterung. CT-B-spezifische IgG-, IgA- und IgM-Antikörper wurden im Serum und in Stuhlproben bestimmt. Anti-CT-B-Titer im Serum nahmen bei IgG und IgA vom 35. bis 70. Tag zu, IgM-Titer nahmen leicht ab. IgA- und IgG-Titer in Stuhlproben erreichten die höchsten Werte um den 28. Tag nach der vierten Fütterung, nahmen dann graduell über die folgenden 40 Tage ab, um nach der Booster-Fütterung wieder anzusteigen. IgA-Spiegel in den Stuhlproben waren im Allgemeinen höher als die IgG-Spiegel.

Um den Schutzeffekt der oralen Immunisierung zu bestimmen, wurde das Volumen der Flüssigkeit im Darm gemessen, die sich nach einer Injektion von CT angesammelt hatte. Bei Mäusen, die mit bakteriellem oder pflanzlichen CT-B immunisiert worden waren, zeigte sich eine signifikant verringerte Flüssigkeitsansammlung im Vergleich zu Mäusen, die mit untransformiertem Kartoffelgewebe gefüttert worden waren.

Expression des Norwalk-Virus-Capsids in transgenem Tabak und transgenen Kartoffeln

Das Norwalk Virus (NV) ist ein Mitglied der Familie der Caliciviridae und verursacht akute epidemische Gastroenteritis beim Menschen. Es wird geschätzt, dass in den USA ungefähr 42% aller akuten epidemischen Gastroenteritiden von Norwalk- oder Norwalk-ähnlichen Viren verursacht werden. Virale Gastroenteritiden als Folge einer Infektion mit Caliciviren wurden mit dem Genuss kontaminierter Austern in Verbindung gebracht. Austern können bereits vor der Ernte oder während der Zubereitung kontaminiert werden. Wasser und Eis sind weitere Quellen einer Infektion. Symptome einer NV-Infektion beinhalten Übelkeit, Erbrechen, Diarrhöe und abdominelle Krämpfe. Kopfschmerzen und niedriges Fieber können ebenfalls auftreten.

Die Klonierung des NV-Genoms ermöglichte die Expression des Capsidproteins (CP) in mit Baculoviren infizierten Insektenzellen. Diese Insektenzellen lieferten ein 58-kDa-NV-CP, das sich spontan in diesen Zellen zu RNA-freien NV-artigen Partikeln zusammenlagerte, die mit den Antikörpern aus Seren NV-infizierter Individuen reagierten. Die in den Insektenzellen produzierten NV-artigen Partikel waren 38 nm große, leere Capside, die aus 90 NV-CP-Dimeren bestanden. Diese Partikel waren morphologisch und in ihrer Antigenität mit den authentischen Viruspartikeln identisch, bei 4° C und im gefriergetrockneten Zustand stabil und gegen einen pH von 3,0 resistent. Neuere Studien haben gezeigt, dass Mäuse, die mehrmals mit 50 μg NV-artigen Partikeln aus Insektenzellen oral immunisiert wurden, Antikörper gegen das NV-CP in den Schleimhäuten und im Serum bildeten.

Das für das NV-CP kodierende Gen wurde in einen Vektor zur Verwendung in Agrobakterien eingebaut. Dieser Vektor wurde in *A. tumefaciens* transferiert und mit diesen Bakterien wurden Blattscheiben von Tabak und Kartoffel infiziert. Transformierte Pflanzen wurden auf Grund ihrer Kanamycin-Resistenz ausgewählt. Die höchste Konzentration von NV-CP in Tabakblättern war 0,23% am gesamten löslichen Protein. Ähnliche Werte wurden bei transformierten Kartoffeln gefunden (34 µg/g Knolle). Für Fütterungsstudien wurden Knollen von 4–20 g verwendet, die zirka 10–20 µg rekombinante NV-artige Partikel/g Gewebe enthielten. Extrakte aus Tabakblättern wurden Mäusen mittels Magensonden verabreicht. Die in Tabak produzierten NV-artigen Partikel wurden dazu über Saccharosegradienten angereichert. Verschiedene Dosen (10–80 µg NV-artige Partikel) oder eine entsprechende Menge eines Extraktes aus nicht transformierten Tabakblättern wurden mit oder ohne Choleratoxin an den Tagen 1, 2, 11 und 28 verabreicht. Wurde Choleratoxin mit einer Menge von 50 µg/Dosis NV-artiger Partikel aus Tabak verabreicht, reagierten 9 von 10 Mäusen mit messbaren Serum anti-NV-CP-Antikörper-Titern. Wurde dieselbe Menge dieser Partikel ohne Choleratoxin verabreicht, reagierten 8/9 Mäusen, jedoch mit niedrigeren Antikörpertitern. Weitaus höhere Titer wurden bei der Gabe von 80 µg NV-artiger Partikel beobachtet.

Zur Verfütterung der Kartoffel wurden Mäuse über Nacht ausgehungert, bevor man ihnen zirka 4 g transgene Kartoffel (40-80 µg rekombinante NV-artige Partikel) an den Tagen 1, 2, 11 und 28 verabreichte. In einigen Fällen wurden 10 µg Choleratoxin zu den aufgeschnittenen Kartoffeln gegeben. Blut aus der Schwanzvene wurde auf anti-NV-CP-IgG getestet. Stuhlproben wurden auf anti-NV-CP-IgA getestet. Bei der Verfütterung der Knollen mit Choleratoxin reagierten 7 von 10 Mäusen mit anti-NV-CP-IgG und 4 von 10, wenn das Choleratoxin weggelassen wurde. Die Antikörpertiter waren im Allgemeinen niedriger als die Titer, die mit der Magensonde und den gereinigten NV-artigen Partikeln aus Tabak erzielt wurden.

Antikörperproduktion in transgenen Pflanzen

Passive Immuntherapie gegen Karies

Bei der passiven Immunisierung werden dem Organismus Antikörper mit Spezifität für bestimmte Pathogene oder Toxine zugeführt. Die Applikationen können intramuskulär, intravenös oder auch topisch erfolgen. In der Regel sind die Antikörperpräparationen menschlichen Ursprungs, es werden aber auch bereits Antikörper in transgenen Pflanzen erzeugt. Die Wirksamkeit passiver Immunisierungen setzt zwar sofort ein, ist aber auf einen kurzen Zeitraum begrenzt.

Immunglobuline der Klasse A (IgA) kommen im Serum zu über 80% als Monomere, die restlichen 20% als Dimere und Polymere vor. Das sekretorische IgA (sIgA) ist ein Dimer aus zwei IgA-Molekülen, einem Verbindungsstück, der J-Kette, und der sekretorischen Komponente, einem Polypeptid, das zum Transport und Proteolyseschutz des Komplexes dient. sIgA sind die vorherrschenden Antikörper in seromukösen Sekreten (wie z.

B. Speichel, Tränenflüssigkeit, Nasen- und Tracheobronchialsekret) und dienen der Agglutination von Bakterien und Viren und der Neutralisation von Toxinen. In Säugetieren werden für die Produktion von sIgA sowohl Plasmazellen als auch Epithelzellen benötigt.

Guy's 13 ist ein aus der Maus stammender monoklonaler Antikörper (Mo-Ak) der Klasse IgG1, der für das Streptokokken-Antigen SA I/II, ein Adhesionsmolekül auf der Zelloberfläche von *Streptococcus mutans* und *S. sobrinus*, spezifisch ist. *S. mutans* ist der Hauptverursacher von Zahnkaries. Ausgehend von dem Maus-MoAk und dessen Spezifität wurde ein sIgA-Molekül konstruiert. In diesem Molekül wurde die Cγ3 Domäne der schweren Kette durch Cα2 und Cα3 Domänen eines IgA Antikörpers ersetzt, um die Dimerisierung durch die J-Kette und das Anlagern der sekretorischen Komponente zu ermöglichen. Vier transgene Tabakpflanzen wurden dann geschaffen, die jeweils eine der vier Komponenten des sIgA Moleküls exprimierten; die leichte κ-Kette des Maus-MoAk, eine aus IgA- und IgG-Anteilen gemischte schwere Kette, eine J-Kette aus der Maus und eine sekretorische Komponente aus dem Hasen. Anschließende sexuelle Kreuzungen zwischen diesen Pflanzen und deren Tochtergenerationen resultierten in Pflanzen, die gleichzeitig alle vier Komponenten exprimierten. Diese Ketten wurden zu funktionsfähigen sIgA Molekülen zusammengefügt, die das native Streptococcen I/II Oberflächenantigen erkannten. In diesen transgenen Pflanzen waren also individuelle Zellen in der Lage sIgA zu bilden, wozu in Säugetieren zwei Zelltypen benötigt werden. Die Ausbeute an gereinigtem Antikörper lag bei 10-80 mg/kg frischem Blattmaterial.

Dieses sIgA kann beim Menschen die exogene Kolonisierung und Rekolonisierung der Mundhöhle durch *S. mutans* und damit die Ausbildung von Zahnkaries verhindern. Versuchspersonen wurden zuerst mit Chlorhexidin-Glukonat vorbehandelt, um die orale Bakterienflora und *S. mutans* zu eliminieren. Danach wurden die Antikörper- oder Kontrollösungen über drei Wochen, zweimal pro Woche, direkt auf die Zähne angewandt. Bei jeder Versuchsperson waren nach der Chlorhexidin Behandlung keine *S. mutans* Bakterien mehr nachweisbar. Während sich die Mundflora nach der Chlorhexidin-Behandlung wieder erholte, wurde bei den Versuchspersonen, die mit der sIgA-Lösung behandelt wurden, keine Rekolonisierung des Speichels oder der Zähne mit *S. mutans* beobachtet. Das pflanzliche sIgA bleibt in der Mundhöhle bis zu drei Tage stabil im Gegensatz zu einem Tag für IgG. Die topische passive Immuntherapie verlangt nach realtiv großen Mengen an Antikörpern. Die hier beschriebene Anwendung benötigte 22,5 mg Antikörper pro Person im Verlauf der Versuchsreihe. Diese Menge konnte aus 1 kg Blattmaterial, das entspricht 10–15 Tabakpflanzen, gereinigt werden. Da diese Methode generell eine ökonomische Art der Herstellung monoklonaler Antikörper darstellt, kann in der Zukunft mit einer breiteren Anwendung pflanzlich hergestellter Antikörper für mikrobielle Infektionen im Gastrointestinal-, Respirations- und Urogenitaltrakt gerechnet werden.

Transiente Impfstoffproduktion in Pflanzen mittels viraler Vektoren

Die Mehrheit der Viren, die höhere Pflanzen infizieren, besitzen Genome aus einzelsträngiger RNA in Plusorientierung, die von einer Hülle aus Capsidproteinen umgeben sind. Bereits die virale RNA alleine ist infektiös. Durch Umschreiben des viralen Genoms in cDNA und nachfolgenden Einbau in leicht zu handhabende Plasmide steht dieses Genom für genetische Veränderungen zur Verfügung. Von diesem gentechnisch veränderten viralen Genom kann dann in vitro wiederum infektiöse virale RNA transkribiert werden. Vektoren basierend auf dem Genom des Tabak-Mosaikvirus (TMV) waren die ersten, die zur transienten Expression von heterologen Proteinen in Pflanzen verwendet wurden. Das TMV repliziert extrachromosomal, bewegt sich ausgehend von der Infektionsstelle rasch von Zelle zu Zelle und kann die Proteinsynthese des Wirtes zu einer hohen Expression von Fremdprotein innerhalb des gesamten Organismus umleiten. Die Messenger-RNA-Synthese wird von subgenomischen Promotoren kontrolliert, die dann auch die Transkription von heterologen Genen, die in das TMV-Genom eingebaut wurden, steuern. Im Gegensatz zur Herstellung transgener Pflanzen, die viele Monate bis zur Expression heterologer Proteine in Anspruch nimmt, findet die transiente Proteinexpression mittels viraler Vektoren bereits innerhalb weniger Wochen nach der Klonierung des Gens und der Konstruktion des Vektors statt. Mengen von 2% Fremdprotein vom gesamten löslichen Protein sind beschrieben worden. Da das TMV in der Natur nur mechanisch, also durch den Menschen, verbereitet wird, sind die rekombinanten Vektoren auf die inokulierten Pflanzen beschränkt. Der größte Vorteil des TMV-Systems besteht aber darin, dass transfezierte Tabakblätter eine sehr ökonomische Quelle für Biomasse darstellen, die auch günstig in sehr großen Mengen hergestellt werden kann.

Impfstoffe zur Immuntherapie des B-Zell-Lymphoms

Werden nach Immunisierung eines Versuchstieres mit einem Antigen die gebildeten antigenspezifischen Antikörper isoliert und einem zweiten Tier injiziert, so wird dieses Tier gegen die antigenbindenden Bereiche des injizierten Immunglobulins sogenannte anti-idiotypische Antikörper produzieren. Die variablen Regionen des anti-idiotypischen Antikörpers entsprechen in ihrer Struktur der des ursprünglich eingesetzten Antigens. Diese anti-idiotypischen Antikörper können daher eine Immunantwort gegen das ursprüngliche Antigen induzieren, auch in Fällen, in denen der Organismus gegen bestimmte Antigene auf Tumorzellen sonst keine Immunantwort bilden würde.

Die meisten B-Zell-Lymphome sind zur Zeit nicht heilbar und ihre Häufigkeit ist innerhalb der Industrieländer im Steigen begriffen. Obwohl B-Zell-Tumore in Bezug auf ihre Behandlung und Prognose durch eine große Variabilität gekennzeichnet sind, besitzen sie doch ein Merkmal, das sie für die Entwicklung einer patientenspezifischen Tumorvakzine ideal erscheinen lässt. Jeder Klon eines malignen B-Zell-Tumors exprimiert an seiner Zelloberfläche ein für ihn spezifisches Immunglobulin (Ig), also einen tumorspezifischen Marker. Diese Oberflächen-Ig wurden bereits als tumorspezifische Vakzine bei Patienten, die sich in der Remission befanden, angewandt. Wenn durch eine solche Vakzinierung eine Immunantwort ausgelöst wird, würde sich dadurch die Prognose dieses Patienten signifikant verbessern. Immunglobuline sind jedoch sehr schwierig herzustellen. Um die Möglichkeiten der individuellen Therapie beim Non-Hodgkin's-Lymphom-Patienten zu erweitern, muss eine größere, leicht zu reinigende Ig-Vakzine innerhalb von Wochen statt Monaten oder Jahren bereitgestellt werden.

Ig-Vakzinen, die nur aus den hypervariablen Regionen der leichten und schweren Kette, die zu einer Kette verbunden werden, bestehen, stellen eine Alternative zu vollständigen Antikörpermolekülen dar. Diese einkettigen Antikörperfragmente der variablen Regionen (scFv, single-chain variable region fragments) beinhalten die Antigenbindungsstelle des nativen Ig des B-Zell-Lymphoms, haben aber nur einen Teil von deren Größe und können in verschiedenen Expressionssystemen hergestellt werden. scFv-Vakzinen sind in der Lage, anti-idiotyp-spezifische Immunantworten in Versuchstieren zu induzieren und können im Mausmodell des Lymphoms das Fortschreiten des Tumorwachstums blockieren. Bakterielle Expressionssysteme zeichnen sich durch die rasche Herstellung rekombinanter Proteine aus, sind aber häufig nicht in der Lage, richtig gefaltete eukaryontische Proteine ohne Denaturierungs- und Rückfaltungsprozesse zu liefern. Sowohl transgene Pflanzen als auch das Baculovirus-Expressionssystem sind in der Lage, das gewünschte Produkt herzustellen. Das sind aber zeitaufwendige oder kostpielige Unterfangen.

Als System der Wahl bietet sich daher die transiente Expression von scFv in Tabakpflanzen mittels des TMV an. Hybride TMV können zum Einbringen von Säugetiergensequenzen in Tabak verwendet werden. Durch das Anheften einer Signalsequenz und die scFv-Sequenz kann das exprimierte Protein in den sekretorischen Weg der Pflanze dirigiert werden, wodurch eine richtige Faltung des Proteins und eine wesentlich erleichterte Reinigung erzielt werden. Dem Patienten wird eine Biopsie entnommen, mittels Polymerasekettenreaktion werden die variablen Regionen des membranständigen Ig des B-Zell-Lymphoms amplifiziert und anschließend in den TMV-Vektor ligiert. Mit dem rekombianten Vektor werden Tabakpflanzen infiziert, in denen dann die tumorspezifischen scFv-Moleküle exprimiert werden. Zwei Wochen nach der Infektion kann man das Pflanzenmaterial bereits ernten und daraus die scFv-Moleküle reinigen.

In einem experimentellen Mausmodell wurden Versuchstiere mit so einem tumorspezifischen, in Pflanzen hergestellten scFv-Protein immunisiert. Zehn Tage nach der zweiten und dritten Impfung mit diesem scFv-Protein wurden antigenspezifische Antikörper im Serum der behandelten Mäuse nachgewiesen. Um nun den Impfschutz dieser Immunantwort zu bestim-

men, wurden den immunisierten Mäusen, aber auch nichtimmunisierten
Kontrolltieren die Tumorzellen injiziert, von denen ursprünglich die Sequenzen der scFv-Moleküle stammten. Die nichtimmunisierten Tiere entwickelten 15 Tage nach der Injektion tastbare Tumoren im Abdomen und
verstarben innerhalb von 21 Tagen. Mäuse in den Gruppen, die die in den
Pflanzen produzierten Vakzinen erhalten hatten, zeigten einen sehr guten
Impfschutz gegen den Tumor. Die Überlebensraten lagen zwischen 70%
und 90% 60 Tage nach der Injektion der Tumorzellen. Dieses Beispiel de-
monstriert die Fähigkeit von Pflanzen, biologisch funktionelle scFv-Moleküle rasch, in großer Menge und in der korrekten Faltung herzustellen.
Diese Eigenschaften des TMV-Systems können möglicherweise die Behandlung von Lymphomen durch eine effektive Immuntherapie ermöglichen, aber auch für die Produktion anderer medizinisch wichtiger scFv-
Moleküle herangezogen werden.

Hüllproteine pflanzenpathogener Viren als Träger von Peptidimpfstoffen

Durch die genaue Kenntnis der Interaktionen von Antikörpern mit bestimmten Oberflächendeterminanten, den sogenannten Epitopen, eines
Antigens konnten in vielen Fällen kurze, lineare Aminosäuresequenzen
als immunogene Teilantigenimpfstoffe definiert werden. Diese Peptide, die
nur einen Bruchteil des Antigens darstellen, können in einem Organismus
die gewünschte Immunantwort hervorrufen, wenn sie als Komponenten
von Fusionsproteinen verabreicht werden. Die für solche linearen Epitope
kodierenden Sequenzen können mit den Genen von Hüllproteinen pflanzenpathogener Viren fusioniert werden. Von Pflanzen, die mit solchen Viren infiziert werden, kann man dann virale Partikel isolieren, die auf der
Oberfläche ihrer Hüllproteine die fremden Epitope tragen. Diese rekombinanten viralen Partikel sind sehr stark immunogen und wurden bereits
als Teilantigenimpfstoffe in verschiedenen Tiermodellen erprobt.

Peptide, die B-Zell-Epitopen der Sporozoiten des Malariaerregers *Plasmo-
dium vivax* entsprachen, wurden entweder in eine Oberflächenschleife des
TMV-Hüllproteins eingefügt oder an dessen C-Terminus fusioniert. Tabakpflanzen, die mit diesen viralen Konstrukten systemisch infiziert wurden, produzierten hohe Titer an genetisch stabilen, rekombinanten Viren.
Die aus diesen Pflanzen gereinigten Viruspartikel waren in der Lage, sporo-
zoitenspezifische monoklonale Antikörper zu binden und in immunisierten Mäusen hohe Antikörpertiter gegen das Sporozoiten-Epitop zu induzieren.

Das „Cowpea Mosaic Virus" (CPMV), das Bohnen der Art *Vigna unguicu-
lata* infiziert, wurde ebenfalls als Expressionssystem für Teilantigenimpfstoffe weiterentwickelt. CPMV-infizierte Pflanzen lieferten 1–2 g Viruspartikel pro kg pflanzlichem Gewebe. CPMV bildet ikosaedrische Partikel, die je 60 Kopien eines großen und eines kleinen Hüllproteines ent-

halten. Chimäre Viruspartikel, die Epitope des menschlichen Rhinovirus 14 oder des HIV-1 exprimierten, erwiesen sich in Versuchstieren als sehr stark immunogen. Die Antikörper, die von den CPMV-HIV-Chimären induziert wurden, waren in der Lage, drei verschiedene Serotypen von HIV-1 zu neutralisieren.

Das Hüllprotein des Alfalfa-Mosaik-Virus (AlMV) wurde ebenfalls als Trägerprotein für die Expression antigener Peptide verwendet. Das AlMV-Hüllprotein kann Partikel unterschiedlicher Größe und Geometrie ausbilden, wodurch sich seine Flexibilität in der Protein-Protein-Interaktion deutlich zeigt. Dieses Hüllprotein ist daher im Gegensatz zum TMV-Hüllprotein auch in der Lage, größere Peptidsequenzen an seinem an der Oberfläche gelegenen N-Terminus zu tolerieren. AlMV-Hüllproteine, an die antigene Peptide des HIV-1 fusioniert waren, induzierten spezifische Antikörper in Versuchstieren, die auch in der Lage waren, die Viren zu neutralisieren.

DNA- und RNA-Vakzinen

DNA-Vakzinen

Bei dieser neuartigen Immunisierungsmethode, in der Umgangssprache als DNA-Vakzinierung bezeichnet, werden Gewebe *in vivo* mit Plasmiden, die antigenkodierende Gene tragen, transfeziert. Man spricht besser von einer DNA-mediierten Immunisierung, da es ja nicht das Ziel ist, eine Immunantwort gegen die DNA zu induzieren. Es wird auch die Bezeichnung genetische Vakzine verwendet. Eine DNA-Vakzine wird in der Form von Plasmiden entweder in die Muskulatur injiziert oder auf Goldpartikel aufgetragen und mittels einer Genkanone ballistisch ins Zellinnere befördert. Man hat auch reine DNA-Lösungen als Nasentropfen, jedoch mit geringer Effizienz, direkt auf die Schleimhäute aufgebracht. DNA-Vakzinen, die an Zellen verabreicht wurden, konnten das Immunsystem von Nagetieren und Primaten zu B-Zell-, zytotoxischen T-Zell- und T-Helferzell-Antworten gegen verschiedene Pathogene und Tumoren induzieren.

Im Gegensatz zu allen anderen Impfstoffen produzieren DNA-Vakzinen die Proteine innerhalb der Zellen des Organismus, der damit immunisiert wurde. Dadurch liegen diese Proteine in ihrer nativen Form vor. DNA ist sehr stabil, was sich als wesentlicher Vorteil bei der Verwendung von DNA-Vakzinen in Entwicklungsländern erweisen könnte. Eine geschlossene Kühlkette wird wahrscheinlich bei der Impfstoffverteilung nicht nötig sein. Innerhalb der nächsten Jahre werden die vollständigen genomischen Sequenzen der wichtigsten Pathogene vorliegen. DNA-Vakzinen ermöglichen die Produktion großer Plasmidbibliotheken, wobei jedes Plasmid ein Gen eines Pathogens enthält. Die gesamte Bibliothek kann dann als Kombinationsvakzine verwendet werden. Das Anlegen solcher Bibliotheken ist auch im Rahmen der biologischen Kriegsführung von großem militärischem Interesse. Impfschutz gegen *Mycoplasma pneumoniae* wurde auf diesem Weg in Versuchstieren erzeugt.

Die für DNA-mediierte Immunisierung eingesetzten Plasmide sind bakteriellen Ursprungs und enthalten einen starken viralen Promotor, das zu exprimierende Gen, eine Polyadenylierungssequenz und einen Transkriptionsstopp, um eine in eukaryontischen Zellen funktionsfähige Messenger-RNA produzieren zu können. Diese Plasmide besitzen nicht die Fähigkeit, sich in Säugetierzellen zu vermehren. Die DNA-Sequenzen, die das für das Antigen kodierende Gen umgeben, verstärken noch zusätzlich die Immunantwort. Dieser Effekt basiert auf der Häufigkeit von sogenannten CG-Sequenzen (damit sind die DNA-Basen Cytosin und Guanin gemeint) auf bakteriellen Plasmiden. Die Plasmid-DNA, die ja bakteriellen Ursprungs ist, hat eine höhere Häufigkeit von CG-Sequenzen als die DNA von Wirbeltieren. Zusätzlich sind die Cytosine und Guanine bei Wirbeltieren meistens methyliert, während das bei Bakterien eher nicht der Fall ist. Offensichtlich interpretiert das Immunsystem der Wirbeltiere eine große Häufigkeit von unmethylierten Cytosinen und Guaninen als ein Gefahrensignal. Zusätzlich spielen auch die Sequenzen, die die CG-Motive umgeben, eine Rolle. Die stärksten Immunantworten wurden beobachtet, wenn vor dem Cytosin zwei Purinderivate (Adenin oder Guanin) und nach dem Guanin zwei Pyrimidinderivate (Thymin oder Cytosin) lagen. Diese Sequenzen werden als immunstimulatorische Sequenzen bezeichnet.

Verschiedene experimentelle Tiermodelle zur DNA-mediierten Vakzinierung wurden bereits etabliert. Viren zählen zu den am häufigsten untersuchten Pathogenen in diesen Modellen, da die DNA-mediierte Vakzinierung am ehesten einer viralen Infektion gleicht. In vielen Fällen wurden virale Hüllproteine zur Expression gebracht. Eine der ersten DNA-Vakzinen wurde benutzt, um zytotoxische T-Lymphozyten und Antikörper gegen das konservierte Nukleoprotein des Influenza-A-Virus zu induzieren, die Mäuse vor der Erkrankung schützten, auch wenn sie mit heterologen Influenza-A-Viren mit unterschiedlichen Hämagglutinin- aber identischen Nukleoproteinsequenzen infiziert wurden. Weder Immunisierungen mit rekombinantem Nukleoprotein noch mit inaktivierten Viren waren in der Lage vor solch einer Kreuzinfektion zu schützen. Es war also nur die Immunisierung mit DNA imstande, eine protektive zytotoxische T-Zell-Antwort zu induzieren. Immunisierungen mit Plasmiden, die für Hüllproteine des HIV, wie z. B. die Glykoproteine gp120 oder gp160, kodierten, induzierten die Bildung von virusneutralisierenden Antikörpern in Mäusen und Primaten. Cytotoxische T-Lymphozyten, die solche hüllprotein-produzierenden Zellen abtöteten, wurden in Affen nachgewiesen. Klinische Studien am Menschen für Influenza, Hepatitis B, HIV, Malaria und verschiedene Formen von Krebs sind im Laufen.

Es sind jedoch noch viele Fragen unbeantwortet. Die meisten DNA-Vakzinen beenden ihre Proteinproduktion nach ungefähr einem Monat. Wie lange bleibt daher die Immunität beim Menschen aufrecht? Zeigen sich individuelle Unterschiede in der Immunantwort? Welche Dosis und welche Impfprogramme sind am wirkungsvollsten? Ist die Art der DNA-Verabreichung an spezifische Zellen von Bedeutung? Die klinischen Studien, die zur Beantwortung dieser Fragen nötig sind, werden wahrscheinlich nicht innerhalb der nächsten zehn Jahre abgeschlossen sein. Man kann aber auch jetzt schon an den Einsatz von Kombinationsvakzinen denken, um einen optimalen Effekt zu erzielen. Ein Teilantigenimpfstoff kann z. B. eine sehr gute Antikörperproduktion induzieren, während eine DNA-Vakzine eine gute zelluläre Immunantwort hervorrufen kann. Durch eine Kombination des Teilantigenimpfstoffes mit der DNA-Vakzine könnte in so einem Fall der optimale Impfschutz erzielt werden.

RNA-Vakzinen

Obwohl sich die Forschung hauptsächlich auf DNA als Impfstoff konzentriert hat, gibt es auch schon die ersten Versuche, RNA zur Induktion einer Immunantwort gegen ausgewählte Antigene einzusetzen. So wurde zum Beispiel das RNA-Genom eines attenuierten humanpathogenen FSME-Virus in Form von cDNA in ein Plasmid eingesetzt. An diesem Plasmid als Matrize wurde wiederum infektiöse virale RNA synthetisiert und anschließend auf Goldpartikel aufgebracht. Diese Partikel wurden ballistisch mittels Genkanone in Versuchsmäuse injiziert. Während der Virusreplikation in den injizierten Zellen wurden die viralen Proteine exprimiert und dem Immunsystem des Wirtsorganismus präsentiert. In diesen Mäusen wurde eine Immunantwort erzeugt, die diese Tiere vor der Infektion mit einem hochvirulenten FSME-Virus-Stamm schützten.

Die Verwendung der *in vitro* synthetisierten RNA, die dem Genom des attenuierten Virus entspricht, verbindet die Vorteile herkömmlicher Lebendimpfstoffe mit denen der genetischen Impfstoffe. Die Herstellung der viralen RNA ist unabhängig von eukaryontischen Zellkulturen und beinhaltet zu keinem Zeitpunkt das Handhaben infektiöser Viren. Die herkömmliche Vermehrung attenuierter RNA-Viren zur Herstellung von Lebendvakzinen kann zu genetischen Veränderungen und auch zur Reversion zur Wildtypvirulenz führen. Diese Gefahr ist bei der *In-vitro*-Synthese viraler RNA von genetisch stabiler, klonierter cDNA praktisch ausgeschlossen. Im Gegnsatz zu DNA-Vakzinen kann man bei RNA-Vakzinen den Einbau fremder genetischer Information in das Wirtsgenom ausschließen.

Weiterführende Literatur

Arntzen C J (1998) Pharmaceutical foodstufs – Oral immunization with transgenic plants. Nature Medicine 4: 502–503

Tacket CO, Mason HS, Losonsky G, Clements JD, Levine MM, Arntzen CJ (1998) Immunogenicity in humans of a recombinant bacterial antigen delivered in transgenic potato. Nature Medicine 4: 607–609

Ma JK-C, Hikmat BY, Wycoff K, Vine ND, Chargelegue D, Yu L, Hein MB, Lehner T (1998) Characterization of a recombinant plant monoclonal secretory antibody and preventive immunotherapy in humans. Nature Medicine 4: 601–606

McCormick A, Kumagai MH, Hamley K, Turpen TH, Hakim I, Grill LK, Tusé D, Levy S, Levy R (1999) Rapid production of specific vaccines for lymphoma by expression of the tumor-derived single-chain Fv epitopes in tobacco plants. Proc Natl Acad Sci USA 96: 703–708

Arntzen CJ (1997) High-tech herbal medicine: Plant based vaccines. Nature Biotech 15: 221–222

Robinson HL (1999) DNA vaccines: Basic mechanism and immune responses. Int J Mol Med 4: 549–555

II. Impfpläne

Der österreichische Impfplan (Stand 1/2000)

ab 3. Lebensmonat:	**Diphtherie-Pertussis-Tetanus(DaPT)-Impfung**
ab 3. Lebensmonat:	**Haemophilus-influenzae-b-Impfung** (Impfschema abhängig vom jeweils verwendeten Impfstoff)
ab 3. Lebensmonat:	**Hepatitis-B-Impfung** (Impfschema abhängig vom jeweils verwendeten Impfstoff)
ab 3. bzw. 4. Lebensmonat:	**Poliomyelitis-Impfung (Polio Salk)**
im 15.–18. Lebensmonat:	**DPT-, Haemophilus-influenzae-b,** **Hepatitis-B, Polio-Auffrischung**
ab 14. Lebensmonat:	**1. Masern-Mumps-Röteln(MMR)-Impfung**
7. Lebensjahr: (Schulanfänger)	**Polio-Oral-Auffrischungsimpfung*** **Diphtherie-Tetanus-Auffrischungsimpfung** mit Diphtherie-Toxoid in verminderter Antigendosis (dT) **2. Masern-Mumps-Röteln(MMR)-Impfung**
13. Lebensjahr:	**ev. Nachholen** der **MMR**-Impfung bei Mädchen **Auffrischung der Hepatitis-B-Impfung**
14.–15.Lebensjahr: (Schulaustritt)	**Auffrischungsimpfung gegen Kinderlähmung** (Polio-Oral-Impfung)*, **Diphtherie-Tetanus-Auffrischungsimpfung** mit Diphtherie-Toxoid in verminderter Antigendosis (dT)

---

* Die Polio-Oral-Impfung soll noch während des Jahres 2000 durch den Totimpfstoff (Polio Salk) ersetzt werden.

Durchführung, Kombinationsmöglichkeiten, Impfstoffe und Impfschemata: siehe einzelne Spezialkapitel.

Die FSME-Impfung ist nicht dezidiert im Kinderimpfplan angeführt, kann und soll jedoch bei Expositionswahrscheinlichkeit ab dem vollendeten 1. Lebensjahr (in Ausnahmefällen ab dem 6. Lebensmonat) gleichzeitig mit anderen Kinderimpfungen verabreicht werden. Auch Indikationsimpfungen wie Influenza oder Pneumokokken sind nicht Gegenstand des allgemeinen Impfplanes, ihre Indikation entsprechend den Richtlinien (siehe Spezialkapitel) wird im Einzelfall gestellt.
Keine endgültige Entscheidung über die Aufnahme in den Kinderimpfplan liegt für die Varizellenimpfung vor.

Die Impftermine und Empfehlungen widerspiegeln den optimalen Zeitpunkt. Wird ein Impftermin versäumt, kann jede Impfung zum nächstmöglichen Termin nachgeholt werden (Altersgrenzen für DPT beachten!). Das angeführte Schema entspricht den neuesten Empfehlungen des Obersten Sanitätsrates der Republik Österreich. Grundsätzlich gilt auch, dass mit jenem Impfstoff, mit dem eine bestimmte Immunisierung begonnen wurde, nach Möglichkeit auch die Grundimmunisierung vollendet werden soll.

Europäische Impfpläne

Prämisse

Jedes Kind in Europa hat das Recht, gegen Krankheiten, die durch Impfungen vermieden werden können, geschützt zu werden.
Bereits 1974 hat die WHO das so genannte „Expanded Programme on Immunization" beschlossen, mit der Zielsetzung, nicht nur in den Ländern der Dritten Welt, sondern weltweit die Morbidität und Mortalität von Infektionskrankheiten durch gezielte Impfstrategien im Säuglings- und Kindesalter, aber jetzt auch vermehrt im Jugend- und Erwachsenenalter drastisch zu reduzieren und Infektionskrankheiten wie Polio, Masern und kongenitale Röteln im neuen Jahrtausend auszurotten.
Das ist nicht nur eine gesundheitspolitische Forderung, sondern auch eine moralische Verpflichtung der Euopäischen Union allen Kindern gegenüber. Obwohl bereits in den meisten europäischen Ländern die Anzahl von schweren Infektionskrankheiten durch nationale Impfprogramme drastisch reduziert werden konnte, steht der gesundheitspolitische Stellenwert der Impfungen nicht mehr an vorderster Stelle.

Das europäische EPI-Programm (Expanded Programme on Immunization)/WHO

Das WHO-Regionalbüro für Europa bemüht sich seit Jahrzehnten, ein europaweites Impfprogramm für alle 51 Mitgliedsländer aufzustellen. Die erste diesbezügliche Konferenz fand 1959 in Rabat/Marokko statt. 1974 folgte das „Expanded Programme on Immunization", mit der Zielsetzung die routinemäßige Durchführung von Kinderimpfungen wie BCG/OPV/DTP/Hepatitis B/Masern (Gelbfieber in endemischen Gebieten) weltweit bis 1990 einzuführen, wobei schwerpunktsmäßig die Auffrischungsimpfungen in den letzten Jahren verfolgt werden sollten, um die Durchimpfungsraten zu steigern.

Eradikation – Elimination

In diesem EPI-Programm werden nicht nur weltweite Zielsetzungen für Elimination und Eradikation von Infektionskrankheiten verankert, sondern auch Durchführungsempfehlungen abgegeben. So spielt bei den glo-

balen Eradikationsprogrammen die Überwachung und Erfassung von Impfdaten ebenso eine große Rolle wie allgemeine Richtlinien bezüglich Si-
multanimpfungen, echter Kontraindikationen, kürzester und längster
Zeitabstand zwischen zwei Impfdosen u. Ä.

Anlässlich der 41. WHO-Konferenz 1988 ratifizierten alle Mitgliedsstaaten
das globale Polio-Eradikation-Programm. Seither ist bereits der gesamte
Amerikanische Kontinent (Nord und Süd!) im Gegensatz zu Europa frei
von Polio (der letzte Polio-Wildvirusfall wurde am 23. August 1991 in Peru registriert!).

Auf Grund dieser beispielhaften Poliostrategie wurde als nächster EPI-
Schwerpunkt die Masern-Eradikation in Angriff genommen. Wieder konnten die USA zeigen, dass durch gezielte Massenimpfkampagnen die Ma-
sernerkrankungen komplett zurückgedrängt werden konnten und daher eine Erfolg versprechende globale Masern-Impfpolitik zu fordern ist.

Ähnlich erfolgreich war das EPI-Programm bei der Elimination des Neona-
talen Tetanus. Bereits 1996 meldeten 102 Staaten keine Fälle mehr. Trotzdem muss das EPI-Tetanus-Programm vehement weiterbetrieben werden,
da die restlichen Staaten, vornehmlich Entwicklungsländer, immer noch
Tausende Fälle pro Jahr verzeichnen.

Insgesamt konnten durch die weltweiten EPI-Immunisierungsprogramme
mehr als 3 Millionen Todesfälle pro Jahr vermieden werden.

Trotz der EPI-Programme 1990, EPI 2000 werden in Europa immer wieder
Ausbrüche von paralytischen Poliofällen in bereits poliofreien Ländern wie
Albanien, Griechenland, Holland, Jugoslawische Republik und Diphtherie-
fälle u. a. in Russland verzeichnet, wodurch Impfkampagnen auf nationaler
Ebene unbedingt erforderlich sind bzw. noch verstärkt werden müssen.

Um sich über die einzelnen Impfaktivitäten der europäischen Länder zu informieren und weitere Impfempfehlungen abgeben zu können, wurde 1986
die „European Advisory Group" gegründet, welche sich regelmäßig trifft
und mit der WHO wegen weltweiter Impfstrategien zusammenarbeitet.
Weiters verfolgt sie die Durchsetzung der WHO-Eradikationsprogramme
und deren Durchführung auf nationaler Ebene.

CESP-Impfempfehlung

1998 hat die CESP (Confederation of European Specialists in Paediatrics),
Mitglied der UEMS (European Union of Medical Specialists) für die derzeit
15 Mitgliedsstaaten, für die Schweiz und Norwegen ein einheitliches Impfschema für Kinder und Jugendliche veröffentlicht, welches als beispielge-
bend für alle europäischen Länder gelten sollte.

Europäische Impfpläne

Derzeit hat nahezu jedes europäische Land seinen eigenen Impfplan und nationale Impfempfehlungen, die nach althergebrachten Impfgepflogenheiten, entsprechend der jeweiligen nationalen Epidemiologie und Priorität durchgeführt werden. Impfpläne und Impfempfehlungen, die von den jeweiligen nationalen Impfkomitees abgegeben werden, variieren von Land zu Land: Es gibt Länder mit staatlich vorgeschriebenen Impfungen, Länder mit freiwilligen Impfungen und Staaten, die Pflichtimpfungen nur bei besonderer epidemiologischer Notwendigkeit durchführen.

Einige Länder führen wegen der hohen Inzidenz die **generelle BCG-Neugeborenenimpfung** durch, während andere diese nur mehr im Schulalter oder als Indikationsimpfung, bzw. wenn überhaupt, verabreichen.
Die meisten Länder führen die **DTP** in 4-wöchigen Abständen durch, während einige Länder einen 8-wöchigen Abstand bevorzugen, in der Meinung, dass längere Impfabstände bei Totimpfungen eine bessere Immunantwort hervorrufen. Eine 4. Dosis wird allgemein nach einem Jahr verabreicht. Die dT-Auffrischungen erfolgen nach 5–7 Jahren.
In Großbritannien, Irland, Norwegen und Schweden werden dagegen 3 Impfungen zur Grundimmunisierung verabreicht und eine Auffrischung nach 4–10 Jahren, weil nach Meinung dieser Länder die längeren Zeitabstände immunologisch gesehen auch im Kindesalter ausreichend sind (Vereinfachung der Impfstrategien oder auf Grund von Sparmaßnahmen im Gesundheitswesen?).

Tabelle 1. Kinder-Impfpläne der EU-Staaten, Norwegen und Schweiz, nach CESP-Angaben

Land	BCG (M=Monate, J=Jahre)	DTP/DTaP (M=Monate, J=Jahre)	DT/Td (M=Monate, J=Jahre)
Belgien		3,4,5,13–18 M	6 J,16 J
Dänemark		3,5,12 M	6 J, 15–16 J
Finnland	Geburt	3,4,5,2o–24 M	11–13 J
Frankreich	Geburt/1) 6,10,14,18 J	2,3,4,13–18 M	6,11,15–18 J
Deutschland	1)	2,3,4,12–15 M	6,11–15 J
Griechenland	5,13,20 J	2,4,6,18 M; 4 J	14–16 J
Großbritannien	Geburt 1) 12 J	2,3,4 M	4,13–18 J
Irland	Geburt; 12 J	2,4,6 M	5 J
Italien		3,4,7,18 M; 5 J	
Luxemburg		2,4,6,18 M	5,15 J
Niederlande	1)	3,4,5,11 M	4, 9 J
Norwegen	13 J	3,5,12 M	11 J
Portugal	Geburt; 5,11 J	2,4,6,18 M; 5 J	alle 10 J
Österreich	1)	3,4,5,15–18 M	7 J, 14–15 J
Spanien		3,5,7,18 M	
Schweden	1)	3,5,12 M	10 J
Schweiz	1)	2,4,6,15–24 M; 4–7 J	12–15 J

1) nur für Risikopopulationen

Einige Länder haben bereits auf eine generelle inaktivierte Polio-Impfung umgestellt, während andere noch an der oralen Schluckimpfung wegen der Eradikationszielsetzung und aus Kostengründen festhalten.

Tabelle 2. Kinderimpfpläne der EU-Länder, Norwegen und Schweiz, nach CESP-Angaben

Land	OPV (M=Monate, J=Jahre)	IPV (M=Monate, J=Jahre)
Belgien	3, 5, 13 M; 6 J	
Dänemark	2, 3, 4 J	3, 5, 12 M
Finnland		6, 12, 20–24 M; 6, 11, 18 J
Frankreich		2, 3, 4, 18 M; 6, 11, 15 J
Deutschland		2, 3, 4, 12–15 M; 11–18 J
Griechenland	2,4,6,18 M; 4 J	
Großbritannien	2,3,4 M; 4, 13-18 J	
Irland	2,4,6 M; 5 J	
Italien	3,4,10,18 M; 3 J	
Luxemburg	2,4,12,24 M	
Niederlande		3, 4, 5, 11 M; 4, 9 J
Norwegen		3, 5, 12 M; 6, 13 J
Portugal	2,4,6 M; 5 J	
Österreich	7, 14–15 J	3, 4, 5 M
Spanien	3,5,7,18 M; 6 J	
Schweden		3, 5, 12 M; 5–6 J
Schweiz	2,4,6,15–24 M; 4–7, 12–15 J	

Tabelle 3. Kinderimpfpläne der EU-Länder, Norwegen und Schweiz, nach CESP-Angaben

Land	Hib (M=Monate, J=Jahre)	HBV (M=Monate, J=Jahre)	MMR (M=Monate, J=Jahre)
Belgien	3,4,5,13–18M	4,5,13–18 M; 11–12 J	15 M; 6–12 J
Dänemark	3, 5, 12 M	*)	15 M; 12 J
Finnland	4, 6, 14–18 M	*)	14 M; 6 (11) J
Frankreich	2, 3, 4, 15 M	2,3,6 M; 1–5 J	12 M; 11–13 J
Deutschland	2, 3, 4, 12–15 M	2,4,12–15 M; 11–15 J	12–15 M; 6 J
Griechenland		2,3,6 M; 1-5 J	15 M; 10 J
Großbritannien	2, 3, 4 M	*)	12–15 M; 3–5 J
Irland	2, 4, 6 M		15 M; 12 J
Italien		3,4,10 M; 12 J	15 M; 6 J
Luxemburg	2,4,6,18 M	2, 3, 10 M; 6 J	
Niederlande	3,4,5,11 M	*)	14 M; 9 J
Norwegen	3,5,12 M	*)	15 M; 12 J
Portugal		*)	15; 11 J
Österreich	3,4,5,15–18 M	3, 4–5 M; 1 J/12 J	14 M; 6 J
Spanien	nur in 3 Provinzen	12 J	15 M; 11 J
Schweden	3, 5, 12 M		18 M; 12 J
Schweiz	2,4,6,15 M	11–15 J	15 M; 4–7 o. 12–15 J

*) nur für Risikopopulationen

Die **Hib-Impfung** kombinieren die meisten Länder mit der DTP-Impfung. Die Anzahl der Impfungen und Zeitabstände variieren entsprechend den verwendeten Impfstoffen und der jeweiligen Herstellerempfehlungen.

Die Hepatitis-B-Erkrankungen sind eines der schwersten gesundheitspolitischen Probleme, obwohl wir seit über 15 Jahren sichere und effektive Impfstoffe haben. Die WHO ist der Ansicht, dass die Hepatitis-B-Impfung, wie die Masern-Impfung, gesundheitspolitisch den größten Kosten-Nutzen-Effekt in Endemiegebieten (bis 8% HBsAg-Träger) darstellt. Trotzdem und weil eben Komplikationen erst Jahre nach einer Erstinfektion auftreten, hat die WHO 1992 beschlossen, dass alle Länder ab 1997 die generelle Hepatitis-Impfung in ihr nationales Impfprogramm aufnehmen sollten. Die **Hepatitis-B-Impfung** wird in den südeuropäischen Staaten wegen der hohen Inzidenz generell verabreicht, während die nördlichen Staaten diesbezüglich keine epidemiologische Notwendigkeit sehen und vielmehr auf die Einführung von Meningitis-Impfstoffen hinarbeiten. Andere Länder wie auch Österreich haben den WHO-Aufruf befolgt und mit den generellen Impfungen im Jugendalter begonnen.

Die **MMR** wird überwiegend mit 14–18 Monaten erstmals verabreicht. Der Zeitpunkt der Wiederholungsimpfung variiert und hängt vielfach von nationalen organisatorischen Faktoren ab.

Finanzierung der Impfstoffkosten und Impfgebühren

Ein weiteres Problem liegt in der unterschiedlichen Finanzierung der Impfstoffe und der Impfgebühren. In einigen europäischen Ländern werden die Impfstoffkosten und Impfgebühren vom Staat übernommen, während andere ein Mischsystem von teils staatlichen, teils privat finanzierten Impfstoff- bzw. Impfgebühren haben.

So sind in Großbritannien alle Kinderimpfstoffe und Impfhonorare gratis. Sie werden vom Staat bezahlt und von Ärzten verabreicht. In Frankreich werden die meisten Impfungen von den Kinderärzten durchgeführt und der Großteil der anfallenden Kosten vom Staat getragen. In Deutschland werden die Kosten von den Sozialversicherungen übernommen. In den skandinavischen Ländern sind die Impfstoffe und Impfgebühren frei und die Impfungen werden größtenteils von eigens spezialisierten Krankenschwestern durchgeführt.

In Österreich werden seit kurzem alle Impfstoffe (die im Rahmen der „Kinderimpfungen" empfohlen sind) bis zum 15. Lebensjahr im Wesentlichen vom Staat und ein kleinerer Anteil von den Sozialversicherungen übernommen. Die Organisation der Durchführung und die Höhe des Impfhonorars sind bundesländerweise unterschiedlich.

Impfdurchführung – Impfstrategien

In mehreren europäischen Ländern werden die Pflichtimpfungen von staatlich organisierten Gesundheitseinrichtungen und von einem eigens dafür ausgebildeten Impfpersonal durchgeführt. In anderen Ländern wie z. B. in Österreich erfolgen die Impfungen ausschließlich durch Ärzte im Rahmen öffentlicher Gesundheitseinrichtungen oder in der freien Praxis, hauptsächlich durch Kinderärzte.

Staatlich organisierte Massenimpfungen, wie die Masernimpfaktion in Großbritannien vor einigen Jahren, zeigen trotz des damit verbunden enormen organisatorischen Aufwandes den Erfolg einer 100%igen Durchimpfungsrate. Ebenso konnte durch die staatlich vorgeschriebene Hepatitis-B-Impfung ab dem 3. Lebensmonat; eine deutliche Reduktion von Krankheitsfällen in Italien erzielt werden. Die generelle Polio-Impfung zeigt, dass bei konsequenter Immunisierung und Auffrischung auch Europa bald poliofrei sein wird.

Dabei stellt sich auch für Europa die Frage, ob man nicht bei Aufnahme in Säuglingskrippen oder Kindergärten und in Schulen die Durchführung einer generellen Pflichtimpfung fordern sollte, wie es in den USA bereits seit Jahren üblich ist, um dadurch eine noch größere Durchimpfungsrate zu erzielen.

Impfdaten – Durchimpfungsraten

Derzeit ist die Erfassung von Impfdaten, der Durchimpfungsraten und das Erfassen von Impfkomplikationen von Land zu Land verschieden und wird auch in Europa unterschiedlich gehandhabt. So werden in Dänemark, Holland und Großbritannien jeweils die Einzelimpfdaten computermäßig erfasst; während in Belgien, Deutschland, Griechenland, Spanien und Österreich lediglich durch die pro Jahr verimpften Dosen eine Durchimpfungsrate hochgerechnet wird.

Epidemiologische Daten und die Erfassung von Impfdaten sind aber der Schlüssel für weltweite Eliminations- und Eradikationsprogramme. Aus diesem Grund empfiehlt die WHO allen Staaten. die Impfdaten für weitere Impfstrategien zu registrieren und zu erfassen.

Seit der generellen Einführung der Hib-Impfung mit Erfassung der oben angeführten Daten konnte diese Erkrankung mit ihren lebensbedrohlichen Komplikationen in vielen Ländern in kurzer Zeit gezielt eliminiert werden. Das Gleiche gilt für DTP und im zunehmenden Maße für Masern, Mumps und Röteln.

Reiseland Europa

Mit dem politischen Zusammenschluss der bisher 15 EU-Länder und dem Wegfall der zwischenstaatlichen Grenzen, können nun die europäischen Bürger ohne Behinderung von einem Land in das andere reisen oder ihren Arbeitsplatz und Wohnsitz verlegen. Damit sind sie auch gleichzeitig den jeweiligen regionalen Infektionsrisiken ausgesetzt: Nehmen wir z. B. eine finnische Familie an, die sich ungeimpft in Süditalien mit der hohen Hepatitis-B-Inzidenz niederlässt.

Mit dem Öffnen der Grenzen kommen nun die althergebrachten nationalen Impfpläne unter stetigen Druck, geändert und vereinheitlicht zu werden.

Impfstoffherstellung in Europa

Bisher haben einzelne europäische Länder ihre Impfstoffe selber hergestellt, wobei der Gehalt an Antigenen und Zusatzstoffen beträchtlich variierte. Mit der Erweiterung des europäischen Binnenmarktes erzeugen immer mehr Impfstoffhersteller ihre Impfstoffe überregional und beliefern somit einige Länder mit den gleichen Impfstoffen. Gleichzeitig läuft seit der Entwicklung von gentechnologischen Impfstoffen die Registrierung zentral in London über die EMEA (European Medicines Evaluation Agency). Das bedeutet, dass in Zukunft die Impfstoffe europaweit einheitlich und unter erleichterten Bedingungen erhältlich sein werden.

Durchführungsverordnungen

Jedes europäische Land hat ein eigenes Impfkomitee, welches die Impfempfehlungen an die jeweilige Regierung gibt, was bisher zu den unterschiedlichen Impfplänen führte. Einige Staaten, wie Deutschland und Spanien, haben zusätzlich noch länderweise oder wie die Schweiz kantonale Impfpläne. In Großbritannien gehen die Impfempfehlungen an die Regierungen von England, Wales, Schottland und Nordirland weiter, wodurch die Impfpläne dort ident sind. In Österreich besteht ebenfalls ein einheitliches Impfschema, welches der Impfausschuss des Obersten Sanitätsrates beschließt und an die Gesundheitsbehörden abgibt.

Die ehemaligen sozialistischen Länder

Die meisten ehemaligen sozialistischen Länder Zentral- u. Osteuropas hatten staatlich organisierte Impfprogramme und dadurch hundertprozentige Durchimpfungsraten. Nur einige dieser Länder konnten nach den sozioökonomischen Umbrüchen der 90er-Jahre ihre Durchimpfungsprogramme erhalten. Vor dem politischen Umbruch der ehemaligen UdSSR hatten die 15 sowjetischen Staaten eine eigene Impfstoffherstellung, ein einheitliches staatliches Impfprogramm mit einer ebenfalls hundertprozentigen Durchimpfungsrate. Nach dem Umbruch stehen nun die 11 neuen Republiken vor einem Impfstoffengpass, vor finanziellen Schwierigkeiten, die Impfstoffe am internationalen Markt kaufen zu können, und dadurch vor der Schwierigkeit, die internationalen Impfempfehlungen durchzuführen.

Tabelle 4. Kinderimpfpläne ehemalig sozialistischer Länder, Beispiele:

Land	BCG (M=Monate, J=Jahre)	DTP/DT (M=Monate, J=Jahre)	OPV (M=Monate, J=Jahre)	HBV (M=Monate, J=Jahre)	MMR (M=Monate, J=Jahre)
Polen	Geburt, 6,+12 J	2,3,4–5 M 6–18 M; 11 J DTP/Hib	2,3,4–5 M 16–18 M	Geburt, 2, 3–4, 5 M	13–14 M
Ungarn	Geburt bis 6 Wochen	3,4,5 M; 3 J	3,4,5 M; 3 J	14 J	15 M
Kroatien	Geburt, 2+7 J	4,5,6 M; 6 J	4,5,6 M; 2,6,10 J	8 J	2 J
Slowenien	Geburt	1.Lbj/3x 2.Lbj/7.Lbj	1.Lbj/3x 2.Lbj/7.Lbj		2.Lbj 7.Lbj

Harmonization of Immunization in Europe – Harmonisierung der Europäischen Impfpläne

Da derzeit die Bestrebungen eines Harmonisierungsprogramms für europäische Impfpläne sehr zögernd verläuft, hat die CESP unter Bedachtnahme einzelner nationaler Impfstrategien eine generelle europäische Impfempfehlung beschlossen und an die Gesundheitsminister der meisten europäischen Staaten weitergeleitet.

Hepatitis B

Entsprechend dem WHO-Eradikationsprogramm wird für alle Länder seit 1992 eine generelle Hepatitis-B-Impfung im Säuglingsalter gefordert. Eine generelle Hepatitis-B-Impfung wird bisher lediglich in Belgien, Frankreich, Deutschland, Griechenland, Italien, Luxemburg, Österreich, Portugal und Spanien durchgeführt. Einige Länder empfehlen sie nur für Risikopopulationen bzw. für Neugeborene von HBsAg-positiven Müttern (teilweise mit gleichzeitiger Verabreichung von Hyperimmunglobulin). Länder mit einem

Tabelle 5. Impfempfehlungen für generelle Impfungen im Kindes- und Jugendalter (CESP/Childhood immunisation in the European Union/1998)

Alter (M=Monate, J=Jahre)	Hepatitis B	DTP/(DTaP) Td	Hib	Polio	MMR
0–6 M	1–2(3)	1-2-3	1–2(-3)	1-2	
12–18 M	3	4	3 /od.4	3	1
4–6 J		5		4	(2)
11–12 J	(4)	(5)			2

geringen Hepatitis-B-Risiko wie die skandinavischen Länder und Großbritannien lehnen derzeit eine generelle Impfung ab.
Einige Länder beginnen zusätzlich zum Säuglings/Kindesalter mit der Immunisierung auch im Jugendalter.

Diphtherie – Tetanus – Pertussis (DTP/DTaP)

Die Grundimmunisierung mit 3 Teilimpfungen sollte in den ersten 12 Monaten abgeschlossen sein. Eine Boosterimpfung ist im 2. Lebensjahr vorge-
sehen. Eine Td-Boosterimpfung sollte um das 6. bzw im 11.–15. Lebensjahr
verabreicht werden, vor allem dann, wenn die letzte DTP(DTaP)-Impfung
länger als 5 Jahre zurückliegt. (Einige Länder verwenden bereits Impfstoffe
mit der azellulären Pertussiskomponente, wobei eine wesentlich bessere
Impfkompliance zu erwarten ist.)

Haemophilus-influenzae Typ b

2 oder 3 Anfangsdosen werden je nach Empfehlung des Impfstoffherstellers
in den ersten Lebensmonaten zusammen mit DTP/DTaP verabreicht. Im
Allgemeinen sollte die Boosterdosis vor dem 18. Lebensmonat erfolgen.

Poliomyelitis

Generell werden 3 Dosen vor dem 18. Lebensmonat empfohlen, entweder
OPV oder IPV, bzw. OPV nach IPV. Immer mehr Länder haben bereits jetzt
ihre Impfstrategie auf IPV umgestellt, um die Gefahr einer möglichen
impfassoziierten Polio zu vermeiden.

Masern – Mumps – Röteln

Die erste Impfung sollte zwischen dem 12. und 18. Lebensmonat verabreicht werden. Eine Wiederholungsimpfung wird zwischen dem 6. und 12.
Lebensjahr empfohlen.

Indikationsimpfungen

Weiters empfiehlt die CESP spezielle Indikationsimpfungen auf Grund der
epidemiologischen Gegebenheiten, wie z. B. gegen Tuberkulose, Hepatitis
A und FSME, vor allem deshalb, weil durch den uneingeschränkten Reiseverkehr innerhalb der europäischen Länder eine regionale Gefährdung
möglich wäre. Einige Länder führen die BCG-Impfung bei Neugeborenen

durch, während andere nur mehr die Risikopopulationen oder im besonderen Risikofällen impfen. Für südliche Länder wird die Hepatitis-A-Impfung oder die FSME/TBE (Tick borne encephalitis) für Hochrisikogebiete wie Österreich, Deutschland und südosteuropäische Länder empfohlen.

Europa 2000

Derzeit ist Europa noch weit entfernt von einem einheitlichen Impfplan. Trotzdem sollten die Regierungen aller Länder dahingehend überzeugt werden, dass jedes Kind ein Anrecht auf alle empfohlenen Impfungen hat, dass die Routineimpfungen so bald wie möglich zu verabreichen sind und auf Grund der Erfassung der Impfdaten eine automatische Aufforderung zu den weiteren Impfterminen einzurichten ist.

Alle Gesundheitseinrichtungen, -Behörden und Ärzte, die mit Impfungen zu tun haben, sollten die Öffentlichkeit und insbesondere die Eltern über die Wichtigkeit der Impfungen informieren und über die wenigen echten und falschen Kontraindikationen (WHO 1988/Tabellen 6, 7) aufklären.

Mit der Zusammenlegung der Impfstoffherstellung in Europa werden zukünftig immer mehr einheitliche Impfstoffe auf den Markt kommen, was zu einer Verwirklichung eines europäischen Impfplanes ganz wesentlich beitragen wird.

Nur dann werden wir die WHO-Ziele einer Eliminations- und Eradikationspolitik erreichen.

Tabelle 6. Echte Kontraindikationen für Impfungen (WHO, 1988)

• Akute Erkrankungen
• Beeinträchtigte Abwehrlage (v. a. Lebendimpfungen!)
• Schwere Nebenwirkungen bzw. Komplikationen bei vorangegangenen Impfungen
• Schwere neurologische Erkrankungen
• Echte Anaphylaxie

Tabelle 7. Fälschliche Kontraindikationen für Impfungen (WHO, 1988)

• „Minor illness", z. B. Infekte d. oberen Atemwege, Durchfälle
• Körpertemp. bis 38° C
• Allergie, Asthma od. andere atopische Erkrankungen (im Intervall)
• Krampfanfälle in der Familie
• Niedrig dosierte Kortikosteroide
• Dermatosen, Ekzeme
• Chron. Erkrankungen v. Herz, Lunge, Niere, Leber
• Stabile neurologische Erkrankungen, Mongolismus
• Postnatale Gelbsucht, Frühgeburtlichkeit, small for date, Unterernährung
• Gestillte Kinder
• Schwangerschaft d. Mutter (wenn nicht besonders erwähnt)
• Vorangegangene Pertussis-Masern-Mumps-Rötelninfektion

Weiterführende Literatur

Helwig, Mertsola, Harvey, Nicolopoulos, Schack, Sedlak (1998) Eur J Pediatr 157: 676–680
American Academy of Pediatrics (1994) Red book Report of the Committee on Infectious Diseases
WHO (1988) Expanded Programme on Immunization. WHO, European Programme, Budapest, Wkly Epidem. Rec. No 376
EPI (1988) Contraindications for vaccines used in EPI. WHO Wkly Epidem Rec 37: 279–281
Plotkin SA, Orenstein WA (1999) Vaccines, 3rd edn. WB Saunders, Philadelphia, Pennsylvania

III. Schutzimpfungen des Kinderimpfplanes

Diphtherie

Erreger

Der Erreger, das Corynebacterium diphtheriae, ist seit 1883/1884 (Klebs/Löffler) bekannt. Es ist ein aerobes, pleomorphes grampositives Bakterium, von welchem drei Biotypen, mitis, intermedius und gravis, unterschieden werden, was nichts mit der Pathogenität zu tun hat. Ein Bakteriophagen-Gen ist für die Produktion des 1888 gefundenen Diphtherie-Exotoxins (62-kd,Polypeptid) verantwortlich. Nur dieses ist für die Pathogenität verantwortlich.

Epidemiologie

Im vergangenen Jahrhundert sind in unseren Breiten bis zu 5% der Kinder an Diphtherie gestorben („Würgengel der Kinder"). Seit Beginn des 20. Jahrhunderts hat die Krankheit stetig abgenommen. Die Morbiditätsstatistik zeigt in den Jahrzehnten seit dem Ende des Zweiten Weltkrieges in Europa und den USA einen drastischen Rückgang der Diphtherie (letzter autochthoner Fall in Österreich 1985). Bemerkenswert ist, dass die Diphtherie heute keine ausschließliche Kinderkrankheit mehr ist, sondern häufiger junge Erwachsene betrifft, die nach der lange zurückliegenden Impfung nicht mehr geschützt sind. Untersuchungen in der BRD (Spiess) zufolge genießen nur mehr etwa zwei Drittel der 40-Jährigen einen ausreichenden Infektionsschutz.

Während 1990 1% der Diphtherie-Fälle der Welt in Europa registriert worden sind, hat sich dieses Verhältnis durch die politischen und gesundheitspolitischen Veränderungen in Osteuropa nach 1989 drastisch verschoben: Im Gebiet der ehemaligen UdSSR sind zwischen 1990 und 1995 125.000 Fälle mit mehr als 4.000 Toten aufgetreten, sodass 1995 96,8% der weltweiten Diphtheriefälle in Europa registriert worden sind.

Zwangsläufig empfiehlt sich daher das Aufrechterhalten des Infektionsschutzes in der Bevölkerung („Herdenimmunität") durch konsequente Kinder- und Auffrischungsimpfungen.

Infektionsquelle und Übertragung

Als Reservoir fungiert praktisch nur der Mensch. Die Übertragung erfolgt durch Tröpfcheninfektion, selten durch Schmierinfektion oder indirekt über kontaminierte Gegenstände.

Inkubationszeit: 2–6 Tage

Krankheitsbild, Diagnose, Therapie

Die Diphtherie (Halsbräune) ist eine akute Toxikoinfektion, die durch lokale Infektion der Haut oder Schleimhaut, nur selten durch Bakteriämie, aber hauptsächlich durch die Lokal- und Fernwirkungen der Toxine von Corynebacterium diphtheriae gekennzeichnet ist. Die lokale entzündliche Wirkung führt zur Bildung eines grauweißlichen Exsudates aus Fibrin, abgestorbenen Granulozyten und Epithelzellen („diphtherische Pseudomembran"), welche ziemlich fest auf der Schleimhaut haftet und durch Ausbreitung in den Kehlkopf als obstruktive Laryngotracheitis mit Erstickungsgefahr einhergeht. Die regionären Lymphknoten sind stark geschwollen („Cäsarenhals"). Besonders in tropischen Gebieten ist auch die Nabeldiphtherie bekannt. Die Fernwirkung der Toxine bewirkt eine Parenchymschädigung von Herzmuskel und Nerven (Demyelinisierung), Nieren und Leber. Die Sterblichkeit bei Erkrankung an Diphtherie beträgt bei jungen Kindern auch heute noch 4–20%.

Die **Diagnose** erfolgt durch Erregernachweis aus Abstrichen von Nase und Rachen mittels spezieller Färbung (nach Neisser), wobei die V- oder Y-förmige Lagerung der keulenförmigen, gelbbraunen Stäbchen mit den endständigen, schwarzblauen Polkörperchen an chinesische Schriftzeichen erinnert. Zur Anzüchtung werden wegen der Mischflora des Nasen-Rachen-Raumes Selektivnährböden mit Zusätzen wie K-Tellurit (Clauberg- oder Tinsdale-Nährböden) sowie Blutagar oder Löffler-Medium verwendet.

Zur **Behandlung** ist bei Diphtherieerkrankung und Diphtherieverdacht sofort die Gabe eines humanen antitoxischen Diphtherie-Immunglobulins (250–1000 IE/kg KG i. m. oder als Kurzinfusion je nach Anweisung des Herstellers) durchzuführen. Wenn kein humanes Antitoxin zur Verfügung steht, kann ausnahmsweise auch ein von Pferden gewonnenes Antitoxin (20.000–100.000 E) nach konjunktivaler oder intradermaler Testung verabreicht werden.

Zusätzlich wird eine antibiotische Behandlung mit Penizillin oder Erythromycin empfohlen. Bei Atemwegsobstruktion kann Intubation oder Tracheotomie notwendig werden.

Impfung inkl. kurzer Historie

Nach Erkennung des Toxins wurde 1890 von E. Behring das Antitoxin entdeckt (1. Nobelpreis für Medizin 1901). Die Schutzwirkung einer Toxin-
und Antitoxinkombination wurde bereits 1909 beschrieben. Ab 1914 wurde eine solche Kombination in den USA eingesetzt und ergab eine Schutzrate von ungefähr 85%. 1923 wurde durch Formalinbehandlung des Toxins
das Diphtherie-Toxoid entwickelt. 1926 wurde entdeckt, dass eine
Aluminiumpräzipitation die Immunogenität verbessert. Seit Mitte der
40er-Jahre wird die Toxoid-Impfung allgemein angewandt.
Zur Aktivprophylaxe ist heute hauptsächlich der Aluminium-Adsorbat-
Formol-Toxoid-Impfstoff gebräuchlich. In Kombinationsvakzinen sind
meist 30 IE Diphtherietoxoid enthalten. Fluidvakzine sind durch das fehlende Adjuvans weniger immunogen und werden als Auffrischungs-Impf-
stoffe für Jugendliche und Erwachsene verwendet. Dasselbe wird auch
durch Verringerung der Toxoiddosis auf 2–5 IE (d, dT) erreicht. Manchmal
wird die Wirkstoffdosis auch in Lf (flocculating units; z. B. 2 oder 50 Lf) angegeben.

Impfstoffe in Österreich, Impfschema (Kombinationsmöglichkeiten)

- Diphtherie-Adsorbat-Impfstoff „Behring"-Ampulle für Erwachsene®,
  0,5 ml = 2 I.E. Diphtherie-Toxoid, Chiron Behring = „d"

Kombinationsimpfstoffe:
- Diphtherie-Pertussis-Tetanus-Adsorbat-Impfstoff „Pasteur Mérieux"-
  Ampulle®, 0,5 ml = 30 I.E. Diphtherie-Toxoid, Pasteur Mérieux MSD
- Diphtherie-Pertussis-Tetanus-Adsorbat-Impfstoff „Pasteur Mérieux"-
  Fertigspritze®, 0,5 ml = 30 I.E. Diphtherie-Toxoid, Pasteur Mérieux MSD
  *Diese Impfstoffe sind wegen der Pertussiskomponente „Pw" nicht
  mehr zu empfehlen.*

- Diphtherie-Tetanus-Adsorbat-Impfstoff „Pasteur Mérieux"-Ampulle®,
  0,5 ml = 30 I.E. Diphtherie-Toxoid, Pasteur Mérieux MSD
- Diphtherie-Tetanus-Adsorbat-Impfstoff „Pasteur Mérieux"-Fertigsprit-
  ze®, 0,5 ml = 30 I.E. Diphtherie-Toxoid, Pasteur Mérieux MSD

- DTaP Vakzine SSI®, 25 Lf / ≥30 IE Diphtherie-Toxoid, Statens Serum
  Institut Kopenhagen
- DTaP-IPV Vakzine SSI®, 25 Lf / ≥30 IE Diphtherie-Toxoid, Statens Se-
  rum Institut Kopenhagen
- dT-reduct „Pasteur Mérieux"-Fertigspritze®, 2 I.E. Diphtherie-Toxoid,
  Pasteur Mérieux MSD, ab dem 7. Lebensjahr
- Td-pur®, Diphtherie-Tetanus-Adsorbat-Impfstoff für Erwachsene und

Heranwachsende, Chiron Behring, Diphtherie-Toxoid mindestens 2 I.E., thiomersalfrei
- Infanrix (DTPa-Impfstoff)-Fertigspritze®, 30 I.E. Diphtherie-Toxoid, SmithKline Beecham
- Infanrix + Hib-Injektionsspritze und Durchstichflasche®, 30 I.E. Diphtherie-Toxoid, SmithKline Beecham
- Infanrix™-Hib+IPV, 30 I.E. Diphtherie-Toxoid, SmithKline Beecham
- Tetravac™ Diphtherie-, Tetanus-, azelluläre Pertussis- und inaktivierte Poliomyelitisvakzine, adsorbiert, Pasteur Mérieux; gereinigtes Diphtherietoxoid mindestens 30 I.E.
- Pentavac™ Diphtherie-, Tetanus-, azelluläre Pertussis- und inaktivierte Poliomyelitisvakzine, adsorbiert und konjugierte *Haemophilus influenzae* Typ b-Vakzine, Pasteur Mérieux; gereinigtes Diphtherietoxoid mindestens 30 I.E.

Zur Immunotherapie:
- Diphuman „Berna" (in Österreich nicht registriert, aber über Cromapharma zu beziehen)

Säuglinge, Klein- und Schulkinder sollten wegen der guten Verträglichkeit der derzeit verfügbaren Impfstoffe und in Anbetracht der Tatsache, dass Diphtheriebakterien ubiquitär vorhanden sind, unbedingt geimpft werden. Erwachsene sollten wegen des mit zunehmenden Alters festzustellenden Absinkens von Diphtherie-Antikörpern alle 10 Jahre eine Auffrischungsimpfung (mit reduzierter Toxoiddosis) erhalten.

Nach dem österreichischen Impfplan wird die Grundimmunisierung im 3. Lebensmonat mit der Kombinationsimpfung gegen Diphtherie, Pertussis, Tetanus, Haemophilus influenzae und Poliomyelitis begonnen. Drei Teilimpfungen in monatlichem Abstand sind von der ersten Auffrischungsimpfung zwischen dem 12. und 18. Lebensmonat gefolgt. Weitere Impfungen erfolgen im 7. und 14. Lebensjahr und dann alle 10 Jahre.

Bei allen Auffrischungsimpfungen (z. B. auch bei einer nach Verletzungen notwendigen Tetanusprophylaxe) ab dem 7. Lebensjahr sollte der Diphtherie-Tetanus-Kombinationsimpfstoff mit verminderter Dosis des Diphtherie-Toxoids (dT) verwendet werden.

Immunogenität und Effektivität

Ein Schutz vor Erkrankung kann ab einer Konzentration von > 0,01 I.E./ml der neutralisierenden Antitoxin-Antikörper vorhanden sein; eine sichere Schutzkonzentration ist nicht festgelegt, wird aber meist bei ≥ 0,1 I.E./ml angegeben. Die ausreichende Bildung schützender Antikörper erfolgt erst nach der zweiten Impfung. Nach drei Dosen haben 94%–100% eine Antikörperkonzentration von > 0,01 I.E./ml, wobei der Mittelwert zwischen 0,1 und 1 I.E./ml liegt. Nach der Auffrischungsimpfung sind die mittleren Antikörperkonzentrationen über 1 I.E./ml. Die Antikörper fallen mit der Zeit exponentiell ab und ohne Auffrischungsimpfung besteht nach 14–23 Jahren bei 83% keine Immunität mehr. Durch Vernachlässigung der Auffrischungsimpfungen sind in den Industrieländern 50–70% der Erwachsenen (altersabhängig) nicht mehr immun.

Obwohl nie eine kontrollierte Studie über die klinische Wirksamkeit der Diphtherie-Impfung durchgeführt worden ist, gibt es genügend klinische Hinweise auf die Wirksamkeit der Impfung:

- Verschwinden der Erkrankung in Ländern mit weitgehender Durchimpfung
- Ausbleiben der Erkrankung bei immunisierten Kontaktpersonen
- Gute Korrelation zwischen Serumantikörpern und klinischem Schutz vor Erkrankung

Nebenwirkungen und Kontraindikationen

Genaue Zahlen über die Häufigkeit von lokalen oder systemischen Nebenwirkungen liegen nicht vor, weil eine monovalente Diphtherievakzine nur selten eingesetzt wird. Unerwünschte Lokalreaktionen werden durch die stärkere „D"-Komponente vor allem auch dann verursacht, wenn durch unsachgemäße Anwendung kleine Impfstoffmengen intrakutan eingebracht werden. Die Impfung hat wenig Nebenwirkungen und wird jedenfalls sehr gut vertragen.

Allgemeinreaktionen in Form von Übelkeit und Fieber kommen gelegentlich, jedoch besonders dann, wenn der Impfling über 12 Jahre alt ist und nicht die für Erwachsene empfohlene (gegenüber der Grundimmunisierung in der frühen Kindheit entsprechend niedrigere) Impfstoffdosis verwendet worden ist, vor. Manche Kinder neigen zu hohem Fieber und können in der Folge auch Krämpfe entwickeln.

Seltene frühere Beobachtungen wie zentral oder peripher neurologische Schäden, Thrombozytopenie, Nephrose, evtl. Hämaturien werden vom Institute of Medicine nicht mehr als kausal evident angegeben.

Kontraindikationen sind
- (zeitlich begrenzt) akute Erkrankungen des Impflings;
- Anfallsleiden, welche trotz Behandlung weiter häufig Anfälle zeigen (ausgenommen: Kinder in Anstaltspflege).
- Bei angeborenen oder erworbenen Immundefekten (z. B. auch bei Kortikosteroid- oder Antimetaboliten-Therapie) ist die Impfverträglichkeit bzw. die Wirksamkeit im Einzelfall zu prüfen.

Bei einer drohenden Diphtherie-Epidemie und erhöhter Expositionsmöglichkeit (z. B. Anstalts- oder Lagersituation, berufliche Exposition) werden die Kontraindikationen bedeutungslos!

Spezielle Fragestellungen

Die Inkubationsimpfung ist bei Auftreten von Diphtherie im häuslichen Bereich indiziert, das heißt: Schutzimpfung der ungeimpften Kontaktpersonen bzw. Auffrischungsimpfung von geimpften Personen, bei denen die letzte Impfung mehr als fünf Jahre zurückliegt. Bei Kontaktpersonen ist zusätzlich eine kulturelle Untersuchung eines Rachen-Tonsillen-Abstriches sowie eine antimikrobielle Prophylaxe (mit Erythromycin oral oder Penicillin i.m.) sowie eine Überwachung für 7 Tage und bei Beschwerden eine sofortige klinische Untersuchung notwendig.

Weiterführende Literatur

Burkhardt F (1992) Mikrobiologische Diagnostik. G. Thieme, Stuttgart New York

Cherry J (Guest editor) (1997) Update on pertussis and diphtheria-tetanus toxoids-pertussis vaccination. Pediatr Infect Dis J 16 (4, supplement)

Kayser FH, Bienz KA, Eckert J, Zinkernagel RM (1998) Medizinische Mikrobiologie, 9. Aufl. G. Thieme, Stuttgart New York

Koneman EW, Allen SD, Janda WM, Schreckenberger PC, Winn WC (1997) Color Atlas and Textbook of Diagnostic Microbiology, 5. Aufl. Lippincott, Philadelphia New York

Long SS, Pickering LK, Prober CG (1997) Principles and Practice of Pediatric Infectious Diseases. Churchill, Livingstone

Plotkin SA, Orenstein WA (1999) Vaccines, 3rd edn. WB Saunders, Philadelphia, Pennsylvania, pp 140–182

Straton KR, Howe C, Johnston jun. RB (1994) (eds.: Adverse events associated with childhood vaccines.) Evidence, baring on causality. Institute of Medicine, Nat. Acad. Press, Washington

Tetanus (Wundstarrkrampf)

Erreger

Erreger ist das anaerobe, grampositive, bewegliche, sporenbildende Clostridium tetani, welches 2–2,5 µ lang ist und das stark neurotoxische Exotoxin Tetanospasmin und das die Infektionsausbreitung begünstigende Exotoxin Tetanolysin produziert. Der Erreger wurde 1890 identifiziert.

Epidemiologie

Die Krankheit kommt in allen Erdteilen vor und bevorzugt die warme Jahreszeit bzw. Gegenden mit warmem Klima. Die Zahl der Krankheitsfälle hat in Europa stark abgenommen. An Tetanus erkranken vor allem ungeimpfte Personen oder ältere Personen, welche viele Jahrzehnte keine Impfung mehr erhalten haben. Durch die Impfung hat sich in den USA die Erkrankungsrate von 0,39 auf 0,02/100.000 verringert. Die günstige Situation, die durch den hohen Durchimpfungsgrad der Bevölkerung und die verbesserten therapeutischen Möglichkeiten erreicht werden konnte, ist auch durch eine ständig abnehmende Zahl von Todesfällen gekennzeichnet. Dieser erfreuliche Zustand wird in Zukunft nur durch Weiterverfolgung des hohen Durchimpfungsgrades erhalten werden können.

Infektionsquelle und Übertragung

Clostridien und deren sehr resistente Sporen finden sich weltweit in allen Böden und im tierischen und menschlichen Darm, wobei tropische und durch Darmausscheidungen kontaminierte Böden stärker belastet sind. Der Erreger gelangt meist bei Bagatellverletzungen (Holzsplitter oder Dornen) oder bei tiefen, verschmutzten Wunden mit Taschenbildungen oder Nekrosen oder durch Verbrennungswunden in den Körper. Neugeborene nicht immunisierter Mütter werden vorwiegend über die Verschmutzung des Nabels infiziert. Tetanus wird nicht von Mensch zu Mensch übertragen.

Inkubationszeit: 3–21 (0–60) Tage; im Mittel 7 Tage.

Krankheitsbild, Diagnose, Therapie

Die Erkrankung ist nicht invasiv, sondern durch das Tetanustoxin (Tetanospasmin), welches über Blut- und Lymphwege in die Neuronen gelangt, verursacht. Sie beginnt meist allmählich, oft mit allgemeiner Mattigkeit, Frösteln und Kopfschmerzen. Später kommen Muskelversteifungen, vor allem im Nacken und in der Kaumuskulatur (Kiefersperre) dazu. Im weiteren Verlauf kommt es zur anfallsweisen krampfartigen Starre des ganzen Körpers (Opisthotonus). Absolut lebensbedrohend sind die Krämpfe der Atemmuskulatur, weil der Tod durch Ersticken droht. Neben der generalisierten Tetanuserkrankung gibt es als Sonderformen den lokalisierten Wundstarrkrampf und den Tetanus der Hirnnerven.

Die **Diagnose** erfolgt aus den klinischen Zeichen und den Risiken der Vorgeschichte. Durch Laboruntersuchungen werden vor allem andere Krankheiten ausgeschlossen.

Die **Behandlung** erfolgt nach chirurgischer Ausschaltung des Krankheitsherdes mit humanem Tetanusimmunglobulin, Sedierung, Muskelrelaxation (mit Beatmung), Antibiotika (Penizillin, Metronidazol u. a.) und intensivmedizinischer Pflege. Da die Erkrankung an Tetanus keine schützende Immunität bewirkt, wird zusätzlich eine aktive Immunisierung durchgeführt. Trotz der intensivmedizinischen Behandlungsmöglichkeiten muss man damit rechnen, dass 20–30% der an Tetanus Erkrankten sterben.

Impfung inkl. kurzer Historie

Ab 1920 wurde ein Pferdeantiserum gegen Tetanustoxin zur Behandlung von Patienten mit tetanusgefährdeten Wunden eingesetzt. Seit 1938 steht der aktive Impfstoff zu Verfügung, welcher ab 1941 zuerst bei den Soldaten im Weltkrieg und bald danach (1944) für eine generelle Impfung empfohlen wurde.

Impfstoffe in Österreich, Impfschema (Kombinationsmöglichkeiten)

Der Impfstoff ist ein gereinigter Toxoidimpfstoff, der durch Zusatz von Formaldehyd zum Toxin hergestellt wird. Durch Adjuvantien wie Aluminiumhydroxid wird die Wirksamkeit erheblich gesteigert; konserviert wird der Impfstoff mit Thiomersal (0,01%), Natriumtimerfornat (0,05 mg/ml) oder quarternären Ammoniumbasen (0,03 mg/ml) (T-immun, dT-pur Chiron-Behring). Adsorbat-Impfstoffe enthalten in 0,5 ml mindestens 30, durchschnittlich meist 40 IE/ml (Toxoideinheiten) und werden intramuskulär verabreicht.

Zur aktiven Immunisierung – Beispiele für monovalente Impfstoffe:
- Te-Anatoxal „Berna" 0,5 ml-Ampulle Tetanus-Adsorbat-Impfstoff® (0,5 ml = 40 I.E.), Schweiz. Serum- & Impfinstitut Bern

- Tetanol-Ampulle® (0,5 ml = 40 I.E.), Chiron Behring
- Tetanus-Adsorbat-Impfstoff „Pasteur Mérieux"-Ampulle® (0,5 ml = 40 I.E.), Pasteur Mérieux MSD
- Tetanus-Adsorbat-Impfstoff „Pasteur Mérieux"-Fertigspritze® (0,5 ml = 40 I.E.), Pasteur Mérieux MSD
- T-Immun (Tetanus Vaccine „Haemoderivate" mit Adjuvans)® (0,5 ml = 40 I.E.), Österr. Institut für Hämoderivate; thiomersalfrei

Kombinationsimpfstoffe:
- Diphtherie-Pertussis-Tetanus-Adsorbat-Impfstoff „Pasteur Mérieux"-Ampulle®, 0,5 ml = 60 I.E. Tetanus-Toxoid, Pasteur Mérieux MSD
- Diphtherie-Pertussis-Tetanus-Adsorbat-Impfstoff „Pasteur Mérieux"-Fertigspritze®, 0,5 ml = 60 I.E. Tetanus-Toxoid, Pasteur Mérieux MSD
- Diphtherie-Tetanus-Adsorbat-Impfstoff „Pasteur Mérieux"-Ampulle®, 0,5 ml = 40 I.E. Tetanus-Toxoid, Pasteur Mérieux MSD
- Diphtherie-Tetanus-Adsorbat-Impfstoff „Pasteur Mérieux"-Fertigspritze®, 0,5 ml = 40 I.E. Tetanus-Toxoid, Pasteur Mérieux MSD
- DTaP Vakzine SSI®, 7 Lf/≥40 IE Tetanus-Toxoid, Statens Serum Institut Kopenhagen
- DTaP-IPV Vakzine SSI®, 7 Lf/≥40 IE Tetanus-Toxoid, Statens Serum Institut Kopenhagen
- dT-reduct "Pasteur Mérieux"-Fertigspritze®, 20 I.E. Tetanus-Toxoid, Pasteur Mérieux MSD, ab dem 7. Lebensjahr
- Td-pur®, Diphtherie-Tetanus-Adsorbat-Impfstoff für Erwachsene und Heranwachsende, Chiron Behring, Tetanus-Toxoid mindestens 20 I.E., thiomersalfrei
- Infanrix (DTPa-Impfstoff)-Fertigspritze®, 40 I.E. Tetanus-Toxoid, SmithKline Beecham
- Infanrix + Hib-Injektionsspritze und Durchstichflasche®, SmithKline Beecham
- Infanrix™-Hib+IPV, SmithKline Beecham
- Tetravac™ Diphtherie-, Tetanus-, azelluläre Pertussis- und inaktivierte Poliomyelitisvakzine, adsorbiert, Pasteur Mérieux; gereinigtes Tetanustoxoid mindestens 40 I.E.
- Pentavac™ Diphtherie-, Tetanus-, azelluläre Pertussis- und inaktivierte Poliomyelitisvakzine, adsorbiert und konjugierte Haemophilus influenzae Typ b-Vakzine, Pasteur Mérieux; gereinigtes Tetanustoxoid mindestens 40 I.E.

Zur passiven Immunisierung:
- Tetabulin Inject (1 ml = 250 I.E.)®, Österr. Institut für Hämoderivate
- Tetagam P-Ampulle® (1 ml = 250 I.E.), Centeon Pharma
- Tetavenin (Tetanus Antitoxin human i.v.)® (5000 I.E. lyophilisiert + 50 ml Aqua ad iniectabilia), Österr. Institut für Hämoderivate

Zur aktiven und passiven Immunisierung:
* Tetanosimultan® (250 I.E. Antitoxin + 0,5 ml Tetanus-Impfstoff),
  Österr. Institut für Hämoderivate

Nach dem österreichischen Impfplan wird die Grundimmunisierung im 3. Lebensmonat mit der Kombinationsimpfung gegen Diphtherie, Pertussis, Tetanus, Haemophilus influenzae und Poliomyelitis begonnen. Drei Teilimpfungen in monatlichem Abstand sind von der ersten Auffrischungsimpfung zwischen dem 12. und 18. Lebensmonat gefolgt. Weitere Impfungen erfolgen im 7. und 14. Lebensjahr und dann alle 10 Jahre. Alle Auffrischungsimpfungen sollen auch die Diphtherie-Komponente für Erwachsene (d) beinhalten.

Bei Reisen in Länder mit niedrigem Hygienestandard soll schon früher, etwa nach fünf Jahren, eine Auffrischung des Impfschutzes vorgenommen werden. Weiters verkürzt sich der Abstand auch bei Verletzungen auf 5 Jahre: Eine Auffrischungsdosis soll dann gegeben werden, wenn nicht innerhalb der letzten 5 Jahre eine komplette Grundimmunisierung oder eine Auffrischung erfolgte.

Bei Versäumen der empfohlenen Impftermine gelten für die Grundimmunisierung folgende Intervalle:

	Empfohlenes Intervall	Maximales Intervall bis zur nächsten Impfung
1. Impfung	4 Wochen	5 Jahre
2. Impfung	6–12 Monate	unbegrenzt
3. Impfung	5–10 Jahre	unbegrenzt

Im Zweifelsfall Antikörperbestimmung. Antikörperbestimmungen sind auch zu empfehlen, wenn bei der letzten Impfung eine starke Lokalreaktion aufgetreten ist.

Als „vollimmunisiert" kann nur eine Person gelten, die drei Teilimpfungen erhalten hat. Grundsätzlich sollte man sich möglichst an die empfohlenen Zeitabstände halten: Jedoch geben die angegebenen (maximalen) Intervalle jene Zeiten an, nach denen die Impfung nicht von vorne begonnen werden muss.

Tetanusprophylaxe nach Verletzungen

Zur Beantwortung dieser immer wieder gestellten Frage sei die knappe, aber sehr gut verständliche tabellarische Zusammenstellung des Impfausschusses des Obersten Sanitätsrates angeführt:

Impfstatus	Intervall zur letzten Teilimpfung	Vorgehen
vollständige Grundimmunisierung	< 5 Jahre	—
	5 bis 10 Jahre	0,5 ml TAI
	> 10 Jahre	0,5 ml TAI als dT + 250 IE TIG
nicht vollständige zweimalige Grundimmunisierung	< 6 Monate	—
	6 bis 12 Monate	0,5 ml TAI
	> 1 Jahr	0,5 ml TAI + 250 IE TIG
nach 1. Impfung	4 Wochen bis 5 Jahre	0,5 ml TAI + 250 IE TIG
	> 5 Jahre	250 IE TIG + Wiederholung der Grundimmunisierung

TAI = Tetanus-Adsorbat-Impfstoff
TIG = Tetanus-Immunglobulin

Sondersituationen bei oder nach Verletzungen

Wenn die erste oder zweite Tetanusimpfung kürzer als 14 Tage zurückliegt oder der Patient an einem Immundefekt leidet, sollen zusätzlich zur Impfung 250 IE TIG verabreicht werden.
Bei unvollständiger aktiver Vorimmunisierung sollen bei ausgedehnten Verbrennungen (bei Kindern 20% der Körperoberfläche oder mehr) oder Blutverlusten, bei vernachlässigten Wunden (über 48 Stunden) zusätzlich zur Impfung 500 IE TIG verabreicht werden.

Immunogenität und Effektivität

Das Ausmaß und die Dauer der Immunität gegen Tetanus steigt mit der Zahl der Impfungen. Eine einzige Tetanusimpfung verleiht wahrscheinlich noch keinen Schutz; zwei bis vier Wochen nach der zweiten Impfung wird die minimale Schutzkonzentration von 0,01 I.E/ml bei zirka 90% der Geimpften erreicht. Durch kontinuierlichen Abfall der Konzentration mit der Zeit steigt die Zahl der Ungeschützten von Jahr zu Jahr. Eine dritte Dosis ergibt meist einen Antikörperspiegel über 1 I.E./ml. Die Immunität reicht nach vier Impfungen für mindestens 10 Jahre und nach 5 Impfungen für mindestens 20 Jahre.
Ziel der Impfung ist ein dauernder Spiegel von mindestens 0,01 IU/ml neutralisierendem Antitoxin, wobei ein Wert zwischen 0,01 und 0,1 IU/ml im

ELISA von der Bestimmung her fraglich ist. Die Mehrzahl der Autoren erachtet einen Schutztiter von 0,1–0,15 IU/ml für ausreichend.

Mit IgG wird auch Tetanus-Antitoxin von der Mutter auf das Ungeborene übertragen. Die Schutzrate gegen Tetanus bei Neugeborenen nach Impfung der Frauen im gebärfähigen Alter lag in verschiedenen Studien zwischen 79% und 100%.

Nebenwirkungen und Kontraindikationen

Lokalreaktionen wie Rötungen, Schwellungen oder lokale Lymphknotenschwellung sind bei (versehentlicher) subkutaner Injektion häufiger. Bei zu häufigen Auffrischungen sind auch hyperergische Lokalreaktionen möglich (lokales Arthus-Phänomen bei zu hohem Antikörperspiegel). Allgemeinreaktionen sind überaus selten. Eher nach Auffrischungen sind vereinzelt Exantheme, Urtikaria, neurologische Reaktionen, sehr selten anaphylaktoide Reaktionen berichtet worden.

In der Fachliteratur werden nur wenige **Kontraindikationen** beschrieben:
* hyperergische Reaktion auf eine Impfung: Im Verletzungsfall passive Immunisierung!
* Impflinge mit akuten Erkrankungen jeglicher Art: Auch diese Kontraindikation gilt im Verletzungsfall nicht!

Spezielle Fragestellungen

Bei unzureichend oder nicht bekannt geimpften Personen kann nach einem Unfall eine simultane Aktiv-passiv-Immunisierung gegeben werden. Die passive Immunisierung mit allogenem Hyperimmunglobulin hat den Vorteil des sofortigen Schutzes, da die Inkubationszeit bei 80% der Tetanuserkrankungen zwischen 1 und 14 Tagen liegt. Die Schutzdauer der Passivkomponente beträgt etwa 3–5 Wochen, ab der 3.–4. Woche setzt die Schutzwirkung des Aktivimpfstoffes langsam ein, sodass beim Verletzten kein ungeschütztes Intervall vorliegt.

Weiterführende Literatur

Burkhardt F (1992) Mikrobiologische Diagnostik. G. Thieme, Stuttgart New York

CDC (1993) Recommendations for use of Haemophilus b conjugate vaccines and a combined diphtheria tetanus pertussis and Haemophilus b vaccine. MMWR 42: 1–14

Cherry J (Guest editor) (1997) Update on pertussis and diphtheria-tetanus toxoids-pertussis vaccination. Pediatr Infect Dis J 16 (4, supplement)

Kayser FH, Bienz KA, Eckert J, Zinkernagel RM (1998) Medizinische Mikrobiologie, 9. Aufl. G. Thieme, Stuttgart New York

Koneman EW, Allen SD, Janda WM, Schreckenberger PC, Winn WC (1997) Color Atlas and Textbook of Diagnostic Microbiology, 5. Aufl. Lippincott, Philadelphia New York

Lagos R, Kotloff K, Hoffenbach A et al (1998) Clinical acceptability and immunigenicity of a pentavalent parenteral combination vaccine containing diphtheria, tetanus, acellular pertussis, inactivated poliomyelitis and Haemophilus influenzae type b conjugate antigens in two-, four- and six-month-old Chilean infants. Pediatr Infect Dis J 17: 294–304

Long SS, Pickering LK, Prober CG (1997) Principles and Practice of Pediatric Infectious Diseases. Churchill, Livingstone

Plotkin SA, Orenstein WA (1999) Vaccines, 3rd edn. WB Saunders, Philadelphia, Pennsylvania, pp 441–474

Haemophilus influenzae Typ b

Erreger

Haemophilus influenzae (Hib) wurde erstmals 1892 von R. F. Pfeiffer isoliert. Der Erreger ist ein unbewegliches, nicht sporenbildendes, gramnegatives, kleines, 1–1,5 µm langes Bakterium (Coccobacillus). Nach der Polysaccharidzusammensetzung der Kapsel werden 6 Serovare a bis f und die nicht bekapselten und daher nicht typisierbaren Typen unterschieden. Das „b"-Kapselpolysaccharid besteht aus Polyribosylribitol Phosphat (PRP).

Epidemiologie

Für Hib ist der Mensch der einzige Wirt. Vor Einsatz der Massenimpfung aller Säuglinge mit dem Konjugatimpfstoff waren bis zu 80 % der Bevölkerung Träger (carrier), davon 3–5 % mit dem besonders agressiven Kapsel-Typ b (Hib). Die nicht typisierbaren Typen sind vor allem als Erreger von Otitis media und Atemwegsinfektionen bei Kindern von Bedeutung. Hib ist in den ersten fünf Lebensjahren der häufigste Erreger invasiver oder schwerer eitriger Infektionen; diese betrafen eines von 350 bis 500 Kindern in den ersten 5 Lebensjahren.

Infektionsquelle und Übertragung

Die Übertragung erfolgt durch Kontakt mit Atemwegssekreten oder durch Tröpfchen in der Luft. Die Kolonisation kann für viele Wochen oder Monate bestehen bleiben, wobei die meisten Probanden nicht erkranken. Manchmal kommt es – begünstigt durch geänderte Immunität, virale Infektionen, Rauchexposition oder Allergien – zur lokalen Ausbreitung im Respirationstrakt oder auch zur Penetration der Epithelien und Bakteriämie.

Der wesentliche Virulenzfaktor von Hib ist das Kapselpolysaccharid (Polyribosylribitol Phosphat, PRP), welches B-Zellen ohne Kooperation von T-Zellen stimuliert. Diese produzieren hauptsächlich kurzlebige, passagere Antikörper der IgM-Klasse und bewirken keine bleibende Veränderung im immunologischen Gedächtnis des Körpers. Daher hinterlässt auch eine im Säuglings- oder Kleinkindesalter durchgemachte invasive Hib-Erkrankung keinen Schutz vor einer neuerlichen Erkrankung.

Krankheitsbild, Diagnose, Therapie

Invasive Hib-Erkrankungen manifestieren sich als
- Meningitis mit Gipfel vom 6. bis 12. Monat
- Epiglottitis mit Erstickungsgefahr (mit Gipfel im 3. Lebensjahr)
- Pneumonie
- Knochen- oder Gelenkseiterungen
- Zellgewebseiterung (mit Bakteriämie) im Bereich der Augen oder Wangen

Die Sterblichkeit bei schweren Infektionen liegt bei 4,5%. Besonders gefürchtet sind auch die Spätfolgen nach Meningitis wie Schwerhörigkeit (18%), neurologische Defekte (10%), Krampfanfälle (10%), Hydrozephalus (2%).

Die **Diagnose** erfolgt durch mikroskopischen Nachweis des Erregers im Ausstrich (z. B. des Liquorsediments) oder Kultur (auf Kochblutagar = Schokoladenagar bzw. Selektivnährböden) aus Liquor, Blut, Punktionsmaterial o. a. Zusätzlich kann auch der Antigennachweis in Serum, Liquor oder Harn mittels Latexagglutination, Counterimmunoelektrophorese oder ELISA durchgeführt werden.

Zur **Behandlung** werden penicillinasefeste Betalaktam-Antibiotika wie Cephalosporine der dritten Generation (z. B. Ceftriaxon) parenteral verabreicht. Im Falle einer Meningitis kann die vorherige Gabe von Dexamethason das Risiko neurologischer Folgezustände verringern. Bei Patienten mit Epiglottitis ist außerdem fast immer eine Intubation erforderlich.

Impfung inkl. kurzer Historie

Die erste Impfstudie wurde 1974 in Finnland bei Kindern zwischen 3 Monaten und 5 Jahren mit PRP-Vakzine durchgeführt und ergab nur bei Kindern über 24 Monaten einen Impfschutz (von 90%). Die Impfung hatte keinen Einfluss auf den Carrier-Status. Bei Nachprüfung in anderen Ländern (USA) betrug die Schutzrate der Impfung durchschnittlich nur 50%. Da 30–60% aller invasiven Hib-Infektionen vor dem 2. Geburtstag auftreten, war diese Impfung nicht ausreichend Erfolg versprechend.

Bei den Impfstoffen der 2. Generation wurde das antigene Kapselpolysaccharid (PRP) oder Oligosaccharid von Hib an Träger-Eiweißstoffe wie Tetanus-Toxoid, mutantes Polypeptid des Diphtherie-Toxins, Meningokokken-Polysaccharid etc. gebunden. Das ergab besser wirksame und schon bei Säuglingen anwendbare sog. „konjugierte Impfstoffe", welche auch bei Wiederholung der Impfungen einen starken Booster-Effekt zeigen, weil bei diesen Impfstoffen am Aufbau des Impfschutzes das zelluläre Immunsystem ganz wesentlich beteiligt ist.

Konjugat-Impfstoffe gegen Haemophilus influenzae Typ b

Handelsname	Kurz-bezeichnung	Träger-Eiweiß	Erzeuger
ProHIBiT HibVaccinol HIB-Mérieux	PRP-D	Diphtherie-Toxoid	Connaught
HibTITER	HbOC	CRM197 (nichttox. Diphtherie-Toxoid Variante)	Lederle Cyanamide
PedVaxHIB	PRP-OMP	OMP (outer membrane protein von Neisseria meningitidis)	Merck Sharp & Dohme
ActHIB OmniHIB HIBest	PRP-T	Tetanus-Toxoid	Pasteur Mérieux

In Österreich wurde der Impfstoff ProHIBiT® der Firma Connaught (PRP-D) im Herbst 1991 zugelassen. Der Impfausschuss des Obersten Sanitätsrates hat in seiner Sitzung am 29. November 1991 die Impfung gegen Haemophilus influenzae b für alle Kinder empfohlen.

Die mögliche Befürchtung, dass durch Elimination der Erkrankung im Kleinkindesalter diese ins spätere Schulalter verschoben werde könnte, ist durch epidemiologische Untersuchungen in Finnland und USA widerlegt worden. Mit zunehmender Durchimpfungsrate ist bei fallender Zahl der Hib-Träger auch eine weitere Reduzierung eventueller Impfversager anzunehmen.

Impfstoffe in Österreich, Impfschema (Kombinationsmöglichkeiten)

Act-HIB-Durchstichflasche mit Lösungsmittel®, 10 µg PRP-T, Pasteur Mérieux MSD
Hib Titer-Stechampulle®, 10 µg PRP-CRM$_{197}$, Cyanamid

Kombinationsimpfstoffe:
Act-HIB plus DPT-Doppelkammer-Spritzampulle®, 0,01 mg PRP-T, Pasteur Mérieux MSD = PRP-T

Dieser Impfstoff ist wegen der Pertussiskomponente „Pw" nicht mehr zu empfehlen.

- Infanrix + Hib-Injektionsspritze und Durchstichflasche®, SmithKline Beecham = PRP-T
- Infanrix™-Hib+IPV, SmithKline Beecham = PRP-T
- Pentavac™ Diphtherie-, Tetanus-, azelluläre Pertussis- und inaktivierte Poliomyelitisvakzine, adsorbiert und konjugierte *Haemophilus influenzae* Typ b-Vakzine, Pasteur Mérieux; PRP-T 10 µg
- Procomvax™ Haemophilus b-Konjugat (Meningokokken-Protein-Konjugat) und Hepatitis B-Impfstoff, Pasteur Mérieux; PRP 7,5 µg, Neisseria meningitidis OMPCT 125 µg

In Österreich wird für alle Kinder die Grundimmunisierung ab dem 3. Lebensmonat mit einer Auffrischungsimpfung im 2. Lebensjahr empfohlen. Bei Verwendung der Kombinationsimpfstoffe erfolgt die Grundimmunisierung mit 3 Teilimpfungen im 3., 4. und 5. Lebensmonat; eine vierte Impfung wird zwischen dem 15. und 18. Lebensmonat verabreicht.
Der Impfstoff kann auch gleichzeitig mit den anderen für diesen Zeitraum empfohlenen Impfungen verabreicht werden. Nach Vollendung des 5. Lebensjahres wird die Impfung nicht für notwendig erachtet.

Immunogenität und Effektivität

Eine ausreichende Antikörperbildung wurde mit den empfohlenen Impfschemata in mehreren Studien nachgewiesen. Dabei wird ein ausreichender Schutz bei einem Titer von ≥ 0,15 mg/l bzw. µ/ml angenommen. Zusätzlich spielt die T-Zell-Immunität jedoch eine wichtige Rolle. Bevölkerungsstudien in Finnland, USA, Schweiz und Deutschland ergaben mit verschiedenen Impfstoffen bei vereinzelten Impfversagern insgesamt eine Schutzrate von 94–100%. In Finnland, wo die Impfung seit 1986 im Rahmen einer staatlichen, kostenlosen Impfaktion generell eingesetzt wird, ist die Erkrankung praktisch eliminiert und die Carrier-Rate auf Null gesunken.

Nebenwirkungen und Kontraindikationen

Lokalreaktionen kommen im Säuglingsalter bei 7–15% vor allem durch die „D"-Komponente und bei unsachgemäßer Impftechnik, Fieber bei 5–10% der Geimpften vor.
Als Kontraindikationen sind mäßige bis schwere akute Erkrankungen (zeitlich begrenzt) sowie allergische oder anaphylaktische Reaktionen auf Bestandteile des Impfstoffes bzw. nach früheren Impfungen mit Hib-Impfstoffen anzuführen.

Spezielle Fragestellungen

HIb-Impfstoffe sind nach HIb-Kontakt nicht zur Krankheitsverhütung geeignet. Für Kontaktpersonen wird daher eine Chemoprophylaxe mit Rifampicin über 4 Tage in einer Dosis von 20 mg/kg KG/Tag (maximal 600 mg/Tag) empfohlen.

HIb-Impfstoffe schützen nicht vor Erkrankungen durch unbekapselte oder andere Kapseltypen tragende Haemophilus-Keime. Bei Erkrankung von Geimpften sollte unbedingt eine Typisierung des Erregers erfolgen.

Der Impfschutz kann durch Immundefekte beeinträchtigt sein. Die Impfung wirkt nicht bei Agammaglobulinämie oder bei DiGeorge-Syndrom u. Ä.; Kinder mit HIV-Infektion sollen aber geimpft werden. Bei geplanter Splenektomie sollten Kinder vor dem Eingriff gegen HIb (und gegen Pneumokokken) geimpft werden.

Bei Gerinnungsstörungen wird statt der intramuskulären die subkutane Verabreichung empfohlen.

Weiterführende Literatur

Carlsson R-M, Claesson BA, Selstam U et al (1998) Safety and immunigenicity of a combined diphtheria-tetanus-acellular pertussis-inactivated polio vaccine-Haemophilus influenzae type b vaccine administered at 2-4-6-13 or 3-5-12 months of age. Pediatr Infect Dis J 17: 1026–1033

Burkhardt F (1992) Mikrobiologische Diagnostik. G. Thieme, Stuttgart New York

CDC (1993) Recommendations for use of Haemophilus b conjugate vaccines and a combined diphtheria tetanus pertussis and Haemophilus b vaccine MMWR 42: 1–14

Kayser FH, Bienz KA, Eckert J, Zinkernagel RM (1998) Medizinische Mikrobiologie, 9. Aufl. G. Thieme, Stuttgart New York

Lagos R, Kotloff K, Hoffenbach A et al. (1998) Clinical acceptability and immunigenicity of a pentavalent parenteral combination vaccine containing diphtheria, tetanus, acellular pertussis, inactivated poliomyelitis and Haemophilus influenzae type b conjugate antigens in two-, four- and six-month-old Chilean infants. Pediatr Infect Dis J 17: 294–304

Long SS, Pickering LK, Prober CG (1997) Principles and Practice of Pediatric Infectious Diseases. Churchill, Livingstone

Plotkin SA, Orenstein WA (1999) Vaccines, 3rd edn. WB Saunders, Philadelphia, Pennsylvania, pp 183–221

Poliomyelitis

Die 3 Poliomyelitisviren haben grundlegende Eigenschaften der Enteroviren, die zur Gruppe der Picornaviren gehören (picos, gr. = sehr klein). Sie sind 27–30 µm groß, bestehen aus einem Genom (RNA = Ribonukleinsäure) und einem Eiweißkapsid. Die einsträngige Messenger-RNA besteht aus 7.500 Nukleotiden, jede Einheit des Kapsids besteht aus 4 größeren Proteinen (VP1-4) und einem kleineren Eiweißbaustein (VPg). VP1 ist das immundominante Protein. Serologisch werden die Typen 1–3 unterschieden. Paralytische Erkrankungen werden von Typ I>III>II verursacht.

Epidemiologie

Die **Übertragung** erfolgt durch direkten Kontakt (faecoorale Schmutz- und Schmierinfektion) oder durch Tröpfcheninfektion, seltener durch Trägermedien, wie Wasser, Abwasser oder Milch.

Aus diesem Grund war die Infektion besonders in Gebieten mit niedrigem Hygienestandard, aber auch mit hoher Bevölkerungsdichte weit verbreitet. Dadurch war die Wahrscheinlichkeit einer frühzeitigen Infektion relativ hoch, womit sich der Name „Kinderlähmung" erklären lässt. Mit Verbesserung des Hygienestandards erfolgte erst eine Verschiebung in höhere Altersstufen, eine Situation, wie sie gegenwärtig beispielsweise für Hepatitis A charakteristisch ist. Der Mensch ist praktisch das einzige Reservoir für Poliomyelitis. Wenngleich Affen wie Schimpansen, Gorillas, Orang-Utans für das Virus empfänglich sind und an paralytischer Poliomyelitis erkranken können, spielen sie keine Rolle für die Verbreitung der Erkrankung. Es sind 3 verschiedene epidemiologische Muster der Erkrankung bekannt:

* endemische Poliomyelitis,
* epidemische Poliomyelitis,
* Poliomyelitis in der Vakzinära.

Endemische Poliomyelitis mit dauernder Viruszirkulation gibt es wahrscheinlich schon seit Jahrtausenden. Gegen Ende des 19. und Beginn des 20. Jahrhunderts erfolgte in gemäßigten Klimaten (z. B. Norwegen, Schweden, USA) ein Übergang zu gelegentlichen epidemischen Ausbrüchen, bedingt wahrscheinlich durch die deutlich verbesserte Hygienesituation in diesen Gebieten. In Entwicklungsländern, vor allem in tropischen Gebieten war bis in die letzte Zeit das endemische Vorkommen vorherrschend. Während weltweit 1988 noch 35.251 (WHO EPI Data) Fälle registriert wurden, waren es 1998 nur mehr 5.108 (WER), eines der Hauptendemiegebiete ist derzeit noch Indien. Es ist das Ziel der WHO, bis Ende 2000 die Polio weltweit auszurotten. Auf dem amerikanischen Kontinent ist dies bereits effektuiert. Im Anschluss an den letzten Fall in Peru 1991 erklärte eine internationale Kommission im September 1994 die westliche Hemisphäre (Nord-, Mittel-, Südamerika) für frei von Poliomyelitis. Dies wurde vor allem durch Einführung von *National Immunization Days* (NID's) erreicht, über die noch zu berichten ist. Schließlich kam es aber im Rahmen der Durchimpfungsbemühungen noch zu einer 3. Phase der epidemiologischen Entwicklung. Mit Rückgang der Wildviruserkrankung wurde deutlich, dass das attenuierte Impfvirus, welches so wesentlich zur Rückdrängung der Erkrankung beigetragen hat, durch Rückmutation gelegentlich eine so genannte „vakzinassoziierte paralytische Poliomyelitis" (VAPP) verursachen kann. Diese Beobachtung hat die Impfstrategien vor allem in Industrieländern sehr stark beeinflusst (siehe dort).

Klinik

Infektion mit Poliomyelitisviren verläuft in 72% inapparent, in 24% als „minor illness" (abortive Form) mit kurzfristig Fieber, Müdigkeit, Unwohlsein, Kopfschmerz, gastrointestinalen Symptomen, evtl. Halsschmerzen. Nichtparalytische Poliomyelitis tritt in etwa 4% der Fälle als „aseptische Meningitis" auf, beginnend als „minor illness", und nach 2 Tagen Auftreten meningitischer Zeichen, die 2–10 Tage anhalten. In der Regel kommt es zu vollkommener Restitutio ad integrum. Leichte Muskelschwäche oder Paralyse wird sehr selten beobachtet. In weniger als 1% der Infektionen kommt es zur paralytischen Form (acute flaccid paralysis, AFP) nach einer Inkubationszeit von 11–17 Tagen (andere Angaben: 7–21 Tagen, mit Schwankungen von 4–30 Tagen). Die Ansteckungsgefahr endet mit Sistieren der Virusvermehrung im Darm, meistens nach 4–6 Wochen. Die Erkrankung beginnt mit einer „minor illness" gefolgt von 1–3-tägigem Intervall und danach Eintritt schlaffer Lähmungen mit Fieber, die sich ausbreiten und nach einigen Tagen ein Maximum erreichen. Dadurch entsteht ein sogenannter „Dromedar", besser „Kameltyp" der Erkrankung. Die Lähmungen sind meist asymmetrisch und deszendierend, es kann aber auch zu bulbären oder spinobulbären Paralysen kommen. Pathologisch-anatomisch sind die Vorderhornzellen befallen. Wenngleich die Ganglienzellausfälle irreversibel sind, kann es durch Funktionsübernahme zu Besserungen kommen. Komplikationen sind Atemlähmung (bulbär oder durch Muskellähmung), selten Myocarditis. Verschiedene Begleitumstände können zur paralytischen Verlaufsform prädisponieren. Dies können sein: Verletzungen, Frakturen, besondere Anstrengungen, vorgerücktes Alter, Schwangerschaft, intramuskuläre Injektionen, ev. Tonsillektomie, sozioökonomischer Status. Ein Zusammenhang mit HLA-Gruppen wird angenommen. Letalitätsraten liegen zwischen 5–10%.

Postpoliomyelitis-Syndrom: Bei 25–40% der Personen, die eine paralytische Poliomyelitis in der Kindheit zur Zeit der Wildviruszirkulation er-
warben, kann es nach 30–40 Jahren abermals zu Muskelschmerzen, gestei-
gerter Muskelschwäche bis Lähmung oder Auftreten neuer Lähmungen
kommen. Risikofaktoren sind: Geschlecht weiblich, länger zurückliegen-
de Erkrankung mit permanenten Restausfällen nach der Erholungsphase.
Als Ursache wird eine Abnutzung motorischer Einheiten diskutiert, die im
Laufe des Erholungsprozesses eingesprungen sind.
Die **Diagnose** kann serologisch oder durch Isolation des Virus aus dem
Stuhl gestellt werden. Gensequenzierungen von Isolaten lassen eine fast
hundertprozentige Zuordnung der Herkunft des Virus zu (wichtig für Importe).

„Vakzinassoziierte paralytische Poliomyelitis" (VAPP):

Solche Fälle wurden nach Applikation des attenuierten Impfstoffes beobachtet. Sie können bei immundefekten Personen auftreten, bei denen selbst
ein attenuiertes Virus zu Krankheitserscheinungen führen kann, oder durch
Rückmutation, wozu besonders Typ III neigt. Die durchschnittliche Inzidenz liegt bei 1:2,4 Millionen verteilten Dosen in den USA, bei 1:4,4 Millionen verteilten Dosen in Deutschland und ist nach der ersten Gabe des
Impfstoffes besonders häufig (1:750.000). Bei Erwachsenen ist eine VAPP
häufiger als bei Kindern. Bei immundefizienten Personen ist das Risiko
3.200–6.800-mal höher als bei Normalpersonen. Nicht nur geimpfte, sondern auch Kontaktpersonen (z. B. ungeimpfte Personen im Familienver-
band) können erkranken. Typ III ist die häufigste Ursache für eine VAPP.

Impfstoffe

Zur Verfügung stehen inaktivierte (IPV) und attenuierte (vermehrungsfähige) Impfstoffe (OPV). Erste Versuche mit Impfstoffen, die mit Formalin oder
Ricinoleat inaktiviert waren, wurden bereits 1936 gemacht, brachten aber
keine Erfolge. Eine erste Ausgabe von IPV wurde von Salk auf primären
Affennierenzellen produziert und 1955 in den USA zugelassen. Später wurden dann sekundäre oder tertiäre Affennierenzellen, humane diploide Zellen oder Verozellen (Nierenzellen von afrikanischen „green monkeys") eingesetzt. Die neueren Impfstoffe sind höher konzentriert (eIPV = enhanced
IPV) und enthalten 40D antigen units Typ I, 8D antigen units Typ II und 32D
antigen units Typ III. Der Ausdruck D antigen beruht auf der Beobachtung,
dass eine Population von Virions infektiöse Partikel (D-Partikeln) und nicht
infektiöse, leere C-Partikel enthält. Die beiden Arten sind von ähnlicher
Antigenität, es sind jedoch tertiär strukturelle Unterschiede feststellbar.
Die modernen Vakzinen enthalten nicht mehr Thiomersal, sondern Phe-
noxyaethanol als Konservierungsmittel sowie eventuell Spuren von Streptomycin, Neomycin, Polymyxin, Formaldehyd und Stabilisatoren. Dieser
Impfstoff ist auch in Kombiantionsimpfstoffen enthalten.

Der attenuierte, oral zu verabreichende Impfstoff (OPV) nach Sabin wurde erst ab 1960 allgemein verwendet. Erste Versuche mit subinfektiösen Dosen wurden bereits 1931 unternommen, und Rückenmarkaufschwemmungen von Affen nach mehreren Affenpassagen wurden 1935 ebenfalls versucht. Studien von Koprowski und schließlich Sabin führten aber erst zu brauchbaren, anwendbaren, durch Gewebekulturpassagen attenuierten Impfstoffen. Die 3 Typen wurden früher konsekutiv verabreicht, sind aber jetzt alle 3 in einer Impfstoffdosis (in Form von Tropfen oder in einer Quetschampulle) enthalten. Die Konzentration der in Österreich und Deutschland verfügbaren Impfstoffe beträgt für Typ 1, 2 und 3 mindestens 10^6, 10^5 und $10^{5,5}$ $TCID_{50}$ oder $GKID_{50}$ (tissue culture oder Gewebekultur infective doses 50) und entspricht für Typ 1 und 2 in etwa den in de USA verwendeten Dosen (10^6 und $10^{5,1}$). Eine Advisory group der WHO hat 1990 besonders für tropische Länder eine Erhöhung der Konzentration für Typ 3 empfohlen, die in den USA nunmehr $10^{5,8}$ $TCID_{50}$ beträgt. Eine Dosis enthält zusätzlich noch kleine Mengen von Neomycin, evtl. auch Streptomycin und weiters Magnesiumchlorid als Stabilisator.

Impfschema und Strategie

Prinzipiell stehen 3 Optionen für Polioimpfungen zur Verfügung:
• Durchimpfung mit OPV,
• Durchimpfung mit IPV oder
• ein sequentielles Schema, bei dem die ersten Dosen (mindestens 2) als IPV und 2 weitere Dosen in Form von OPV verabreicht werden.
Die letztere Option dient dazu, die Möglichkeit einer VAPP weitgehend einzuschränken, da ja, wie berichtet, die Inzidenz von VAPP nach der ersten Dosis wesentlich höher ist als nach späteren Dosen. Gleichzeitig wird auf diese Weise eine starke Darmimmunität induziert, die lokal so gut wirksam ist, dass die Virusausscheidung verhindert und die Infektkette unterbrochen wird. Es ist dies eine epidemiologisch wirksame Maßnahme mit hinreichend sicherer Verträglichkeit, die gerade in Grenzregionen auf eine mögliche Einschleppung im Rahmen von Bevölkerungsbewegungen und Reiseverkehr Bedacht nimmt. Durch Verabreichung von IPV kann auch eine gewisse, allerdings nicht optimale mukosale Immunität erreicht werden mit Reduktion, aber nicht Verhinderung der Virusreplikation im Darm. In Österreich erfolgte die Durchführung des sequentiellen Schemas im Rahmen des Kinderimpfplans entsprechend den Empfehlungen des Impfausschusses des Obersten Sanitätsrates dergestalt, dass im 3., 4. und 5. Lebensmonat und im 2. Lebensjahr (15.–18. Lebensmonat) ein inaktivierter Kombinationsimpfstoff verabreicht würde und bei Schuleintritt und Schulaustritt je 1 Gabe von OPV. In diesem Zusammenhang ist diskutiert worden, inwieweit durch vorausgehende IPV-Gabe im Anschluss an OPV-Verabreichung eine potenzierte „reversion to virulence" des OPV-Impfstoffes auftreten könnte. Eine größere Feldstudie (Murdin) zeigte aber,

dass IPV-Gabe vor mehreren OPV-Applikationen die Typ-3-Ausscheidung („shedding") reduziert und die Ausscheidung von Typ 1 und 2 unbeeinflusst lässt. Auch das Ausmaß von Reversionen blieb unbeeinflusst. Das sequentielle Schema könnte daher mit reduziertem Risiko für Kontaktpersonen eingesetzt werden. Neuerdings wird jedoch in USA, Deutschland und im wesentlichen auch in Österreich das IVP-Schema empfohlen. Seit 1983 macht Frankreich von der IPV-Option erfolgreich Gebrauch. Deutschland hat sich ebenfalls für die IPV-Version entschlossen. Werden IPV-Impfungen allein und nicht in Form von Kombinationsimpfstoffen verabreicht, so betragen die Abstände zwischen der 1. und 2. Impfung 4–8 Wochen, zwischen der 2. und 3. Impfung 6–12 Monate. Dies deckt sich im Wesentlichen mit den deutschen Empfehlungen. Die Empfehlungen der Zeitintervalle für die Grundimmunisierung und Strategien im Kindesalter sind entsprechend diverser Empfehlungen von nationalen Impfausschüssen nicht einheitlich. Für Reisende in Polio-Epidemie- oder -Endemiezonen, die schon grundimmunisiert sind, sollte, auch nach US-Empfehlungen, eine IPV-Auffrischung verabreicht werden. Vorausgegangene OPV-Impfungen können durch IPV sehr gut geboostert werden.
IPV wird auch allgemein für immundefiziente und HIV-infizierte Personen empfohlen. Um immunsupprimierte Personen vor VAPP zu schützen, sollten ihre Kontaktpersonen ebenfalls nur mit IPV geimpft werden. In Entwicklungsländern wird bei Impfaktionen auch für asymptomatische HIV-Personen OPV empfohlen, da hier das Poliomyelitisrisiko besonders hoch ist.

Eine Grundimmunisierung von Kindern wurde durch Verabreichung von 3 Dosen OPV im Abstand von mindestens 6 Wochen durchgeführt. Nach einer 4. Dosis bei Schuleintritt wurde eine lebenslange Immunität angenommen, nach europäischen Standards erfolgen Auffrischimpfungen in 10-jährigem Intervall. Die mehrmalige Grundimmunisierung dient nicht der Erreichung von „Booster-Effekten", sondern der Schließung von Impflücken, für den Fall, dass nicht alle Impfstämme angegangen sind. Dies wird jedoch nach 3-maliger Gabe angenommen, theoretisch könnte unter Umständen jedoch auch eine einmalige OPV-Applikation dieses Ziel erreichen. Weitere Auffrischungen der Polioimpfung werden jedoch, mit welchem Impfstoff immer, (auch in den USA) empfohlen bei Laborarbeitern, Entwicklungshelfern und gewissen Risikogruppen.
In Entwicklungsländern werden im Allgemeinen wegen der guten epidemiologischen Wirksamkeit OPV-Impfstoffe empfohlen. Es hat sich gezeigt, dass für die Kontrolle der Poliomyelitis und eine globale Eradikation Immunisierungsprogramme mit einer potenten OPV für möglichst viele Kinder im ersten Lebensjahr besonders wichtig sind. Sogenannte „National Immunization Days" sind die einzige Strategie, um die Virustransmission in Endemiezonen zu reduzieren und schließlich zu unterbrechen. Hierbei wird 2x jährlich so vorgegangen, dass 1 Dosis OPV innerhalb von 1–3 Tagen an alle Kinder einer Zielgruppe, die jünger als 5 Jahre sind, verabreicht

wird, unabhängig von ihrem Impfstatus. Eine 2. Dosis wird in gleicher
Weise nach 4–6 Wochen appliziert. Zu Zeiten niedriger Transmission sind
die Aussichten besonders günstig, zu dieser Zeit kann auch die Kühlkette
am besten aufrecht erhalten werden, und eine Interferenz mit anderen Enteroviren ist am geringsten. Um residuelle Reservoirs zu eliminieren, werden „Mopping-up"-Kampagnen durchgeführt. Sie verlaufen ähnlich wie
„National Immunization Days", nur werden sie nicht von fixen Zentren
aus geführt, sondern mittels Hausbesuchen. In Industrieländern können
Poliomyelitisepidemien durch ein Immunitätsniveau der Bevölkerung von
etwa 80% verhindert werden, in Entwicklungsländern können wegen
schlechterer Hygienestandards bis zu 97% nötig sein. Lebend- und Totimpfstoffe können einen „Herdeneffekt" erzielen.

Verträglichkeit der Impfung

Für die eIPV-Vakzine sind keine schwerwiegenden Nebenerscheinungen
dokumentiert. Wegen der geringen Mengen von Antibiotika, wie Streptomycin, Neomycin und Polymyxin im Impfstoff sind jedoch Hypersensi-
bilitätserscheinungen bei entsprechend sensibilisierten Personen möglich.
Für OPV ist als wichtigste Nebenerscheinung die vakzinassoziierte paralytische Poliomyelitis (VAPP) bekannt; sie wurde bereits eingangs genauer
besprochen. Vorläufige Berichte von finnischen Studien veranlassten das
Institute of Medicine, ein erhöhtes Risiko von Guillain-Barré-Syndromen
(GBS) nach OPV-Gabe anzunehmen. Reanalysen der Ergebnisse und eine
neue Studie ergaben jedoch keinen Hinweis auf einen kausalen Zusammenhang zwischen OPV-Gabe und GBS. Kontraindikationen für die Applikation sind jedoch immunsuppressive Zustände. Auch eine immunsuppressive Therapie mit ACTH, Corticosteroiden, Antimetaboliten oder Be-
strahlungen stellt eine Kontraindikation dar. Prospektive Impflinge in der
Umgebung Immunsupprimierter sollen OPV nicht erhalten, und Erwachsene (jenseits des 21. Lebensjahres in Österreich, jenseits des 18. Lebensjahres in den USA) sollen keine OPV-Erstapplikation erhalten. Schädigun-
gen von Feten und Embryonen durch OPV sind nicht bekannt, Schwangerschaft ist daher keine absolute Kontraindikation gegen OPV-Applikation.
Trotzdem sollte aus grundsätzlichen Überlegungen der Impfstoff schwangeren und stillenden Frauen nach Möglichkeit eher nicht gegeben werden.
Bei bekannter Überempfindlichkeit gegen im Impfstoff enthaltene Antibiotika (z. B. Neomycin) besteht (besonders bei der Applikation der Quetsch-
ampullen, da 0,5 ml) eine Kontraindikation. Bei nicht gleichzeitiger Gabe
mit Masern-, Mumps- und Rötelnimpfung ist ein Mindestintervall von 4
Wochen einzuhalten.

Immunogenität und Wirksamkeit

Nach einer kompletten Grundimmunisierung mit OPV sind die Serokonversionsraten gegen Typ 1 und 2 100%, gegen Typ 3 87%. Außerdem wird eine ausgezeichnete mukosale Immunität induziert. Die Wirksamkeit wird durch die Ausrottung der Polio am amerikanischen Kontinent, die Effektivität der „National Immunization Days" und auch schon durch die drastische Senkung der Polioinzidenz in der früheren UdSSR von 1958–1964 unterstrichen. Der Schutzeffekt scheint die Persistenz der Antikörper zu überdauern. Während man sich im Allgemeinen in den USA mit durchschnittlich 4 Applikationen zufrieden gab, wurden in Europa meist Auffrischungen in 10-jährigen Intervallen vorgenommen. Die Schutzdauer nach Verwendung des sequentiellen Schemas ist noch nicht in Feldversuchen untersucht. IPV-Verabreichung vor allem mit Verozellimpfstoffen führt bereits nach zweimaliger Gabe bei >90%–100% zur Bildung protektiver Antikörper auch gegen Typ 3. Nach dreimaliger Impfung ist dies in 99–100% der Fall. Mukosale Immunität wird zu einem gewissen Ausmaß induziert. Die Dauer der Immunantwort nach eIPV-Applikation ist nicht genau untersucht. Revakzinationen werden nach 5–10 Jahren empfohlen. Eine schwedische Studie beschreibt Serumantikörper bei mehr als 90% der Impflinge auch nach 25 Jahren. In verschiedenen Feldversuchen wurden Wirksamkeiten der inaktivierten Vakzine zwischen 89 und 96% errechnet.

Weiterführende Literatur

Plotkin StA, Murdin A, Vidor E (1999) Inactivated Polio-Vaccine. In: Plotkin StA, Orenstein WA (eds) Vaccines. WB Saunders, pp 345–363

Sutter RW, Cochi StL, Melnick JL (1999) Live attenuated Poliovirus Vaccines. In: Plotkin StA, Orenstein WA(eds) Vaccines. WB Saunders, pp 364–408

Jilg W (1996) Schutzimpfungen, ecomed

CDC, Morbidity and Mortality Weekly Report (MMWR) (1997) Poliomyelitis Prevention in the United States: Introduction of a Sequential Vaccination Schedule of Inactivated Poliovirus Vaccine Followed by Oral Poliovirus Vaccine. Recommendations of the Advisory Committee on Immunization Practices (ACIP) Vol 46, No RR-3, Jan 24

WHO EPI data 15 Nov 1998

WHO, Weekly Epidemiological Records (WER) Performance of acute flaccid Paralysis (AFP) and incidence of poliomyelitis 1998–1999 (as of March 1999) Nr 11, 19 March 1999

Murdin A, Barreto I, Plotkin StA (1996) Inactivated Poliovirus Vaccine. Post and present experience. Vaccine 14: 735–746

Stratton KR, Howe CJ, Johnston RB jr (ed) (1994) Vaccine Safety Committee, Div.Health Prom., Dis. Prev. Institute of Medicine. Adverse Events Associated with Childhood Vaccines (Evidence Bearing on Causality). National Academy Press

Pertussis (Keuchhusten)

Erreger

Bordetella pertussis ist ein aerobes, unbewegliches, gramnegatives Cocco-bakterium. Der Erreger hat mehrere für seine Virulenz verantwortliche Ad-häsionsmoleküle zur Interaktion mit den Zilien der Schleimhautzellen:

- Filamentöses Hämagglutinin
- Pertactin (69 kD)
- Agglutinogen der Fimbrien

Erst nach ausreichender Bakterienproliferation werden mehrere Toxine in wirksamer Menge gebildet:

- Tracheales Zytotoxin
- Adenylatzyklasetoxin
- Pertussistoxin

Bordetella parapertussis findet sich bei zirka 5% der Isolate und ist meist für eine leichtere Erkrankungsform verantwortlich.

Epidemiologie

Pertussis ist eine endemische Krankheit mit zusätzlichen periodischen Epidemien alle 2 bis 5 Jahre. Pertussis verursacht weltweit 20–40 Millionen Erkrankungen und zirka 200.000–400.000 Todesfälle pro Jahr.

Nach breiter Anwendung der kombinierten DPT-Impfung (Einführung 1947) verringerte sich die Erkrankungshäufigkeit dramatisch: USA: Maximum 1934 260.000, Minimum 1976 1.010. Es verschob sich aber das Erkrankungsalter in das erste Lebensjahr. In den USA (1992, 1993) betreffen 42% der Erkrankungen, aber 87% der Todesfälle Kinder im ersten Lebensjahr. In Ländern mit geringerer Durchimpfung (z. B. BRD, Italien) ist die Morbidität in der Altersgruppe 1–5 Jahre am höchsten.

Das Neugeborene hat keinen übertragenen Schutz. Für den jungen Säugling ist der Keuchhusten die gefährlichste, eventuell tödliche übertragbare Infektionskrankheit.

Infektionsquelle und Übertragung

Der Mensch ist der einzige Wirt für Bordetella pertussis, wobei der Keim durch Aerosol-Tröpfchen (Husten) übertragen wird. Im Haushalt erkranken nicht immune Mitglieder zu 90%; bis zu 50% nach länger zurückliegender Erkrankung oder Impfung teilimmuner Mitglieder können eine subklinische Infektion mit atypischem Bild entwickeln. Die Infektiosität ist in den ersten beiden Erkrankungswochen am größten. Die Dauer der Immunität nach durchgemachter Erkrankung ist unbekannt.

Inkubationszeit: 10 (5–21) Tage

Krankheitsbild, Diagnose, Therapie

Das klinische Bild der in China als 100-Tage-Husten benannten Krankheit verläuft im Kindesalter in drei Stadien:

1. *Stadium catarrhale*: uncharakteristischer Husten, mäßiges Krankheitsgefühl und gelegentlich Fieber; dauert etwa 1–2 Wochen.
2. *Stadium convulsivum* (= toxische Enzephalopathie): typische Hustenanfälle: 10–15 Hustenstöße dicht aneinandergereiht *(Stakkato-Husten)*, das Kind verfärbt sich zuerst rot, dann blau *(Blau-Husten)* und scheint zu ersticken *(Stick-Husten)*. Dann folgt eine erlösende, geräuschvollziehende Inspiration, womit der Anfall manchmal beendet ist. Oft folgt auch ein weiterer Anfall. Zum Schluss wird glasiger, zäher Schleim herausgewürgt, häufig mit Erbrechen. Die Anfälle können bis zu 30x innerhalb von 24 Stunden auftreten, sie häufen sich nachts. Begleiterscheinungen sind gedunsenes Gesicht, gestaute Halsvenen, Petechien im Gesicht, konjunktivale Blutungen und manchmal auch Blut-Husten.
3. *Stadium decrementi*: Nach etwa 3 Wochen klingen die Anfälle langsam ab.

Gar nicht selten erkranken auch Erwachsene an Keuchhusten, wobei diese nur an chronischem Husten ohne die typischen Hustenanfälle leiden. Deshalb wird fast nie an die Diagnose gedacht.

Komplikationen der Pertussis:
- Mittelohrentzündung
- Petechien und Hämorrhagien (Augenbindehaut)
- Geschwüre am Zungenbändchen
- Bronchopneumonie, Atelektase
- Enzephalopathie durch Hypoxie und petechiale Blutungen (1:11.000 bis 1:12.500), wobei das Risiko stark altersabhängig ist und besonders Säuglinge betrifft. Bleibende Folgen mit Entwicklungsverzögerung und/oder Epilepsie können vorkommen.
- Bei Neugeborenen und jungen Säuglingen können statt der Hustenanfälle gefährliche (weil nicht alarmierende) *Apnoe-Anfälle* auftreten.
- Todesfälle kommen im 1. Lebensjahr trotz intensivmedizinischer Betreuung vereinzelt vor. In Entwicklungsländern kann das häufige Erbrechen eine bestehende Unterernährung aggravieren und tödlichen Ausgang verursachen.

Zur **Diagnose** ist das Blutbild mit Leukozytose (bis 100.000/µl) mit Lymphozytose hilfreich. Der Nachweis des Erregers aus Nasensekret oder Speichel kann (vor der Antibiotikagabe) mit Hustenplatte, Rachenabstrich oder Nasopharyngealabstrich von der Rachenmandel (optimal), Immunfluoreszenz oder PCR geführt werden. Eine Kultur ist nur im frühen konvulsiven Stadium (2. Woche) positiv. Eine Serokonversion mit Nachweis von IgA- und IgM-Antikörpern ist erst zwei Wochen nach Erkrankungsbeginn nachweisbar.

Zur **Behandlung** wird als Antibiotikum Erythromycin oder andere Makrolidantibiotika für 2 Wochen verabreicht. Diese Behandlung vernichtet zwar die Erreger und verringert das Risiko der Weiterverbreitung der Krankheit, kann aber im Stadium convulsivum den Krankheitsverlauf selbst nicht mehr beeinflussen. Medikamentöse hustenreizstillende Therapie ist oft nicht sehr erfolgreich. Ganz wesentlich sind kontinuierliche Überwachung und Pflege mit Frischluftzufuhr, Oberkörperhochlagerung und wiederholtem, schonendem Absaugen des zähen Schleims jeweils nach einem Hustenanfall. Auch die Nahrung wird am besten in der Refraktärphase nach einem Hustenanfall verabreicht: anfangs flüssig-breiige Kost und Vermeidung von reizenden, bröselnden Speisen. Bei einem Apnoeanfall sind Ablenkungsversuche durch lautes Anreden, Bewegung der Arme des Patienten, Hochziehen an den Armen (Patient wird zur Atmung veranlasst) empfohlen. Bei schweren Verlaufsformen mit Zyanoseanfällen ist Sauerstoffgabe, selten Beatmung und Kortikosteroidbehandlung der für die Hustenanfälle verantwortlichen Enzephalopathie indiziert. Wegen des schweren Verlaufs bei jungen Kindern sollten alle Säuglinge im Krankenhaus behandelt und im ersten Lebenshalbjahr auch mit einem Monitor überwacht werden. Die Wertigkeit des Immunglobulins ist umstritten, eine neue intravenöse Zubereitung scheint eher Erfolg versprechend.

Impfung inkl. kurzer Historie

Eine brauchbare Impfung aus Ganzzellzubereitung wurde 1945 zugelassen und zunehmend verwendet. Die Immunogenität der Vakzine wurde immer im Mäuse-Protektionstest gemessen, welcher ziemlich mit der klinischen Wirksamkeit korreliert. Da es bis heute keinen verlässlichen Labortest für die klinische Wirksamkeit beim Menschen gibt, sind jedoch Studien an menschlichen Probanden (Feldstudien oder Haushaltskontaktstudien) zur Beurteilung der Wirksamkeit notwendig.

Entwicklung des DTaP-Impfstoffes in Japan: Wegen tatsächlicher oder vermeintlicher Nebenwirkungen wurde die Impfung in Japan im Jänner 1975 ausgesetzt. Im April 1975 wurde die Wiedereinführung für Kinder nach dem 2. Geburtstag empfohlen, sodass zwei Jahrgänge ungeimpft blieben. Die dadurch entstandene Pertussisepidemie war der Anlass zur Entwicklung von azellulären Pertussisimpfstoffen (aP, 6 Firmen), welche ab 1981 als Massenimpfung eingesetzt wurden.

Nach placebokontrollierten Wirksamkeitsstudien in Schweden (1986/87) mit Schutzrate von 69% nach 2 Dosen und einer retrospektiven und prospektiven offenen Studie in Japan an Haushaltskontakten mit einer Schutzrate von 81% nach 3 oder 4 Dosen wurden die Impfstoffe der Firmen Takeda (1991) und Biken (1992) auch in den USA zugelassen.

Impfstoffe in Österreich, Impfschema (Kombinationsmöglichkeiten)

Kombinationsimpfstoffe:
- Act-HIB plus DPT-Doppelkammer-Spritzampulle®, 2 I.E. Bordetella pertussis, Pasteur Mérieux MSD (= DPwT und daher nicht mehr zu empfehlen)
- DTaP Vakzine SSI®, 40 µg Pertussis-Toxoid, Statens Serum Institut Kopenhagen
- DTaP-IPV Vakzine SSI®, 40 µg Pertussis-Toxoid, Statens Serum Institut Kopenhagen
- Infanrix (DTPa-Impfstoff)-Fertigspritze®, 25 mcg Pertussis-Toxoid, 25 mcg Filamentöses Hämagglutinin, 8 mcg Pertactin, SmithKline Beecham
- Infanrix + Hib-Injektionsspritze und Durchstichflasche®, 25 µg Filamentöses Hämagglutinin, 25 µg Pertussis-Toxoid, 8 µg Pertactin, SmithKline Beecham
- Infanrix™-Hib+IPV, 25 µg Filamentöses Hämagglutinin, 25 µg Pertussis-Toxoid, 8 µg Pertactin, SmithKline Beecham
  In diesen Impfstoffen der Fa. SmithKline Beecham ist die azelluläre Perttussiskomponente „Pa" ein Dreikomponentenimpfstoff.
- Tetravac™ Diphtherie-, Tetanus-, azelluläre Pertussis- und inaktivierte Poliomyelitisvakzine, adsorbiert, Pasteur Mérieux; gereinigtes Pertussistoxoid (PT) 25 µg, gereinigtes filamentöses Hämagglutinin (FHA) 25 µg
- Pentavac™ Diphtherie-, Tetanus-, azelluläre Pertussis- und inaktivierte Poliomyelitisvakzine, adsorbiert und konjugierte Haemophilus influenzae Typ b-Vakzine, Pasteur Mérieux; gereinigtes Pertussistoxoid (PT) 25 µg, gereinigtes filamentöses Hämagglutinin (FHA) 25 µg

Nach dem österreichischen Impfplan wird die Grundimmunisierung im 3. Lebensmonat als Kombinationsimpfung gegen Diphtherie, Pertussis, Tetanus, Haemophilus influenzae und Poliomyelitis begonnen. Drei Teilimpfungen in monatlichem Abstand sind von einer Auffrischungsimpfung zwischen dem 12. und 18. Lebensmonat gefolgt. Nach dem 6. Lebensjahr wird derzeit in Österreich keine Pertussis-Impfung durchgeführt.

Immunogenität und Effektivität

Der Schutzmechanismus der Impfung ist noch ungeklärt: Antikörpertiter korrelieren nicht mit Schutz vor Erkrankung – möglicherweise ist die T-Zell-Antwort von Bedeutung.

Biologisch aktive Proteine der Bordetella-pertussis-Infektion

Abkürzung	Protein	Eigenschaften
PT	Pertussistoxin = Lymphozytosefaktor	Hüllenprotein mit mehreren biologischen Wirkungen
FHA	filamentöses Hämagglutinin	Oberflächenprotein mit Adhäsionseigenschaft
PRN	Pertactin = 69kD Protein	Membranprotein mit Adhäsionseigenschaft
FIM	Fimbrien oder Agglutinogen	6 Typen; Typ 1 findet sich bei allen Stämmen mit Adhäsionseigenschaft

Wenn Antikörper gegen Pertussis-Toxin als Maß für einen Schutz vor Erkrankung genommen werden, finden sich 10 Jahre nach der Impfung mit dem azellulären Impfstoff bei 77% ein positives Ergebnis, wobei interkurrenter Kontakt mit dem Erreger auch von Bedeutung sein kann.

Von inzwischen 13 vorhandenen Impfstoffen wurden in zwei großen Studien (gesponsert von NIH und NIAID in denUSA) in Schweden und Italien vier Impfstoffe umfangreich getestet. Weitere Studien erfolgten in der BRD und Senegal.

Studien zur klinischen Wirksamkeit der azellulären Pertussisvakzine

Ort und Sponsor	Design	Impfstoff	n =	Schutzrate gegen typische Pertussis (%)
Stockholm NIH-NIAID	doppelblind prospektiv	SKB-2 (PT,FHA)	2538	59
		CC-5 (PT,FHA,PRN,FIM2+3)	2551	85
		DTwP Con	2001	48
		DT	2538	
Göteborg NIH-NICHD	doppelblind prospektiv	AM-1 (PT)	1670	71
		DT	1665	
Rom NIH-NIAID	doppelblind prospektiv	SKB-3 (PT,FHA,PRN)	4481	84
		CB-3 (PT,FHA,PRN)	4452	84
		DTwP Con	4348	36
		DT	1470	

Nebenwirkungen und Kontraindikationen

Es war immer bekannt, dass die Pertussiskomponente für die starken systemischen Reaktionen der DTP-Impfung hauptverantwortlich ist.

Nebenwirkungen innerhalb von 48 h nach DTwP
Pediatrics 68: 650–660, 1981

Nebenwirkung		Häufigkeit pro Dosis
Lokal	Rötung	1/3
	Schwellung	2/5
	Schmerz	1/2
Systemisch mäßig	Fieber >38° C	1/2
	Benommenheit	1/3
	Reizbarkeit	1/2
	Erbrechen	1/15
	Appetitstörung	1/5
Systemisch schwer	Schreien > 3 h	1/100
	schrilles Schreien	1/900
	Fieber > 40,5° C	1/330
	hypoton-hyporesponsive Episode (HHE)	1/1.750
	Krampfanfall	1/1.750
	akute Enzephalopathie*	1/110.000
	bleibende neurologische Schädigung*	1/310.000

* = Auftreten innerhalb von 7 Tagen nach der Impfung

Wenn in späteren Jahren solche Kinder mit Enzephalopathie oder bleibender neurologischer Schädigung genau untersucht wurden, ließ sich immer eine neurologische Grundkrankheit feststellen, die schon vor der Impfung bestanden hatte.

Der azelluläre Impfstoff zeichnet sich durch deutlich weniger Nebenwirkungen aus und sollte deshalb statt der alten Ganzkeimvakzine verwendet werden.

Schwere Nebenwirkungen der azellulären Pertussis-Impfung
in verschiedenen Studien (Ereignisse pro 10.000 Dosen)

Studie	Impfstoff	Fieber ≥ 40° C	Schreien ≥ 3 h	HHE	Krampf
Stockholm	SKB-2	5,1	2,6	0,0	2,6
	CC-5	2,6	5,2	1,3	0,0
	DPT Con	**45,7**	**37,5**	**8,4**	**1,6**
	DT	9,1	1,3	0,0	**2,6**
Erlangen	WL-4	0,6*	20,1	0,0	0,6
	DPT Led	1,9*	88,5	0,0	2,5
	DT	**2,1***	27,9	0,0	0,0

* =40,5° C

Für DTaP und DTwP nehmen die Lokalreaktionen wegen der „D"-Komponente an Häufigkeit und Schwere mit den folgenden Impfungen zu.

Die ausreichende Immunogenität und die deutlich bessere Verträglichkeit der azellulären Pertussisvakzine, welche in mehreren und großen Studien belegt ist, sprechen eindeutig für die Bevorzugung des azellulären Impfstoffes.

Als **Kontraindikationen** *der Pertussis-Impfung gelten:*
- **akute Erkrankungen jeglicher Art, ausgenommen banale Infekte der Luftwege oder Durchfallserkrankungen, wenn die Körpertemperatur nicht über 38° C ist, und**
- anaphylaktische Reaktionen nach vorangegangenen Impfungen,
- Enzephalopathie innerhalb von 7 Tagen nach einer vorangegangenen Impfung.
- progressive, ungeklärte oder mit häufigen Krampfanfällen einhergehende neurologische Erkrankungen (als relative Kontraindikation).

Sorgfältige Überlegung einer Wiederimpfung ist angezeigt, wenn nach einer vorangegangenen Impfung ein Krampfanfall, unbeeinflussbares mehrstündiges Schreien, Fieber über 40,5° C oder ein schockähnlicher Zustand (hypoton-hyporesponsive Episode = HHE) aufgetreten ist.

Die Inkubationsimpfung ungeimpfter, vor allem aber teilweise immunisierter exponierter Kinder wird vielfach empfohlen und erscheint – zusätzlich zur antibiotischen Prophylaxe im Säuglingsalter – sinnvoll.

Spezielle Fragestellungen

Da die Impfung einen Schutz für maximal 12 Jahre vermittelt und durch den impfbedingten Rückgang der Erkrankungsfälle keine weitere Immunisierung mehr eintritt, sind immer mehr Erwachsene für Pertussis empfänglich, erkranken daran weniger typisch, bleiben ohne korrekte Diagnose und verbreiten die Erkrankung. Zur Lösung des Pertussis-Problems wäre bei Verfügbarkeit eines wenig reaktogenen Impfstoffes eine Booster-Immunisierung der Schulkinder und Erwachsenen sicher sinnvoll, obwohl die Impfung derzeit nach dem 7. Lebensjahr nicht empfohlen wird.

Weiterführende Literatur

Bruss JB, Malley R, Halpern S, et al (1999) Treatment of severe pertussis: a study of the safety and pharmacology of intravenous pertussis immunoglobulin. Pediatr Infect Dis J 18: 505–511

Cherry J (Guest editor) (1997) Update on pertussis and diphtheria-tetanus toxoids-pertussis vaccination. Pediatr Infect Dis J 16 (4, supplement)

Kommissionsbericht (1999) Zur Verhütung der Pertussis durch Inkubationsimpfung. Monatschr Kinderheilkd 147: 613–614

Olin P, Rasnussen F, Gustafsson L, Hallander HO, Heijbel H (1997) Randomized controlled trial of two-component three-component and five-component acellular pertussis vaccines compared with whole-cell pertussis vaccine. The Lancet 350: 1569–1577

Pichichero ME (1996) Acellular Pertussis Vaccines. Drug Safety 15: 311–324

Plotkin SA, Orenstein WA (1999) Vaccines, 3rd edn. WB Saunders, pp 293–344

Tindberg Y, Blennow M, Granström M (1999) A ten year follow-up after immunization with a two component acellular pertussis vaccine. Pediatr Infect Dis J 18: 361–365

WHO position paper (1999) Pertussis vaccines. WER 74: 137–143

Masern

Erreger

Das nur humanpathogene Masernvirus ist ein 100–250 nm großes, sphärisches einzelsträngiges RNS-Virus der Gattung Morbillivirus und gehört gemeinsam mit dem Mumpsvirus und dem RS-Virus zur Familie der Paramyxoviren. Von den sechs bekannten Strukturproteinen bilden drei (P, L, N) das Nukleokapsid. Drei Proteine sind in die Virushülle eingebaut: das Fusionsprotein (F), das Hämagglutinin (H) und das Matrixprotein (M). Beim Eindringen in die Zelle bindet sich das Virus mit Hilfe der Proteine F und M an den humanen CD46-Rezeptor.

Epidemiologie

Masern sind weltweit endemisch verbreitet, eine besondere Häufung der Erkrankungszahlen wird im späten Winter und im Frühjahr festgestellt. Ohne Impfung kommt es alle 2–3 Jahre zu Epidemien, wobei hauptsächlich Kinder zwischen 6 Monaten und 9 Jahren erkranken. In Entwicklungsländern ist die Sterblichkeit an Masern auch jetzt noch hoch (bis zu 1 Million Todesfälle pro Jahr vor allem bei Säuglingen). Wegen der hohen Infektiosität erkranken über 95% der exponierten Personen an Masern. Wird nicht geimpft, *erkranken fast alle Kinder* bis zum 15. Lebensjahr an Masern. Mit zunehmender Durchimpfungsrate verringert sich die Zahl der Erkrankten, das Erkrankungsalter verlagert sich aber in das 2. Lebensjahrzehnt oder Erwachsenenalter. Bei Erwachsenen verlaufen die Masern meist schwerer. Da für das Masernvirus der Mensch der einzige Wirt ist und das Masernvirus stabil ist, können die Masern durch die Impfung bei genereller und konsequenter Anwendung eliminiert werden. In Finnland oder Tschechien ist dies bereits der Fall, in den USA (mit 250 Mio. Einwohnern) wurde 1998 mit 89 Fällen der bisher niedrigste Wert registriert. Die Impfung ist sehr kosteneffektiv und hat in den USA z. B. im Jahr 1994 durch das Impfprogramm direkte Kosten von 2,2 Milliarden $ und indirekte Kosten von 1,6 Milliarden $ erspart.

Die Durchimpfungsrate ist in Österreich wie in mehreren anderen europäischen Staaten nicht ausreichend. Infolge einer deshalb Mitte der 90er-Jahre in Österreich aufgetretenen Masernepidemie mit zirka 30.000 Erkrankungsfällen (mit entsprechenden Komplikationen und in der Folge auch drei kindlichen SSPE-Fällen) erfolgte eine teuer erkaufte natürliche

Immunisierung der Bevölkerung. Da Masernepidemien in Abhängigkeit von der Durchimpfungsrate und von der Besiedlungsdichte alle paar Jahre auftreten (zirka alle vier Jahre in städtischen, alle 6 Jahre in ländlichen Gebieten) sind konsequente Durchimpfungen eine eminent wichtige gesundheitspolitische Aufgabe.

Infektionsquelle und Übertragung

Die Übertragung erfolgt durch Tröpfcheninfektion (durch Husten oder Niesen) direkt von Mensch zu Mensch, fast nie auf räumliche Distanz (von Raum zu Raum) und nur ausnahmsweise in kurzem zeitlichen Abstand innerhalb des selben Raums als sogenannte „fliegende" Infektion. Die Viren verlieren außerhalb des Körpers rasch ihre Infektiosität, und einige Minuten Lüften eines Raumes genügen, um die Infektion einer danach den Raum benützenden Person zu vermeiden. Die Ausscheidung des Virus ist einige Tage vor bis 4 Tage nach Beginn des Exanthems nachweisbar, in dieser Zeit sind die Erkrankten infektiös.

Inkubationszeit: 8–12 Tage

Krankheitsbild, Diagnose, Therapie

Die Masern äußern sich durch ein bereits infektiöses Prodromalstadium mit Schnupfen, trockenem Husten, Fieber bis 38,5° C und geröteten Bindehäuten. Gegen Ende des Prodromalstadiums und am ersten Tag des Exanthems findet man ein typisches Enanthem mit Koplik'schen Flecken (weiße kalkspritzerartige Epithelnekrosen an der Wangenschleimhaut gegenüber den Backenzähnen). Das makulopapulöse Exanthem beginnt 14 Tage nach der Exposition gleichzeitig mit hohem Fieber am Kopf hinter den Ohren und breitet sich innerhalb von drei Tagen auf den Stamm und die Extremitäten aus, wobei die anfangs punktförmigen Effloreszenzen oft entsprechend dem zeitlichen kraniokaudalen Auftreten zusammenfließen. Es blasst dann unter bräunlicher Verfärbung und leichter Schuppung wieder ab. Der Höhepunkt des Fiebers (bis 40° C) ist 2–3 Tage nach Auftreten des Exanthems erreicht. Eine mäßige Halslymphknotenschwellung kann vorkommen. Meist fällt das Fieber dann rasch und endgültig ab; persistierendes Fieber weist auf bakterielle oder andere Komplikationen hin.
Komplikationen sind Mittelohrentzündung (7–9 %), Lungenentzündung (1–6 %) und Enzephalitis (0,01–0,2 %). Die immer tödliche subakute sklerosierende Panenzephalitis kommt bei 0,001% vier bis acht Jahre nach früher Masernerkrankung vor. Seltene Komplikationen sind Durchfall, Thrombozytopenie, Hepatitis, Appendizitis, Myoperikarditis, Stevens-Johnson-Syndrom u. a.

Die Erkrankung hinterlässt eine lebenslange stabile Immunität.

Die **Diagnose** ist bei Epidemien klinisch ziemlich sicher zu stellen, bei Einzelerkrankungen jedoch serologisch durch Antikörpernachweis (IgG und IgM) zu sichern, weil gerade im Kleinkindesalter klinische Fehldiagnosen bis zu 20% möglich sind.

Es gibt keine spezifische **Therapie**; eine Behandlung ist gegen die Symptome und evtl. bakterielle Zusatzinfektionen gerichtet.

Impfung inkl. kurzer Historie

Nach Isolierung des Masernvirus im Jahr 1954 gelang durch Formalin-Inaktivierung und Aluminium-Ausfällung aus dem Edmonston-Stamm die Entwicklung eines Totimpfstoffes, welcher von 1963 bis 1967 verwendet wurde. Danach wurden aus verschiedenen Stämmen (z. B. Edmonston B ab 1963, Schwarz ab 1965 und Moraten ab 1968) Impfstoffe mit vermehrungsfähigen, attenuierten Masernviren entwickelt.

Impfstoffe in Österreich, Impfschema (Kombinationsmöglichkeiten)

Lyophilisiert getrockneter Lebendimpfstoff aus attenuierten Viren wird subkutan als Kombinationsimpfstoff mit Mumps und Röteln verabreicht:

- M-M-R-II® (Masern-Mumps- und Röteln-Lebendvirus-Vakzine MSD), abgeschwächte Masern-Viruslinie des nach Enders abgeschwächten Edmonston-Stammes, Jeryl-Lynn-Stamm (B-Linie) des Mumpsvirus, abgeschwächte Röteln-Viren des Stammes Wistar RA 27/3, Pasteur Mérieux MSD
- Priorix® (Masern-Mumps-Röteln-Lebendimpfstoff): lyophilisierter Kombinationsimpfstoff aus abgeschwächten (attenuierten) Masern- (Stamm Schwarz), Mumps- (Stamm RIT 4385, Herkunft Jeryl Lynn) und Rötelnviren (Stamm Wistar RA27/3), SmithKline Beecham
- Triviraten®, Berna (SSVI), in Österreich nicht registriert – auf Bestellung; Edmonston Zagreb attenuierter Masernstamm, Wistar RA27/3 attenuierter Rötelnstamm, Rubini attenuierter Mumps-Stamm. Die Viren sind auf humanen diploiden Zellen gezüchtet. Obwohl der Rubini-Stamm weniger immunogen ist, kann Triviraten bei Personen mit vorangegangenen schweren Anaphylaxien gegen Eiereiweiß als Impfstoff in Betracht gezogen werden.

Die Kombinationsimpfung MMR wird zweimal empfohlen: 14. Lebensmonat und vor Schuleintritt. Eine versäumte zweite Impfung sollte (spätestens) im 13. Lebensjahr nachgeholt werden.

Zur Passiv-Prophylaxe:

- Endobulin Pro-Tim (Immunglobulin human zur intravenösen Anwendung)®, Österreichisches Institut für Hämoderivate: 1 ml/kg KG
- Gamma-Globulin human „Kabi"®, Pharmacia & Upjohn: 0,2 ml/kg innerhalb von 5 Tagen nach der Exposition. Die Schutzwirkung hält etwa 3 Wochen.

Immunogenität und Effektivität

Die Impfung bewirkt bei 96–99% der Geimpften die Bildung von IgM-, IgG- und IgA-Antikörpern, welche ab dem 12. Tag nachweisbar sind und ihren Gipfel innerhalb von 21–28 Tagen erreichen. In geringen Mengen sind auch sIgA-Antikörper im Nasensekret nachweisbar. Die gegenüber der natürlichen Infektion etwas niedrigeren Antikörper ergaben bisher auch 15 Jahre nach einer einmaligen Impfung eine Schutzrate von 90 bis 95%. Da durch den geringen Prozentsatz der primären Impfversager mit den Jahren eine beträchtliche Zahl empfänglicher Personen vorhanden ist, damit die Epidemiegefahr wieder ansteigt und die Erkrankung bei diesen dann älteren Personen schwerer verläuft, wird in vielen Ländern eine zweite Impfung (meist zu Schuleintritt) zur Schließung der Impflücke empfohlen. Andere Länder setzen zusätzliche „nationale Immunisierungstage" zur Erfassung aller empfänglichen Kinder ein.

Nebenwirkungen und Kontraindikationen

Ab dem 5. bis zum 12. Tag können die Impflinge (ca. 5–15%) Fieber über 39° C etwa 1–2 (maximal 5) Tage lang entwickeln. Gelegentlich treten in diesem Zusammenhang auch Fieberkrämpfe (ohne Spätfolgen) auf. Bei 5% kommt es zu einem leichten Exanthem (sog. Impfmasern) 7 bis 10 Tage nach der Impfung. Eine postinfektiöse Thrombozytopenie kann nach Röteln und Masern vorkommen. Nach der MMR-Impfung wurde eine Häufigkeit von 0,6 bis 3 auf 100.000 beschrieben, was wahrscheinlich auf die Rötelnkomponente zurückzuführen ist. Berichte über Enzephalitis-Symptome liegen nur vereinzelt vor (1:1,000.000), wobei diese Zahl die normale Altersmorbidität nicht überschreitet.

Als **Kontraindikationen** sind angegeben:

- Schwangerschaft; bei Frauen im gebärfähigen Alter sollte eine Schwangerschaft drei Monate nach der Impfung vermieden werden.
- bekannte Anaphylaxie gegen Impfstoffbestandteile (Neomycin, Eier). Personen mit nichtanaphylaktischen Allergien gegen Eiereiweiß sind nicht gefährdet.
- akute fieberhafte Erkrankungen, und aktive unbehandelte Tuberkulose
- Patienten unter Therapie mit Immunosuppressiva, ausgenommen Substitutionstherapie z. B. bei Mb. Addison

- Patienten mit malignen Erkrankungen, welche das Knochenmark oder das lymphatische System schädigen
- Patienten mit primären Immunmangelzuständen
- Nach Gabe von Plasma, Immunglobulinen oder immunsuppressiv wirkenden Medikamenten kann frühestens 3 Monate nach dem Absetzen dieser Therapie gegen Masern geimpft werden.

Kinder mit HIV-Infektion ohne AIDS-Symptomatik können geimpft werden.

Spezielle Fragestellungen

Mütterliche Antikörper schützen in den ersten Lebensmonaten vor Erkrankung. Sie können auch die Wirkung der Lebendimpfung verhindern, weshalb die Impfung meist erst im 2. Lebensjahr empfohlen ist. Besteht ein hohes Infektionsrisiko, kann bereits ab dem 6. Lebensmonat geimpft werden. In diesem Fall sollte jedoch eine weitere Impfung im 15. Lebensmonat erfolgen, da die Effizienz der Impfung in diesem frühen Lebensalter (wegen der mütterlichen „Leihimmunität" beim Kind) noch gering ist. Eine „Abriegelungsimpfung" von besonders exponierten Kindern unter einem Jahr kann aus epidemiologischen Gründen wünschenswert sein.

Passivprophylaxe: Die passive Immunisierung sollte nur bei Kontraindikationen zur Impfung, vor allem bei Immundefekten oder bei chronisch kranken Kindern, wenn die aktive Immunisierung zu spät wirken würde, eingesetzt werden. Eine zu spät verabreichte Immunglobulingabe wird für einen protrahierten oder schweren Verlauf angeschuldigt. Eine passive, maximal 3 Monate anhaltende Immunität kann bei Kontaktpersonen durch Gabe von Normalimmunglobulin wenige Tage vor oder möglichst bald (maximal innerhalb von 5 Tagen) nach dem Kontakt mit Virusausscheidern erzielt werden. Wenn im Lebensbereich von masernempfänglichen Säuglingen, Patienten mit (angeborenen oder erworbenen) Immundefekten oder Schwangeren eine Maserninfektion ausbricht, ist es wegen der Gefährlichkeit der Masern angezeigt, mit Masern-Immunglobulin (0,2– 0,4 ml/kg KG i.m.) zu schützen. Patienten mit angeborenen oder erworbenen Immundefekten sollten 0,5 ml/kg KG erhalten. Die Maximaldosis ist jeweils 15 ml.

Ab einem Alter von 14 Monaten soll bei Masernexposition innerhalb von 72 Stunden die aktive Impfung (sog. **Inkubationsimpfung**) vorgenommen werden.

Weiterführende Literatur

CDC (1998) Measles, Mumps, and Rubella –Vaccine Use and Strategies for Elimination of Measles, Rubella, and Congenital Rubella Syndrome and Control of Mumps: recommendations of the Advisory Committee on Immunization Practices (ACIP). MMWR 47 (RR-8): 1–57

Long SS, Pickering LK, Prober CG (1997) Principles and Practice of Pediatric Infectious Diseases. Churchill Livingstone

Plotkin SA, Orenstein WA (1999) Vaccines, 3rd edn. WB Saunders, pp 222–266

James JM, Burks AW, Roberson PK et al (1995) Safe administration of the measles vaccine to children allergic to eggs. N Engl J Med 332: 1262–66

Mumps

Erreger

Das Mumpsvirus ist ein 200 nm durchmessendes RNS-Virus des Genus Rubulavirus aus der Familie der Paramyxoviren. Es besitzt sechs Strukturproteine, wovon zwei – nämlich das Hämagglutinin-Neuraminidase-Protein (HN) und das Fusions-Protein (F) – für die Anhaftung an der Zelle und Fusion verantwortlich sind. Vier weitere Strukturproteine innerhalb des Virions und Nichtstrukturproteine spielen für die Immunantwort keine Rolle.

Epidemiologie

In nicht geimpften Populationen kommen wegen der Infektiosität des Virus Endemien in der Altersgruppe von 5–9 Jahren mit Gipfel in den Monaten Jänner bis März vor. Nicht immune Haushaltsmitglieder von Erkrankten werden zu über 80% angesteckt. Im Abstand von 2–3 Jahren kann man in der ungeimpften Bevölkerung eine Epidemie erwarten, was schließlich dazu führt, dass etwa 90% der Bevölkerung bis zum 15. Lebensjahr eine natürliche Mumpsinfektion durchgemacht haben. Man schätzt, dass mindestens 30% fast symptomlos und daher unerkannt verlaufen.

Infektionsquelle und Übertragung

Kontakt- oder Tröpfcheninfektion durch die Schleimhaut des Nasen-Rachen-Raumes von erkrankten Personen. Zur Übertragung ist meist enger Kontakt oder gemeinsame Benützung von Ess- oder Trinkgeschirr notwendig. Die Infektiosität ist einige (6) Tage vor bis 7 Tage nach Beginn der Speicheldrüsenschwellung gegeben.

Inkubationszeit: 18–21 (12–35) Tage.

Krankheitsbild, Diagnose, Therapie

Die Erkrankung ist bei 30–50% der Infizierten durch nichteitrige anfangs einseitige, dann bei 70% beidseitige Schwellung der Ohrspeicheldrüse (Parotitis) und auch der anderen Speicheldrüsen sowie oft durch Fieber und

Kopfschmerzen gekennzeichnet. Das Fieber dauert meist 3–5 Tage, die Schwellung der Speicheldrüse 7–10 Tage. Die Hälfte der Infizierten weist – besonders im Vorschulalter – nur Symptome eines Atemwegsinfektes auf. Das Virus ist neurotrop und bei 50% der Erkrankten lässt sich eine Erhöhung der Liquorzellzahl nachweisen; 1–10% der Erkrankten zeigen – mit oder ohne Parotitis – klinische Zeichen einer Hirnhautentzündung (Knaben 2–3mal so häufig wie Mädchen); 0,5% der Erkrankten weisen Zeichen einer Enzephalitis auf. Als häufigster Dauerschaden ist eine (meist einseitige) Taubheit bekannt. Bei 4% der Erkrankten kommt es zu einer meist milden Pankreatitis; ein Zusammenhang mit Diabetes mellitus ist nicht erwiesen. Bei männlichen Jugendlichen nach Einsetzen der Pubertät und jungen Männern ist eine Hodenentzündung (Orchitis) bei 14–35% eine häufige, Sterilität jedoch eine seltene Komplikation. Andere ganz seltene Komplikationen sind Arthritis, Nephritis, Mastitis oder Thyreoiditis, evtl. Myokarditis. Nach der Ausheilung besteht eine lebenslange Immunität.

Die Diagnose kann durch serologische Untersuchung (ELISA, KBR) oder Virusnachweis mittels PCR bzw. Virusisolierung aus Speichel, Liquor oder Harn gesichert werden.

Es gibt keine spezifische Therapie; die Behandlung ist deswegen nur symptomatisch (Fieber- und Schmerzmittel, Infusionen bei Erbrechen).

Impfung inkl. kurzer Historie

Seit 1967 gibt es eine nahezu apathogene, stabile Mumps-Lebendvakzine, die ein abgeschwächtes Mumpsvirus (Jeryl-Lynn-B-Stamm) enthält. Von den zehn verschiedenen Mumpsimpfvirusstämmen sind der Rubini-Stamm wegen seiner geringen Wirksamkeit und der Urabe-Stamm wegen der relativen Häufigkeit einer serösen Meningitis kaum mehr in Verwendung.

Impfstoffe in Österreich, Impfschema (Kombinationsmöglichkeiten)

Lyophilisiert getrockneter Lebendimpfstoff aus attenuierten Viren (Stamm Jeryl-Lynn) wird subkutan – meist als Kombinationsimpfstoff mit Masern und Röteln – verabreicht.

Kombinationsimpfstoffe:
- M-M-R-II® (Masern-Mumps- und Röteln-Lebendvirus-Vakzine MSD), abgeschwächte Masern-Viruslinie des nach Enders abgeschwächten Edmonston-Stammes, Jeryl-Lynn-Stamm (B-Linie) des Mumpsvirus, abgeschwächte Röteln-Viren des Stammes Wistar RA27/3, Pasteur Mérieux MSD

- Priorix® (Masern-Mumps-Röteln-Lebendimpfstoff): lyophilisierter Kombinationsimpfstoff aus abgeschwächten (attenuierten) Masern- (Stamm Schwarz), Mumps- (Stamm RIT 4385, Herkunft Jeryl Lynn) und Rötelnviren (Stamm Wistar RA27/3), SmithKline Beecham
- Triviraten®, Berna (SSVI), in Österreich nicht registriert – auf Bestellung; Edmonston Zagreb attenuierter Masernstamm, Wistar RA27/3 attenuierter Rötelnstamm, Rubini attenuierter Mumps-Stamm. Die Viren sind auf humanen diploiden Zellen gezüchtet. Obwohl der Rubini-Stamm weniger immunogen ist, kann Triviraten bei Personen mit vorangegangenen schweren Anaphylaxien gegen Eiereiweiß als Impfstoff in Betracht gezogen werden.

Die Kombinationsimpfung MMR wird zweimal empfohlen: 14. Lebensmonat und vor Schuleintritt. Eine versäumte zweite Impfung sollte (spätestens) im 13. Lebensjahr nachgeholt werden.

Zur Passiv-Prophylaxe:
- Endobulin Pro-Tim (Immunglobulin human zur intravenösen Anwendung)®, Österreichisches Institut für Hämoderivate; enthält kein Konservierungsmittel): 1 ml/kg KG
  Nur für Immunsupprimierte zu überlegen!

Immunogenität und Effektivität

Die Impfung bewirkt nach 4–5 Wochen bei 92–97% der Geimpften die Bildung von IgM- und IgG-Antikörpern. Nach einmaliger Impfung wurde bei 75–91% der Geimpften ein Schutz vor Erkrankung beschrieben. Die gegenüber der natürlichen Infektion etwas niedrigeren Antikörper waren bisher auch 12 Jahre nach einer einmaligen Impfung nachweisbar.

Nebenwirkungen und Kontraindikationen

Gelegentlich werden mäßiges Fieber und Parotisschwellung 10–14 Tage nach der Impfung beobachtet. Selten sind Ausschlag, Juckreiz oder punktförmige Hautblutungen.
Bei Verwendung des Urabe-Impfstammes wurde bei einem von 2.000 Impflingen eine Virus-Meningitis beobachtet.
Die Furcht vor der Induzierung eines Insulinmangeldiabetes durch die Impfung ist nicht begründet.
Als **Kontraindikationen** sind angegeben:
- Schwangerschaft; bei Frauen im gebärfähigen Alter sollte eine Schwangerschaft drei Monate nach der Impfung vermieden werden.
- bekannte Anaphylaxie gegen Impfstoffbestandteile (Neomycin, Eier). Personen mit nicht-anaphylaktischen Allergien gegen Eiereiweiß sind nicht gefährdet.

- akute fieberhafte Erkrankungen und aktive unbehandelte Tuberkulose
- Patienten unter Therapie mit Immunosuppressiva, ausgenommen Substitutionstherapie z. B. bei Mb. Addison
- Patienten mit malignen Erkrankungen, welche das Knochenmark oder das lymphatische System schädigen
- Patienten mit primären Immunmangelzuständen
- Nach Gabe von Plasma, Immunglobulinen oder immunsuppressiv wirkenden Medikamenten kann frühestens 3 Monate nach dem Absetzen dieser Therapie gegen Masern geimpft werden.

Kinder mit HIV-Infektion ohne AIDS-Symptomatik können geimpft werden.

Spezielle Fragestellungen

Nach Gabe von Immunglobulinen oder immunsuppressiv wirkenden Medikamenten kann frühestens 3 Monate (besser 6 Monate) nach dem Absetzen dieser Therapie gegen Mumps geimpft werden.

Bei der Impfung von erwachsenen Frauen sollte eine Schwangerschaft in den drei Monaten nach der Impfung vermieden werden.

Weiterführende Literatur

CDC (1998) Measles, Mumps, and Rubella-Vaccine Use and Strategies for Elimination of Measles, Rubella, and Congenital Rubella Syndrome and Control of Mumps: recommendations of the Advisory Committee on Immunization Practices (ACIP). MMWR 47 (RR-5): 1–57

Long SS, Pickering LK, Prober CG (1997) Principles and Practice of Pediatric Infectious Diseases. Churchill Livingstone

Plotkin SA, Orenstein WA (1999) Vaccines, 3rd edn. WB Saunders, pp 267–292

Röteln

Erreger

Das Rötelnvirus ist ein 60–70 nm durchmessendes RNS-Virus der Gattung Rubiviren aus der Familie der Togaviren. Das Virus besitzt eine Lipidhülle und beinhaltet drei Proteine: E1 und E2 sind in der Hülle lokalisiert, ein weiteres im Core des Virus. E1 ist ein Glykoprotein und besitzt neutralisierende und hämagglutinierende Epitope. Es ist nur ein Serotyp bekannt. Ein „antigen drift" wurde bisher nicht beobachtet.

Epidemiologie

In nicht geimpften Populationen kommt es wegen der Infektiosität des Virus alle Jahre zu Endemien, wobei hauptsächlich Kinder im Alter von 6–10 Jahren erkranken. Zusätzlich treten zirka alle 7 Jahre größere Epidemien auf, weil etwa 10%–20% junger Erwachsener ohne Impfung ungeschützt sind.

Infektionsquelle und Übertragung

Kontakt- oder Tröpfcheninfektion durch die Schleimhaut der Atemwege von erkrankten Personen.
Inkubationszeit: 18 (14–21) Tage

Krankheitsbild, Diagnose, Therapie

Röteln sind eine ansteckende Viruserkrankung mit mildem Verlauf, feinfleckigem Ausschlag und Lymphknotenschwellungen. Bei Erwachsenen, besonders bei jungen Frauen, kann gelegentlich eine Arthritis der Knie- und Fingergelenke auftreten. Seltene Komplikationen sind Thrombozytopenie (1/3.000) oder Enzephalitis. Bei etwa einem Drittel der Infizierten verläuft die Krankheit klinisch stumm!
Schwerwiegende Folgen hat die Röteln-Erkrankung in der Frühschwangerschaft wegen der Infektion des Ungeborenen (Röteln-Embryopathie) mit Blindheit, Taubheit und Herzfehler, geistiger Behinderung, Autismus u. a. des Kindes.
Die Erkrankung hinterlässt eine lebenslange stabile Immunität.
Da die Röteln häufig atypisch verlaufen oder andere Viruserkrankungen

ein rötelnähnliches Bild verursachen können, muss die **Diagnose** durch serologische Untersuchung (ELISA, HHT) gesichert werden.
Es gibt keine spezifische **Therapie;** eine Behandlung ist wegen der geringen Symptome meist nicht erforderlich.

Impfung inkl. kurzer Historie

Nach Isolierung des Rötelnvirus im Jahr 1962 gelang die Entwicklung eines Impfstoffes, welcher 1969 in den Handel kam. Die zuerst entwickelten Impfvirusstämme HPV-77 und Cendehill wurden rasch durch den auf humanen diploiden Fibroblasten gezüchteten Stamm Wistar RA27/3 ersetzt.

Impfstoffe in Österreich, Impfschema (Kombinationsmöglichkeiten)

Lyophilisiert getrockneter Lebendimpfstoff aus attenuierten Viren (Stamm RA27/3) wird subkutan – meist als Kombinationsimpfstoff mit Masern und Mumps – verabreicht.
* Ervevax®, Stamm Wistar RA27/3, SmithKline Beecham
* Rubeaten „Berna"®, Schwarzstamm WISTAR RA27/3, Kwizda

Kombinationsimpfstoffe:
* M-M-R-II® (Masern-Mumps- und Röteln-Lebendvirus-Vakzine MSD), abgeschwächte Masern-Viruslinie des nach Enders abgeschwächten Edmonston-Stammes, Jeryl-Lynn-Stamm (B-Linie) des Mumpsvirus, abgeschwächte Röteln-Viren des Stammes Wistar RA 27/3, Pasteur Mérieux MSD
* Priorix® (Masern-Mumps-Röteln-Lebendimpfstoff): lyophilisierter Kombinationsimpfstoff aus abgeschwächten (attenuierten) Masern- (Stamm Schwarz), Mumps- (Stamm RIT 4385, Herkunft Jeryl Lynn) und Rötelnviren (Stamm Wistar RA27/3), SmithKline Beecham
* Triviraten®, Berna (SSVI), in Österreich nicht registriert – auf Bestellung; Edmonston Zagreb attenuierter Masernstamm, Wistar RA27/3 attenuierter Rötelnstamm, Rubini attenuierter Mumps-Stamm. Die Viren sind auf humanen diploiden Zellen gezüchtet. Obwohl der Rubini-Stamm weniger immunogen ist, kann Triviraten bei Personen mit vorangegangenen schweren Anaphylaxien gegen Eiereiweiß als Impfstoff in Betracht gezogen werden.

Die monovalente Rötelnimpfung wurde früher zur Impfung der Mädchen im 13. Lebensjahr empfohlen. Seit der Empfehlung, alle Kinder im 2. und 7. Lebensjahr mit der Kombinationsimpfung gegen Masern, Mumps und Röteln zu impfen, ist dies nicht mehr notwendig. Bei Fehlen der 2. MMR-Impfung sollte diese spätestens im 13. Lebensjahr nachgeholt werden.

Frauen im gebärfähigen Alter ohne Rötelnimmunität sollten mit monovalenter oder trivalenter Vakzine immunisiert werden.

Passiv-Prophylaxe zur Vorbeugung der Rötelnembryopathie:

- Endobulin Pro-Tim (Immunglobulin human zur intravenösen Anwendung)®, enthält kein Konservierungsmittel, Österreichisches Institut für Hämoderivate: 2–4 ml/kg KG
- Gamma-Venin P®, Centeon: 50 ml enthalten mindestens 500 I.E. Antikörper gegen Rötelnvirus pro ml und sollten gleichzeitig mit mindestens 15 ml Röteln-Immunglobulin i.m. (mit mindestens 4500 I.E. Antikörper gegen Röteln-Virus pro ml) gegeben werden.
- Röteln-Immunglobulin P „Centeon"®, 5 ml, Centeon: Vor und bis zum 5. Tag nach der Exposition 0,3 ml/kg KG i.m., mindestens aber 15 ml in den ersten drei Monaten der Schwangerschaft. Bei anhaltender Gefährdung 15 ml alle 4 Wochen.

Die Immunglobulingabe ist nur bis zum 8. Tag nach Kontaktbeginn (d. i. vor Einsetzen der virämischen Phase) sinnvoll. In dieser Zeit kann das Angehen der Infektion häufig, aber nicht immer verhindert werden.

Immunogenität und Effektivität

Die Impfung bewirkt bei 95–100% der Geimpften die Bildung von IgM- und IgG-Antikörpern innerhalb von 21–28 Tagen. RA27/3 bewirkt auch die Bildung von sIgA-Antikörpern im Nasopharynx. Die gegenüber der natürlichen Infektion etwas niedrigeren Antikörper waren bisher auch 17 Jahre nach einer einmaligen Impfung bei 96% nachweisbar.
Effektivitätsstudien ergaben eine Schutzrate von 95–97%.

Nebenwirkungen und Kontraindikationen

Transiente Arthritis und Arthralgie wurde vor allem beim Impfstamm HPV-77 beobachtet und kann bei erwachsenen Frauen auch beim Stamm RA27/3 bei 13–15% vorkommen. Eine postinfektiöse Thrombozytopenie kann nach Röteln und Masern vorkommen. Nach der MMR-Impfung wurde eine Häufigkeit von 0,6–3 auf 100.000 beschrieben. Neurologische Komplikationen (wie Polyneuropathie, Myelitis, Optikusneuritis oder Guillain-Barré-Syndrom) wurden vereinzelt in zeitlichem Zusammenhang mit der Impfung beschrieben.

Als **Kontraindikationen** sind angegeben:

- Schwangerschaft; bei Frauen im gebärfähigen Alter sollte eine Schwangerschaft drei Monate nach der Impfung vermieden werden.
- bekannte Anaphylaxie gegen Impfstoffbestandteile (Neomycin, Eier). Personen mit nichtanaphylaktischen Allergien gegen Eiereiweiß sind nicht gefährdet.

- akute fieberhafte Erkrankungen und aktive unbehandelte Tuberkulose
- Patienten unter Therapie mit Immunosuppressiva, ausgenommen Substitutionstherapie z. B. bei Mb. Addison
- Patienten mit malignen Erkrankungen, welche das Knochenmark oder das lymphatische System schädigen
- Patienten mit primären Immunmangelzuständen
- Nach Gabe von Plasma, Immunglobulinen oder immunsuppressiv wirkenden Medikamenten kann frühestens 3 Monate nach dem Absetzen dieser Therapie gegen Röteln (und Masern) geimpft werden.

Kinder mit HIV-Infektion ohne AIDS-Symptomatik können geimpft werden.

Spezielle Fragestellungen

Seit langem ist eine Röteln-Schutzimpfung für Mädchen im 13. Lebensjahr empfohlen. Diese erübrigt sich, sofern zwei MMR-Impfungen verabreicht worden sind, bzw. sollte in diesem Alter statt der Röteln-Impfung die 2. MMR-Impfung appliziert werden.

In den Jahren 1979 bis 1995 sind in Österreich vom Institut für Virologie der Universität Wien 26 Fälle von Rötelnembryopathie diagnostiziert worden; seit 1996 ist kein Kind mehr mit dieser Erkrankung bekannt geworden. In all diesen Jahren war aber jeweils eine viel größere Zahl von Rötelninfektionen in der Schwangerschaft (bis zu 90 pro Jahr) Anlass zu einem Schwangerschaftsabbruch. Auch in dieser Hinsicht ist die lückenlose Durchführung der MMR-Impfung im Rahmen des Kinder-Impfplans von eminenter Wichtigkeit.

Geimpfte Personen sind nicht ansteckend, daher stellt die Impfung eines Kindes, dessen Mutter gerade schwanger ist, keine Gefahr für die Schwangere dar. *10–20% der Frauen im gebärfähigen Alter sind seronegativ, also vor Röteln nicht geschützt!* Schutz gewährt ein Titer von 1:32 (oder höher); eine Titerbestimmung bei allen Frauen vor Eintritt in das Gebäralter – und nicht erst im Rahmen der ersten Mutter-Kind-Pass-Untersuchung in der Schwangerschaft – wäre wünschenswert.

Weiterführende Literatur

CDC (1998) Measles, Mumps, and Rubella-Vaccine Use and Strategies for Elimination of Measles. Rubella, and Congenital Rubella Syndrome and Control of Mumps: recommendations of the Advisory Committee on Immunization Practices (ACIP). MMWR 47 (RR-5): 1–57

Long SS, Pickering LK, Prober CG (1997) Principles and Practice of Pediatric Infectious Diseases. Churchill Livingstone

Plotkin SA, Orenstein WA (1999) Vaccines, 3rd edn. WB Saunders, pp 409–439

Hepatitis B

Das Hepatitis-B-Virus ist ein doppelsträngiges DNA-Virus, das zur Familie der Hepadnaviridae gehört. Es ist das kleinste bekannte DNA-Virus mit nur 3200 Basenpaaren im Genom. Dieses besteht aus einem Minusstrang, der für die strukturellen Proteine Pre-S, S und Core sowie die replikativen Proteine Polymerase und X-Protein kodiert und fast zirkulär geschlossen ist, und einem Plusstrang, der kürzer ist. Im Inneren des Virus befindet sich das Nucleocapsid bestehend aus Genom, HBcAg, Polymerase. Die Oberfläche enthält Untereinheiten, die aus dem S-Protein, dem S- und PreS$_1$-Protein oder PreS$_1$-, PreS$_2$- und S-Protein bestehen. Pre-S Proteine spielen wahrscheinlich eine Rolle bei der Bindung des Virus an die Leberzelle. Im Blut zirkulierende 22-nm-Partikel sind sphärische oder tubuläre HBs-Antigenpartikel. Infektiöse Dane-Partikel messen 43 nm. Die a-Determinante des HBs-Antigen ist das neutralisierende Epitop, das gegen alle Subtypen einen Schutz verleiht. Andere Determinanten besitzen diese Eigenschaft nicht (d, y und w, r) und bilden in wechselnder Kombination die Subtypen adw, adr, ayw, ayr.

Epidemiologie und Übertragungsweise

Mit weltweit geschätzten 350 Millionen HBs-Antigenträgern ist Hepatitis B eines der herausragenden Gesundheitsprobleme. Im Rahmen der europäischen Region wird mit 900.000 bis 1 Million Infektionen pro Jahr gerechnet. 60% davon verlaufen asymptomatisch und 40% symptomatisch. Ein kleiner Teil der symptomatischen Fälle zeigt einen fulminanten Verlauf, während etwa 90.000 Personen beider Gruppen (ca. 10%) chronische HBsAg-Träger werden, von denen 24.000 (2–3% bzw. 27% der Träger) an den Folgen der chronischen Lebererkrankung, Zirrhose oder hepatozellulärem Karzinom sterben (nach Van Damme et al.). Besonders hohe Trägerraten sind jedoch in Entwicklungsländern (SO-Asien und Mittlerer Osten, Subsahara-Afrika, Südamerika, vor allem Amazonien, Grönland, Alaska und nördlichster Teil von Kanada sowie pazifische Inseln und Eingeborenengebiete von Australien und Neuseeland) zu beobachten. Etwa 45% aller Menschen leben in Gebieten mit hoher Virustransmission ($\geq$ 8% HBsAg-Prävalenz), 43% der Menschen in Gebieten mit intermediärer Prävalenz (2–7%) und nur 12% in Gegenden mit nur niedriger Endemizität (<2% HBsAg-Prävalenz).

Die Ansteckung erfolgt parenteral durch perkutane oder mukosale Übertragung von Körperflüssigkeiten oder durch sexuellen Kontakt und perinatal von der Mutter auf das Kind. In den Hochendemiegebieten liegt das Risiko, infiziert zu werden, bei etwa 60%, und die meisten Infektionen vor allem in SO-Asien kommen während der Geburt oder in früher Kindheit zustande, wenn die Wahrscheinlichkeit der Entwicklung einer chronischen Erkrankung sehr hoch ist. In Gegenden mit niedriger Endemizität, wo das lebenslange Risiko einer Infektion <20% beträgt, kommen die meisten Infektionen innerhalb von Risikogruppen zustande.

Zu Risikogruppen werden vom Obersten Sanitätsrat Österreichs folgende Personen gerechnet:

- In medizinischen Berufen tätige Personen mit Blutkontakt;
- Neugeborene, deren Mütter HBsAg-Trägerinnen sind;
- Dialysepatienten, Hämophile oder Patienten, die regelmäßig Bluttransfusionen erhalten müssen;
- geistig behinderte Pfleglinge und deren Pflegepersonal;
- Immunsupprimierte mit malignen Erkrankungen;
- Haushaltsangehörige von HBsAg-Trägern, sofern sie nicht immun oder selbst Antigenträger sind;
- Reisende in Gebiete mit hoher Endemizität, wenn ein enger Kontakt mit der heimischen Bevölkerung zu erwarten ist;
- in Sicherheitsdiensten tätige Personen (Exekutivbeamte, Rettungspersonal);
- Sexualpartner von HBs-Ag-Trägern und Personen mit häufigem Wechsel der Sexualpartner;
- Prostituierte, i.v. Drogensüchtige.

Es hat sich jedoch gezeigt, dass die Impfung von Risikogruppen allein zur Zurückdrängung der Hepatitis B nicht genügt. Eine nicht unbeträchtliche Zahl von Infektionen kommt nämlich bei Personen vor, die offenbar keiner dieser Risikogruppen angehören. Deshalb hat die WHO-Generalversammlung empfohlen, ein globales Immunisierungsprogramm in die Wege zu leiten, dem sich alle Länder bis 1997 anschließen sollten. Österreich hat sich bereits 1996 diesen Programmen angeschlossen.

Krankheitsbild

Die Inkubationszeit schwankt von 6 Wochen bis 6 Monate. Nach einem unspezifischen Prodromalstadium kommt es manchmal nach einem vorübergehenden Gefühl der Besserung zu Ikterus und den bekannten klinischen Erscheinungen. Das klinische Bild äußert sich verschieden, Verlaufsformen wurden bereits unter „Epidemiologie" erwähnt. Gelegentliche extrahepatische Erscheinungsformen umfassen Hautausschläge, Arthralgien und Arthritis. Fulminante Hepatitiden mit 63–93%iger Letalität finden sich bei 1–2% der akuten Fälle. Infektionen von Neugeborenen und Kindern verlaufen oft asymptomatisch, haben aber eine besondere

Tendenz zu chronischen Verläufen. Bei perinatal infizierten Kindern finden sich chronische Verläufe in etwa 90%, bei Infektionen von Kindern zwischen 1 und 5 Jahren in 25–50% und bei älteren Kindern und Erwachsenen in 6–10% der Fälle. Die Gefahr der chronischen Infektion besteht in den Komplikationen wie chronische Lebererkrankung mit Leberzirrhose und hepatozellulärem Karzinom. Etwa 25% der im frühen Kindesalter Infizierten sterben an diesen Komplikationen. Entsprechend dem histologischen Bild der chronischen HBV-Infektion unterscheidet man eine chronische persistierende Hepatitis, chronisch aktive Hepatitis oder eine Leberzirrhose.

Die **Diagnose** der Hepatitis B ist eine Domäne der Serologie. Für den Nachweis der akuten Infektion eignet sich die Bestimmung der Anti-HBc-IgM-Antikörper, zur Verlaufskontrolle die Parameter Anti-HBs-Antikörper (auch ausschließlicher Nachweis der Impfimmunität), HBs-Antigen (Carrier-Indikator), HBe-Antigen (Infektiosität), HBe-Antikörper (Infektiosität); eventuell Nachweis von Virus-DNA mittels PCR.

Impfstoffe

Es war bisher nicht möglich, das Hepatitis-B-Virus in Gewebekultur oder Versuchstieren zu züchten, weshalb zunächst Impfstoffe aus humanem Plasma erzeugt wurden. Dabei wurden die 22-nm-HBsAg-Partikel hochgradig gereinigt und dieses Produkt verschiedenen Inaktivierungsschritten unterworfen. Der so gewonnene Impfstoff war gut immunogen und verträglich. Die zur Verfügung stehenden Mengen sind jedoch naturgemäß begrenzt und kostenintensiv. Außerdem bestand eine emotionelle Stigmatisierung von Produkten aus humanem Plasma, die durch die Entdeckung der HIV-Viren Auftrieb erhielt. Derzeit werden in Nordamerika und westlichen Ländern nur mehr rekombinante Impfstoffe verwendet; Plasmaimpfstoffe werden noch in manchen asiatischen Ländern erzeugt.

Rekombinante Impfstoffe werden hergestellt, indem HBsAg-Gene in Plasmide eingebracht werden und diese wiederum in Hefezellen oder Säugetierzellen (wie CHO-Zellen = chinese hamster ovary cells) eingesetzt werden. Das erhaltene Produkt enthält wie beim HBsAg 226 Aminosäuren, wie dies bei den üblichen Hefeimpfstoffen der Fall ist. Gen-hevac® allerdings enthält noch die PreS2-Komponente, ist aus CHO-Zellen gewonnen und besteht aus 281 Aminosäuren. Die in rekombinanten Impfstoffen enthaltenen Partikel gleichen den in Plasmaimpfstoffen morphologisch völlig, sind allerdings nicht glykosiliert. Auch diese Impfstoffe sind äußerst effektiv und gut verträglich (siehe später).

Eine Übersicht über gängige rekombinante Impfstoffe, Inhalt und Immunisierungsschemata ist in der folgenden Tabelle wiedergegeben.

Impfstoff	Inhalt einer Dosis	Anwendung
Engerix B® 10 mcg	0,5 ml, 10 mcg HBsAg, 0,475 mg Algeldrat (= 0,25 mg Al+++), Thiomersal	i.m. 0-1-6 (12) Monate für Kinder und Adoleszente bis zum vollendeten 15. Lebensjahr oder 0-1-2-12
Engerix B® 20 mcg	1,0 ml, 20 mcg HBsAg, 0,95 mg Algeldrat (= 0,5 mg Al+++), Thiomersal	i.m. 0-1-6 (12) Monate
Recombivax®, Gen-HB-Vax®	1,0ml, 10mcg HBsAg, 1,44 mg $Al(OH)_3$ (= 0,5 mg Al), Thiomersal	i.m. 0-1-6 (12) Monate oder 0-1-2-12 Monate
Gen-Hevac®	0,5 ml, 20 mcg HBsAg + $preS_2$ Protein, 1,25 mg Al+++, kein Konservierungsmittel	i.m. 0-1-6 Monate oder 0-1-2-12 Monate

In den USA werden verschiedene Formulationen von Recombivax® verwendet:
- pädiatrische Formulationen: 0,5 ml enthält 2,5 mcg HBsAg,
- adoleszente Formulationen: 0,5 ml enthält 5 mcg HBsAg,
- Erwachsenen-Formulationen: 1,0 ml, enthält 10 mcg HBsAg,
- Dialyse-Formulationen: 1,0 ml enthält 40 mcg HBsAg.

Alle Dosen enthalten Thiomersal und 0,5mg Al^{+++} als $Al(OH)_3$. Hepatitis B Vakzine ist gut hitzestabil und Erwärmung auf 45° C für 1 Monat verändert weder Reaktogenität noch Immunogenität.
Vor kurzem wurde auch ein S, $preS_2$-S und $preS_1$-S enthaltender Impfstoff (+$Al(OH)_2$) lizensiert, Hepagene (Medera, London, UK) mit Erfolg versprechender Immunogenität.

Wenngleich in diesem Zusammenhang nur lizensierte Impfstoffe besprochen werden, so soll doch ein Impfstoff erwähnt werden, dessen Lizensierung noch bevorsteht. Das Swiss Serum and Vaccine Institute bringt demnächst den neuen Impfstoff ViraHepB Berna heraus, der PreS1- und PreS2-Proteine enthält und in Säugetierzellen (CHO-Zellen) vermehrt wird. Er ist sehr gut immunogen, eine Dosis enthält 10 mcg Protein für Erwachsene und 5 mcg für Kinder (76% HBsAg, 21,7% HBs+PreS1 und 2% HBs+PreS1 + PreS2), sodass er auch in besonderem Maß für „Non Responder" geeignet sein wird.

Die in der Tabelle angeführten Immunisierungsschemata können entsprechend den Empfehlungen nationaler Impfausschüsse variieren.

Kombinationsimpfstoffe Hepatitis B – Hepatitis A:

Impfstoff	Inhalt einer Dosis	Anwendung
Twinrix® für Erwachsene	1 ml, 720 EU Hepatitis-A-Virus, 20mcg Hepatitis-B-Antigenprotein adsorbiert an Aluminiumhydroxid und Aluminium-phosphat; Konservierungsmittel = Phenoxyaethanol; Spuren von Formaldehyd und Neomycin.	i.m. 0-1-6 (12) Monate für Erwachsene und Kinder nach dem 15. Lebensjahr
Twinrix® für Kinder	0,5 ml, 360 EU Hepatitis-A-Virus, 10 mcg Hepatitis-B-Antigenprotein adsorbiert an Aluminiumhydroxyid und Aluminiumphosphat; Konservierungs-mittel = Phenoxyaethanol; Spuren von Formaldehyd und Neomycin.	i.m. 0-1-6(12) Monate für Kinder und Adoles-zente bis zum 15. Lebensjahr

Kombinationen von rekombinantem HBsAg und DPT sind das Tritanrix® und mit DPT bei acellulärer Pertussiskomponente das Infanrix HB® sowie Procomvax (Hämophilus influenzae b + HB sHG).

Entsprechend CDC und WHO soll die Hepatitis B weltweit eliminiert werden. Es wurde daher die Empfehlung ausgesprochen, diese Impfung in die Kinderimpfprogramme zu inkludieren. Auch für Programme im Rahmen der Reiseprophylaxe ist diese Impfung wichtig. Entsprechend den Empfehlungen des Impfausschusses des österreichischen Obersten Sanitätsrates wird die Hepatitis-B-Impfung empfohlen im 1. Lebensjahr ab dem 3. Lebensmonat 2x im Abstand von 1–2 Monaten und als Auffrischung nach 1 Jahr. Im 12. Lebensjahr ist ebenfalls eine Hepatitis-B-Impfung durchzuführen, entweder als Auffrischimpfung oder als Primovakzination. Auf jeden Fall sollten bis zum Beginn des 13. Lebensjahres alle Kinder grundimmunisiert sein bzw. eine Auffrischimpfung erhalten haben. Intervall zwischen 1. und 2. Impfung: Wenn das Kind zum empfohlenen Termin nicht erscheint, sollte die Impfung unabhängig von der verstrichenen Zeit fortgeführt werden.
Neugeborene von HBsAg-positiven Müttern sollten nach CDC-Empfehlungen innerhalb von 12 Stunden nach der Geburt 0,5 ml Hepatitis-B-Immunglobulin und simultan 5mcg Recombivax® oder 10 mcg Engerix B® erhalten, eine 2. Dosis im Alter von 1–2 Monaten und eine 3. Dosis im Alter von 6 Monaten. Bei unbekanntem HBsAg-Status der Mutter kann auf das Immunglobulin verzichtet werden. Impfausschüsse anderer Länder, wie z. B. Österreich, empfehlen für Neugeborene von HBsAg-positiven Müttern Applikation von mindestens 100 IE Hepatitis-B-Immunglobulin simultan mit der Hepatitis B Vakzine (Kinderdosis) nach dem Impfschema

0-1-2-12 Monate. Wenn die Impfung erst nach 7 Tagen verabreicht wird, soll nach 6 Wochen eine weitere Dosis Immunglobulin verabreicht werden. Mit dem 0-1-2-12–Schema ist die Serokonversionsrate in der frühen Immunisierungsphase etwas höher. Nach österreichischen Empfehlungen soll 4–6 Wochen nach Beendigung der Neugeborenenimmunisierungsserie eine Blutprobe auf HBs-Antikörper, Anti-HBc und HBs-Antigen geprüft werden.

Entsprechend CDC soll nach perkutanen Nadelverletzungen Hepatitis-B Immunglobulin (0,06 ml/kg Körpergewicht) so früh wie möglich verabreicht werden und bei Ungeimpften eine Impfserie angeschlossen werden. Bei erst kürzlich Geimpften ist keine Maßnahme nötig, ein Booster mag zur Diskussion stehen, sofern es sich um Responder handelt. Ist der Immunstatus nach Primovakzination unbekannt, so sollte die Person ausgetestet werden, bei nicht adäquatem Immunstatus sollten Immunglobulin und simultan Vakzine verabreicht werden, bei Schutzzustand (>10 mIU Antikörper/ml) erfolgt keine Maßnahme. Entsprechend anderen Empfehlungen beträgt die zuzuführende Immunglobulinmenge nach Inokulation mit HBsAg-hältigem Material 6–10 IE/kg Körpergewicht. Es muss auch festgestellt werden, dass das Warten auf einen HBs-Antikörperbefund unter Umständen eine sehr unangenehme Verzögerung zielführender Maßnahmen bedeuten kann.

Das optimale Vorgehen für eine Impfung von „Non-Respondern" ist nicht genau bekannt, es scheint aber, dass in den wenigsten Fällen keine Immunantwort nach Immunisierung zu erwarten ist, sondern dass es sich meist nur um eine schlechte „Response"-Fähigkeit handelt, was wahrscheinlich genetisch bedingt ist. Zusatzapplikation von Zytokinen und verschiedenen anderen Substanzen ist von fraglicher Bedeutung, aber Verdopplung der Dosis oder wiederholte Applikationen können zielführend sein. Es zeigte sich, dass wiederholte Injektionen alle 2 Monate oder alle 6–8 Wochen bis zu 13 Mal schließlich in den meisten beobachteten Fällen zu einer Immunantwort führte, wie von Chriske et al. berichtet. Es ist weiters zu erwarten inwiefern hier PreS$_1$- und -$_2$-Impfstoffe wie das Hepagene ViraHepB und andere in Entwicklung befindliche Impfstoffe eine Verbesserung bringen werden.

Zur Dauer des Schutzes nach Hepatitis-B-Impfung bestehen prinzipiell zwei Ansichten: Nach der einen kann mit Hilfe von Antikörpertestungen der Zeitabschnitt, innerhalb dessen ein Schutz besteht, vorausgesagt werden. Nach der anderen Ansicht ist die Schutzdauer von der Erinnerungsfähigkeit der „Memory"-Zellen abhängig. Selbst bei kaum nachweisbaren Antikörpern könnte bei Vorhandensein des immunologischen Gedächtnisses das infizierende Virus selbst einen hinreichenden Boostereffekt innerhalb der Inkubationszeit auslösen, um den Ausbruch der Krankheit zu verhindern. Die letztere Auffassung entspricht dem Standpunkt der WHO und des US Public Health Service und hält Auffrischimpfungen für nicht nötig, wenn einmal eine Serokonversion stattgefunden hat. Epidemiologische Untersuchungen scheinen ebenfalls dafür zu sprechen, aber es spricht sicher nichts gegen Auffrischimpfungen für Bewohner jener Länder, die sich das leisten können. Zweifellos aber verhindert die erste Option eine Infektion, während die zweite die Erkrankung verhindert.

Nebenwirkungen, Kontraindikationen

Die Inzidenz von Nebenerscheinungen wird in verschiedenen Studien unterschiedlich beurteilt (0–60%). Dies hängt wahrscheinlich von der Genauigkeit und besonderen Sorgfalt ab, mit der auch geringgradige Symptome registriert werden. Lokale Reaktionen bestehen vorzugsweise in milder Schmerzhaftigkeit an der Impfstelle bis 48 Stunden, manchmal mit Rötung, selten Schwellung oder Induration und wurden im Wesentlichen als mild beurteilt. Allgemeinerscheinungen wurden selten beobachtet und waren meist nur leichter Natur (Müdigkeit, Kopfschmerzen, Schwindel), evtl. Temperaturerhöhung. Nach wiederholten Injektionen waren Nebenerscheinungen seltener, und Allergien gegen residuale Hefeantigene wurden nie beobachtet.

Im Oktober 1998 entschied sich nun das französische Gesundheitsministerium dafür, routinemäßige Hepatitis-B-Impfungen in Schulen nicht mehr vorzunehmen und nur mehr die Impfung von Kleinkindern und Risikogruppen zu belassen. Dies geschah auf Druck fundamentalistischer Impfgegner, die einen Zusammenhang der Hepatitis-B-Impfung mit Entwicklung oder Aufflammen von demyelinisierenden Erkrankungen, wie multiple Sklerose, befürchteten. Die WHO hat solche Zusammenhänge entschieden zurückgewiesen. Seit 1982 haben mehr als 550 Millionen Personen diese Impfung erhalten, und niemals konnte ein kausaler Zusammenhang mit multipler Sklerose oder anderen demyelinisierenden Erkrankungen nachgewiesen werden. Die WHO empfiehlt vielmehr die Weiterführung der Impfprogramme wie bereits empfohlen. Weiters reichen bisherige Empfehlungen und Evidenzen nicht aus, um einen Zusammenhang von Guillain-Barré-Syndromen mit der Impfung zu akzeptieren oder zurückzuweisen. Dasselbe gilt für Arthropathien. Anaphylaktische Zustände wurden äußerst selten beschrieben, kontrollierte Studien zu dieser Beobachtung liegen nicht vor.

Außer den üblichen allgemeinen Vorsichtsmaßnahmen bestehen keine besonderen Kontraindikationen. Obwohl bezüglich Einfluss von HBsAg auf die Fötalentwicklung keine Studien vorliegen, besteht keine grundsätzliche Kontraindikation der Impfung in der Schwangerschaft, falls die Impfung angebracht erscheint.

Immunogenität

Immunologisch gesunde Personen zeigen eine protektive, spezifische Immunantwort nach der 3. Vakzination in etwa 95% der Fälle, 5% sind „non responder" oder „low responder". Die Produktion von protektiven Antikörpern ($\geq$10 mIU/ml) erfolgt etwas protrahierter als nach Hepatitis-A-Impfung, auch ist die Titerhöhe mehr individuellen Schwankungen unterworfen. Bei älteren Menschen, Übergewichtigen, Rauchern, Dialysepatienten und immunologisch geschwächten Personen sind niedrigere Serokonversionsraten zu beobachten. Eine Untersuchung der Antikörperantwort ist zumindest bei diesen Personen angezeigt. Frauen haben nach Immunisierung durchschnittlich höhere Titer als Männer, und heterosexuelle Männer haben höhere Titer als homosexuelle.

Wirksamkeit

Die Wirksamkeit der Impfung wird durch zahlreiche Feldversuche mit anschließender epidemiologischer Auswertung aus verschiedenen geographischen Bereichen unterstrichen. Inzidenz der Hepatitis B und ihrer Komplikationen konnte drastisch gesenkt werden. Der Schutzzustand einer wirksamen Impfung erstreckt sich auf Hepatitis B und alle ihre Komplikationen wie chronische Hepatitis, Leberzirrhose und hepatozelluläres Karzinom sowie Hepatitis D. Bis 1997 haben mehr als 85 Länder die Hepatitis-B-Impfung in ihre Impfprogramme übernommen.

Weiterführende Literatur

Mahoney FJ, Kane M (1999) Hepatitis B Vaccine. In: Plotkin StA, Orenstein WA (ed.) Vaccines WB Saunders Comp, pp 158–182

Van Damme P, Tormans G, Beutels Ph, Van Doorslaer E (1995) Hepatitis B prevention in Europe: A preliminary economic evaluation. Vaccine 13 [Suppl] 1: S54–57

Morbidity and Mortality Weekly Report (1991) Hepatitis B Virus: A Comprehensive Strategy for Eliminating Transmission in the United States through Universal childhood Vaccination. Recommendation of the Immunization Practices Advisory Committee (ACIP) MMWR 40, RR-13: 1–25

Morbidity and Mortality Weekly Report (1996) Immunization of Adolescents. Recommendation of the Advisory Committee on Immunization Practices, the American Academy of Pediatrics, the American Academy of Familiy physicians and the American Medical Assoc. MMWR 45: RR-13 [suppl]

Chriske HW, Bock HL, Clemens R (1990) Immunantwort auf Nachimpfungen mit einer rekombinanten Hepatitis B Vakzine bei Low- und Non-Respondern. Arbeitsmed, Sozialmed, Präventivmed 25: 421–422

Weekly Epidemiological Records (WHO) (1997) Lack of evidence that Hepatitis B Vaccine causes multiple sclerosis WER72 (No21): 149–156

Stratton KR, Howe CJ, Johnston RB jr (ed) (1994) Vaccine Safety Committee, Div. of Health Promotion a Dis. Prevention, Inst. of Medicine. Adverse Events Associated with Childhood vaccines. Evidence Bearing on Causality. Nat. Acad. Press, Washington

IV. Schutzimpfungen mit besonderer Indikation und Erwachsenenimpfung

Frühsommermeningoenzephalitis (FSME)

Erreger

Das Frühsommer-Meningoenzephalitis (FSME)-Virus gehört zum Genus Flavi-Virus innerhalb der Familie der Flaviviridae. Andere wichtige humanpathogene Vertreter dieses Genus sind die Dengue-Viren (Typ 1 bis 4), das Gelbfieber-Virus und das Japanische-Enzephalitis-Virus. Wie alle Flaviviren ist das lipidumhüllte FSME-Viruspartikel aus nur drei Strukturproteinen aufgebaut. Das ikosaedrische Capsid, in das das Genom, eine einzelsträngige RNA mit Messenger-RNA-Polarität verpackt ist, besteht aus dem Capsidprotein C. In die Lipidhülle sind zwei weitere Strukturproteine eingebaut: das Membranprotein M und das Hüll- oder Envelopeprotein E. Das E-Protein ist das virale Hämagglutinin und besitzt für das Virus ganz besondere Funktionen während der frühen Virus-Zell-Interaktionen. Sowohl die Rezeptorbindung als auch die Fusion der Virusmembran mit der Endosomenmembran nach Aufnahme des Virus durch rezeptorvermittelte Endozytose werden durch dieses Protein E vermittelt, das auch neutralisierende Antikörper und somit eine protektive Immunität induziert.

Die virale genomische RNA kodiert weiters für eine Serie von Nichtstrukturproteinen, die für die Virusvermehrung wesentlich sind. Diese beinhalten die virale Protease, sowie eine RNA-abhängige RNA-Polymerase und eine Helikase zur Replikation des Genoms.

Infektionsquelle und Übertragung

Die FSME ist eine Erkrankung der warmen Jahreszeit, in der die Zecken aktiv sind. Die Virusübertragung auf den Menschen erfolgt üblicherweise durch den Stich infizierter Zecken. Hauptüberträger des europäischen Subtyps ist die Spezies Ixodes ricinus (gemeiner Holzbock), jener der fernöstlichen und sibirischen Subtypen Ixodes persulcatus. Allerdings ist eine Infektion auch durch den Genuss von nicht pasteurisierter Milch (insbesondere Ziegenmilch) und Käse möglich, wodurch im Baltikum und in Osteuropa immer wieder kleinere Epidemien auftreten, während dieser Übertragungsmodus im übrigen Europa keine wesentliche Rolle zu spielen scheint.

Wichtig ist die anamnestische Frage nach einem Aufenthalt in einem Endemiegebiet innerhalb der letzten 3 Wochen, sowie nach einem Zeckenstich. Dabei ist zu beachten, dass nur 40–50% der Patienten ein Zeckenstich erinnerlich ist.

Epidemiologie

Das FSME-Virus ist das wichtigste durch Zecken übertragene human-pathogene Flavi-Virus und verursacht jährlich Tausende von neurologischen Erkrankungen in den Endemiegebieten. Dabei erstrecken sich die Verbreitungsgebiete des FSME-Virus über alle europäischen Länder, mit Ausnahme von Großbritannien, den Benelux-Ländern und der Iberischen Halbinsel, sowie weite Teile der ehemaligen Sowjetunion, Nordchina und Nordjapan. Auf Grund von RNS- und Aminosäurehomologien können mindestens 3 Subtypen des FSME-Virus unterschieden werden, die entsprechend ihrem Hauptverbreitungsgebiet als europäischer, zentralsibirischer und fernöstlicher Subtyp bezeichnet werden. Die Unterschiede zwischen diesen Subtypen sind nur gering, und es besteht eine Kreuzprotektion. Das Virus zirkuliert in sogenannten Naturherden zwischen Zecken und im Wald lebenden kleinen Säugetieren. Dieses in der Natur zirkulierende Virus besitzt ein hohes Maß an Stabilität und scheint keinen größeren Antigenvariationen zu unterliegen.

Hatten vor einigen Jahrzehnten Wald- und Forstarbeiter sowie Landwirte in den Endemiegebieten das höchste Infektionsrisiko, so werden heutzutage mehr als 90% der Infektionen während Freizeitaktivitäten erworben. Offiziell werden in den betroffenen Ländern jährlich etwa 10.000 hospitalisierte FSME-Fälle registriert, die tatsächliche Erkrankungszahl liegt aller Wahrscheinlichkeit nach aber höher.

Inkubationszeit und Krankheitsbild

In Europa verläuft ein Großteil der Infektionen klinisch inapparent, zu einer klinisch manifesten Erkrankung des ZNS kommt es in ca. 10–30% der Infektionen. Dabei ist der Krankheitsverlauf meist biphasisch, allerdings kann auch eines der beiden Stadien fehlen. In typischen Fällen beginnt die Phase 1 (Stadium der Virämie) nach einer durchschnittlichen Inkubationszeit von etwa einer Woche (3–14 Tage) mit einem fieberhaften grippalen Infekt. Die Temperaturerhöhung übersteigt selten 38° C und wird begleitet von uncharakteristischen Beschwerden wie Unwohlsein, Kopf-, Kreuz-, und Gliederschmerzen sowie katarrhalischen und evtl. auch gastrointestinalen Symptomen (Bauchschmerzen, Diarrhö). Dieses Stadium dauert meist nur wenige Tage, anschließend folgt ein symptomfreies Intervall von ca. einer Woche (6–10 Tage). In Einzelfällen geht das Prodromalstadium aber auch direkt in die Phase 2 (Stadium der Organmanifestation) über. In 10–30% der Fälle kommt es zu dieser zweiten Erkrankungsphase (bei Kindern eher seltener) mit erneutem starken Fieberanstieg (> 38° C), schwerem Krankheitsgefühl und dem Auftreten von neurologischen Symptomen. Der Befall des ZNS kann sich als aseptische Meningitis (≈ 50%), Meningoenzephalitis (≈ 40%), Meningoenzephalomyelitis oder -radikulitis (≈ 10%) manifestieren. Selten sind eine Begleithepatitis oder -myokarditis. Die Letalität der enzephalitischen Verlaufsform beträgt in Europa 0,5–2%

(im Fernen Osten liegt sie – bezogen auf die hospitalisierten Fälle – bei 20–30%). Die akute Meningitis besteht etwa 3–5 Tage und heilt fast immer ohne Folgen aus. Bei den enzephalitischen Verlaufsformen können u. a. folgende Symptome auftreten: Sprach- und Bewusstseinsstörungen, Ataxie, Krampfanfälle, Hirnnervenausfälle, Ateminsuffizienz sowie Hemi- und Tetraparesen. Falls es zu Lähmungen kommt, sind häufig Nacken, Schultergürtel und die oberen Extremitäten betroffen, da die vorderen Rückenmarkszellen im Bereich der Halswirbelsäule besonders empfindlich für die Infektion sind. Bei 10–20% der Patienten können neurologische Residualzustände wie Kopfschmerzen, verringerte Leistungsfähigkeit, depressive Verstimmungen, aber auch schlaffe Lähmungen über lange Zeit oder sogar permanent bestehen bleiben. Die natürliche Infektion hinterlässt eine lebenslange Immunität, unabhängig davon, ob sie klinisch manifest oder inapparent verlaufen ist.

Diagnostik

Da das klinische Erscheinungsbild der FSME uncharakteristisch ist, wird die eigentliche Diagnose im Labor gestellt. Im Prinzip kann das Virus während der ersten, virämischen Phase aus dem Blut isoliert oder mittels RT-PCR detektiert werden. Praktisch hat dies jedoch kaum eine Bedeutung, da die Spitalseinweisung in der Regel erst in der zweiten Erkrankungsphase, in der die neurologischen Störungen auftreten, erfolgt. Zu diesem Zeitpunkt ist jedoch das Virus bereits aus dem Blut (und auch aus dem Liquor) verschwunden, und spezifische IgM- und IgG-Antikörper sind schon nachweisbar, die sehr rasch auf hohe Titer ansteigen. Daher ist die Methode der Wahl zur Sicherung der Diagnose FSME der Nachweis spezifischer IgM- und IgG-Antikörper im Serum des Patienten, die bei Einsetzen der neurologischen Symptomatik fast immer vorhanden sind. Hingegen findet man kurz nach Auftreten der Symptome nur in 50% der Liquores spezifische Antikörper, sie werden aber bis zum 10. Erkrankungstag so gut wie immer detektierbar. Nach Immunglobulingabe kann die Serokonversion verzögert sein. In Todesfällen nach einem enzephalitischen Verlauf kann das Virus aus dem Hirn und anderen Organen isoliert oder mittels RT-PCR nachgewiesen werden.

Nach einer FSME-Infektion sind neutralisierende IgG-Antikörper im Serum lebenslang nachweisbar und verleihen eine Immunität.

In Österreich sind alle virusbedingten Meningoenzephalitiden meldepflichtig, somit auch die entsprechenden FSME-Fälle.

Therapie

Nur symptomatisch, derzeit ist keine spezifische Therapie zur Behandlung der FSME verfügbar.

Impfung

Effektivität und Schutzdauer

Zum Schutz vor der Erkrankung ist allen Personen mit wiederholtem oder dauerhaftem Aufenthalt in einem Endemiegebiet die aktive Immunisierung gegen die FSME zu empfehlen (= Indikationsimpfung in Abhängigkeit vom Expositionsrisiko). Zu diesem Zweck stehen effiziente, hochgereinigte formalininaktivierte Ganzvirus-Totimpfstoffe zur Verfügung, die eine protektive Immunität gegen alle Subtypen induzieren:

FSME-Immun® Inject, Baxter-Immuno

Bei diesem Impfstoff (Handelsname FSME-Immun® Inject), der seit mehr als 20 Jahren mit Erfolg eingesetzt wird, handelt es sich um eine formalininaktivierte Ganzvirus-Totvakzine basierend auf dem westlichen FSME-Virussubtyp (Stamm Neudoerfl). Zur Impfstoffherstellung wird das Virus auf embryonalen Hühnerfibroblasten gezüchtet, dann formaldehydinaktiviert und anschließend durch eine kontinuierliche Dichtegradienten-Zentrifugation hochgereinigt und konzentriert. Eine Impfdosis (0,5 ml Suspension) enthält 2,0–3,5 µg FSME-Virus-Antigen, 1,0 mg Aluminiumhydroxid als Adjuvans und 0,5 mg Humanalbumin als Stabilisator sowie ≤ 0,005 mg Formaldehyd und Protaminsulfat. Bis 1998 enthielt der Impfstoff zusätzlich 0,05 mg Thiomersal als Konservierungsmittel, seit 1999 ist nurmehr ein konservierungsmittelfreier Impfstoff im Handel. Ab dem Jahr 2000 wird er auch humanalbuminfrei sein (TicoVac®, Baxter). Die Impfung wird i.m. verabreicht, vorzugsweise in den Oberarm (M. deltoideus), bei Kindern bis zu 18 Monaten erfolgt die Injektion in den Oberschenkel (m. vastus lateralis). Die Grundimmunisierung besteht aus 3 Teilimpfungen. Die ersten beiden Impfungen sollten im Abstand von 1 bis 3 Monaten erfolgen, die dritte Impfung 9 bis 12 Monate nach der 2. Teilimpfung. Nach der dritten Teilimpfung erreicht die Serokonversionsrate 98–99%, bei Kindern sogar 100%. Auffrischungsimpfungen sind in dreijährlichen Intervallen empfohlen. Wird ein Impftermin versäumt, genügt eine einmalige Wiederimpfung, wenn zwischen der 1. und 2. Teilimpfung nicht mehr als ein Jahr und zwischen der 2. oder 3. Teilimpfung bzw. einer Auffrischungsimpfung nicht mehr als acht Jahre liegen. Werden diese Intervalle überschritten, muss entweder wieder neu begonnen, oder, was vorzuziehen ist, eine Boosterimpfung gegeben und der Impferfolg frühestens 14 Tage später durch einen spezifischen Antikörpernachweis überprüft werden. Während der Sommermonate, der Zeit der Zeckenaktivität, wird auch ein verkürztes Impfschema angewendet, wobei die beiden ersten Teilimpfungen im Abstand von 14 Tagen verabreicht werden, die dritte Impfung erfolgt wieder 9 bis 12 Monate nach der 2. Teilimpfung. Die Impfung ist sehr gut verträglich, nur gelegentlich werden lokale Reaktionen wie Rötung, Schwellung oder Schmerzhaftigkeit im Bereich der Injektionsstelle beobachtet.

Bei Kleinkindern kann insbesondere nach der ersten Teilimpfung innerhalb von 24 Stunden postvakzinal Fieber auftreten, ansonsten sind fieberhafte und andere systemische Reaktionen selten. Zur Wirksamkeit des Impfstoffes nach Massenimmunisierung in Österreich siehe unten.

Encepur®, Behringwerke A.G. Marburg

Ein zweiter effizienter formalininaktivierter FSME-Ganzvirus-Totimpfstoff wurde 1991 in Deutschland registriert, seit 1999 ist er für Personen ab dem 12. Lebensjahr auch in Österreich zugelassen. Dieser Impfstoff basiert auf dem aus Deutschland stammenden FSME-Virusstamm K23, der genetisch nur minimale Unterschiede zum oben genannten Stamm Neudoerfl aufweist, auch das Herstellungsverfahren des Impfstoffs ist sehr ähnlich. Eine Impfdosis enthält 1,5 µg FSME-Virusantigen, 1,0 mg Aluminiumhydroxid als Adjuvans, max. 5 mg Polygelin als Stabilisator, max. 0,01 mg Formaldehyd und ist konservierungsmittelfrei. Das Impfschema entspricht dem o. g. Impfstoff (Grundimmunisierung bestehend aus 3 Impfungen im Abstand von 0, 1 bis 3 und 9 bis 12 Monaten, Auffrischungsimpfung alle 3 Jahre), lediglich für die sogenannte „Schnellimmunisierung" wird ein anderes Impfschema mit 3 Impfungen am Tag 0, Tag 7 und Tag 21 und einer Boosterimpfung 12 bis 18 Monate nach 1. Impfung angegeben. Die Serokonversionsraten liegen auch bei diesem Impfstoff bei nahezu 100%. Er ist gut verträglich, nur gelegentlich und am ehesten nach der 1. Impfung treten leichte lokale oder systemische Reaktionen auf wie z.B. Irritationen an der Einstichstelle, Fieber und Kopfschmerzen. Schwere systemische Nebenwirkungen sind selten. Auf Grund von möglichen allergischen Reaktionen bei Kindern wurde dieser Impfstoff vorläufig für die Anwendung bei Kindern bis zum 12. Lebensjahr zurückgezogen.

Passive Immunisierung

Für die postexpositionelle Prophylaxe nach Zeckenstich in einem verseuchten Gebiet steht ein FSME-Hyperimmunglobulin zur passiven Immunisierung zur Verfügung. Das Präparat sollte möglichst frühzeitig und auf jeden Fall nur innerhalb von 4 Tagen (96 Stunden) nach dem Zeckenstich (= Tag 0) verabreicht werden. Die Dosierung beträgt am ersten und zweiten Tag nach dem Zeckenbefall 0,1 ml/kg Körpergewicht, am dritten und vierten Tag ist die doppelte Dosis (0,2 ml/kg KG) notwendig. Diese Maßnahme verhindert nicht zuverlässig die Erkrankung, das Ausmaß der Wirksamkeit ist nicht eindeutig geklärt. Ab dem fünften Tag kommt die passive Immunisierung wahrscheinlich zu spät und ist auf Grund der theoretischen Möglichkeit einer Infektionsverstärkung bei zu später Gabe daher dann kontraindiziert. Da sich etwa 40% der Patienten mit einer manifesten FSME nicht an einen Zeckenstich erinnern können und die Inkubationszeit bis zu 3 Wochen betragen kann, sollte das Immunglobulin postexpositionell nicht Personen verabreicht werden, die sich in den letzten 3 Wochen vor dem beobachteten Zeckenstich wiederholt in einem Risikogebiet aufgehalten haben. Damit entfällt die passive Immunisierung auch für ungeimpfte Einwohner eines Endemiegebietes. Auf Grund einzelner, ungewöhnlich schwerer Verläufe einer FSME im Kindesalter, die zeitlich mit einer Immunglobulingabe assoziiert waren, wurde die Zulassung des Immunglobulins für Kinder unter dem vollendeten 14. Lebensjahr derzeit in Deutschland und Österreich ausgesetzt.

Wirksamkeit der FSME-Impfung in Österreich

In Österreich stand ab 1981 die FSME-Impfung einer breiten Öffentlichkeit zur Verfügung. Mittlerweile sind etwa 80% der österreichischen Bevölkerung geimpft, diese hohe Durchimpfungsrate hat zu einem drastischen Rückgang der Erkrankungshäufigkeit geführt und erspart jährlich Hunderten von Österreichern die FSME. Nachbarländer mit einer vergleichbaren klimatischen und ökologischen Situation, aber niedrigeren Durchimpfungsraten weisen wesentlich höhere Fallzahlen auf (Abb. 1). Im Baltikum sind die FSME-Fälle in den letzten Jahren sogar dramatisch angestiegen. So wurden zum Beispiel in Lettland 1992 287 Fälle, 1994 1.366 Fälle und 1998 1.029 Fälle registriert.

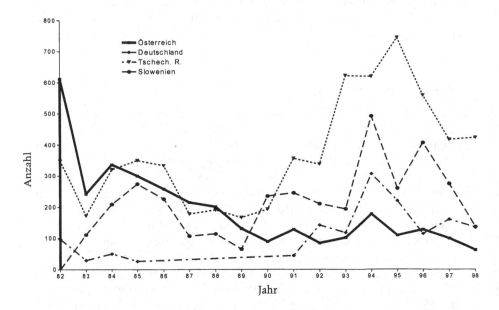

Abb. 1. FSME-Fälle in Österreich und einigen Nachbarländern (1982–1998)

Die Schutzwirkung der FSME-Impfung in Österreich lässt sich heute durch epidemiologische Daten, und zwar durch den Vergleich der Erkrankungshäufigkeit unter den Geimpften mit jener in der ungeimpften Bevölkerung demonstrieren (siehe Tabelle 1). Sie beträgt mehr als 97% basierend auf der Annahme, dass die gesamte österreichische Bevölkerung infektionsgefährdet ist. Da dies nicht zutrifft, liegt die Schutzrate in Wirklichkeit höher als der in der Tabelle angegebene Wert. Zudem ist das Expositionsrisiko in den Geimpften sicherlich höher als in den Ungeimpften. Während in der Vorimpfära vor allem jüngere Personen von der Infektion betroffen waren, ist heute auf Grund der hohen Durchimpfungsrate bei den Kindern die Erkrankung fast verschwunden, hingegen hat sich der Gipfel der Erkrankungshäufigkeit in das Segment der über 50-jährigen verschoben, da diese Altersgruppe noch immer die größten Impflücken aufweist (Tabelle 2).

Tabelle 1. FSME in Österreich. Schutzrate der Impfung*
(Annahme: Gesamtbevölkerung 7,8 Millionen)

Jahr	Zahl der Fälle	Gefährdete Population (mal 1000)/ Zahl der Fälle			Schutzrate %	
		ungeimpft	2 Impfungen	3 oder mehr Impfungen	2 Impfungen	3 oder mehr Impfungen
1994	172	2340/165	390/1	5070/6	96,4	98,3
1995	109	2110/104	460/1	5230/4	95,6	98,4
1996	125	2051/116	328/0	5421/9	100	97,0
1997	99	2161/95	390/0	5249/4	100	98,3

Schutzrate 1991: 95,1; 1992: 96,1; 1993: 96,7

* Die Durchimpfungsraten beruhen auf jährlichen Fessel & GfK Umfragen

Serologische Überprüfung des Impferfolges

Zur Überprüfung einer Immunantwort nach erfolgter Impfung wird auf Grund seiner einfachen, schnellen und zum Teil automatisierten Durchführung ein Enzymimmunoassay (ELISA) zum Nachweis FSME-spezifischer IgG-Antikörper aus dem Serum verwendet. Es konnte gezeigt werden, dass – sofern die FSME-Impfung der einzige Flaviviruskontakt des Impflings war – die Höhe der FSME-spezifischen IgG-Antikörper sehr gut mit Antikörpertitern im Hämagglutinations-Hemmtest (HHT) und vor allem im Virus-Neutralisationstest (NT) korreliert. Unter dieser Voraussetzung kann der ELISA daher zur Immunitätsbestimmung herangezogen werden. Hatte die geimpfte Person allerdings mit mehreren Flaviviren Kontakt, stößt dieser Test an seine Grenzen. Da alle Flaviviren immunologisch miteinander verwandt sind, können Antikörper gegen ein anderes

Tabelle 2. FSME in Österreich Altersverteilung 1988–1998

Jahr	0–6	7–14	15–20	21–30	31–40	41–50	51–60	61–70	71–80	>80	ohne A.	Total
1988	11	8	12	29	32	30	23	26	23	0	0	194
1989	4	1	4	20	20	25	25	20	5	0	10	134
1990	5	5	6	12	15	16	15	8	1	3	3	89
1991	1	3	4	15	32	17	19	19	4	4	10	128
1992	5	3	1	6	15	8	19	11	9	2	5	84
1993	2	2	5	7	14	17	26	18	7	1	3	102
1994	3	5	3	16	26	24	43	34	15	5	4	178
1995	1	0	0	7	11	16	30	29	9	5	1	109
1996	4	2	3	9	17	21	26	31	11	2	2	128
1997	0	4	2	8	16	11	20	25	12	1	0	99
1998	0	0	0	8	7	3	21	17	6	0	0	62
1999*	1	2	0	1	5	4	12	6	2	1	0	34

*Stand:
30. 9. 99

Flavivirus sowohl im IgG-ELISA als auch im HHT ein positives Ergebnis bringen, ohne dass tatsächlich schützende Antikörper vorhanden sind (Kreuzreaktion). Falls daher anamnestisch Impfungen gegen andere Flaviviren (z. B. gegen das Gelbfieber- oder das Japanische-Enzephalitis-Virus), bzw. durchgemachte Infektionen mit anderen Flaviviren (z. B. Dengue Viren) erhebbar sind, ist zur Sicherung einer FSME-Immunitätslage die Durchführung eines FSME-Neutralisationstests (NT) erforderlich. Die Blutabnahme für diese Bestimmungen sollte frühestens 2 Wochen nach Abschluss der Grundimmunisierung bzw. nach einer Auffrischungsimpfung erfolgen. Die Komplementbindungsreaktion (KBR) ist zur Klärung von Immunität und Impferfolg unbrauchbar.

Weitere diagnostische Besonderheiten:

Nach den ersten beiden Teilimpfungen können FSME-IgM-Antikörper über einige Monate im Serum nachweisbar bleiben und bei einer ZNS-symptomatik anderer Ursache evtl. zu einer Fehldiagnose führen.

Bei Impfdurchbrüchen trotz vorhandenen immunologischen Gedächtnisses (selten) kommt es zunächst zu einem raschen Anstieg der spezifischen IgG-Antikörper, die IgM-Antikörper folgen erst langsam nach. Daher sollte bei klinischem Verdacht auf eine FSME, einer vorliegenden Impfanamnese und hohen IgG-Antikörpern zum Ausschluss eines so genannten „Impfdurchbruchs" eine serologische IgM-Antikörperkontrolle nach ca. 10 Tagen erfolgen.

Weiterführende Literatur

Monath TP, Heinz FX (1996) Flaviviruses. In: Fields BN, Knipe DM, Howley PM et al (eds) Fields Virology, 3rd edn. Lippincott-Raven Publishers, Philadelphia, pp 961–1034

Kunz Ch (1992) Tick-borne encephalitis in Europe. Acta Leidensia 60 (2): 1–14

Harabacz I, Bock H, Jüngst Ch, Klockmann U, Praus M, Weber R (1992) A randomized phase II study of a new tick-borne encephalitis vaccine using three different doses and two immunization regimens. Vaccine 10(3): 145–150

Holzmann H, Kundi M, Stiasny K, Clement J, McKenna P, Kunz C, Heinz FX (1996) Correlation between ELISA, Hemagglutination inhibition and neutralization tests after vaccination against tick-borne encephalitis. Journal of Medical Virology 48: 102–107

Influenza

Erreger

Das Influenzavirus gehört zur Familie der Orthomyxoviridae. Es stellt sich als sphärisches, annähernd kugeliges Gebilde dar mit einem Durchmesser von 80–120 mµ. Influenzaviren sind einzel-negativ-strängige RNA-Viren mit segmentiertem Genom, die eine Lipidhülle besitzen. Letztere stammt von der Plasmamembran der infizierten Zelle. In die Hüllmembran eingelassen sind 3 Proteine: 2 Glykoproteine, Hämagglutinin (HA) und Neuraminidase (NA), und ein Membrankanalprotein (M2 bei Influenza A), wobei erstes als Trimer, die beiden letzteren als Tetramere vorliegen. Innerhalb der Lipidhülle befindet sich das virale Matrixprotein M1. Weiter innerhalb befinden sich 8 (Influenza-A- und -B-Viren) bzw. 7 (Influenza-C-Viren) Nucleocapside in helicaler Anordnung. Feinaufbau, genauere Bestandteile und weitere Einzelheiten sind aus den einschlägigen Lehrbüchern zu entnehmen. Es werden die Serotypen A, B und C unterschieden. Mit dem Auftreten neuer pandemischer Stämme von Influenza A erscheint ein neuer Subtyp mit neuem HA und/oder neuer NA, die mit früheren Stämmen keine Kreuzreaktion aufweisen. Man nennt dies einen „antigenic shift". (1918/19 Stämme mit Verwandtschaft Schweineinfluenza, H1. Ab 1957 H2N2. Ab 1968 Introduktion von H3). Geringere Veränderungen, die HA und NA betreffen, werden „antigenic drift" benannt. Die Variabilität ist jedoch bei Influenza A am höchsten und bei Influenza C am geringsten.

Epidemiologie

Influenzaerkrankungen sind als sporadische Fälle, als größere Ausbrüche und als Pandemien bekannt. Epidemien sind schon seit 1173 beschrieben. Die erste Pandemie, die als solche von den meisten Autoren anerkannt ist, fand im Jahr 1580 statt. Nach mehreren Epidemien wurde eine weitere Pandemie 1889–92 recht gut dokumentiert. Einer Pandemie von 1898 bis 1901 wurde wenig Aufmerksamkeit gewidmet, weitere Pandemien traten im 20. Jahrhundert 1918–20, 1946–48, 1957–58, 1968–69 und 1977–78 auf. Die Pandemie von 1918–1920 war eine der verheerendsten Pandemien überhaupt, es kamen dabei in wenigen Monaten mehr Menschen ums Leben als während der vorhergehenden Jahre 1914–1918 durch kriegerische Ereignisse. Der Erreger war ein Influenzavirus A(H1), welches dem Schweineinfluenzavirus sehr ähnlich war. Ohne auf Einzelheiten weiterer Pandemien einzugehen, kann festgestellt werden, dass in den vergangenen 400 Jahren offenbar 10 (vielleicht sogar 12) Pandemien aufgetreten sind.

Wenngleich diese Pandemien und auch größere Epidemien sich von Mensch zu Mensch durch Tröpfcheninfektion ausgebreitet haben, gibt es auch Influenzareservoire in Wasservögeln, die gelegentlich auf Schweine, Pferde, Geflügel, Seesäuger übertragen wurden. Es liegen Hinweise vor, dass die meisten Pandemien dieses Jahrhunderts von eurasischen Vogelstämmen evtl. über Säugetiere nach Reassortierung auf den Menschen übertragen wurden. In diesem Zusammenhang ist erwähnenswert, dass Ende 1997 bis ins erste Viertel 1998 menschliche Fälle von Influenza hervorgerufen durch einen H5N1- Stamm in Hongkong beobachtet wurden, die wahrscheinlich durch Infektion nach Kontakt mit Geflügel, dessen Zubereitung und Aufnahme, bedingt waren. Die Übertragungsmöglichkeit dieses Stammes von Mensch zu Mensch wurde als äußerst schwach eingestuft. Per 20. 3. 98 wurden von 18 Fällen 6 Todesfälle festgestellt.

Entsprechend Schätzungen des CDC sind die Hospitalisierungsraten von Influenza zum Teil vom Alter, zum Teil vom zugrunde liegenden Gesundheitszustand abhängig. Bei kleineren Kindern (0–4 Jahre) betrugen die Hospitalisierungsraten 500 per Hunderttausend für Hochrisikokinder und 100×10^{-5} für normale Kinder. Bei 15–44 Jahre alten Personen betrug die Hospitalisierungsrate $40–60 \times 10^{-5}$ für Risikogruppen und $20–30 \times 10^{-5}$ für Normalpersonen. Bei Personen > 65 Jahre schwankten die genannten Raten von 200 bis > 1000×10^{-5} in Abhängigkeit vom Gesundheitszustand. Zu Epidemiezeiten kommt es aber auch zu erhöhten Todesraten, vor allem durch kardiopulmonale Komplikationen (Übersterblichkeit = Zahl der Todesfälle über eine zu erwartende Zahl hinaus). Diese betrug $23–> 150 \times 10^{-5}$ bei Personen, die älter als 65 Jahre waren, während 19 vom CDC beobachteter Influenzasaisonen. Etwa 90% der Todesfälle an Pneumonie und Influenza gehen auf diese Patientengruppe zurück. Abgesehen davon spielen aber auch Arbeitsausfall, evtl. auch Verdienstentgang und Berufsbeeinträchtigung eine Rolle.

Die Definition der Risikogruppen wird bei den Impfempfehlungen angeführt. Wichtig sind auch Ausbrüche in geschlossenen Kollektiven, Schulen, Heimen, Militärbasen, aber auch auf Flugzeugen und Schiffen. Disponierende Faktoren sind neben Alter auch Zigarettenkonsum und Saisonanfälligkeit. Auf der nördlichen und südlichen Hemisphäre disponiert die kalte Jahreszeit, in tropischen Gegenden eher Monsun und feuchte Jahreszeit. Die Ursachen dafür sind unbekannt (evtl. enge Wohn- und Kontaktverhältnisse). Pandemien erscheinen mit dem Auftauchen eines neuen Hämagglutinins (mit oder ohne neuem Neuraminidasetyp) und fehlender Immunität in der Bevölkerung.

Krankheitsbild

Das Spektrum der Krankheitsbilder reicht von asymptomatischen Infektionen bis zu mittleren und schweren Verläufen mit Komplikationen und Tod. Die Erkrankung beginnt abrupt nach einer Inkubationszeit von einigen Tagen mit Fieber, Myalgien, Kopfschmerz, schwerem Krankheitsgefühl, Rachenschmerzen, Rhinitis und Husten ohne starken Auswurf, evtl. Photophobie und gastrointestinalen Symptomen. Halslymphknoten können gering vergrößert sein. Die meisten Krankheitserscheinungen und das Fieber halten einige Tage an, Krankheitsgefühl und Husten können Wochen bestehen bleiben. Vor allem bei Personen mit Grundkrankheiten können sich auch kardiopulmonale Komplikationen einstellen und Grundkrankheiten können exacerbieren; Pneumonien können viraler Natur oder sekundär durch bakterielle Superinfektionen bedingt sein. Auch Herzinfarkte sind in Epidemiezeiten häufiger. Aber auch eine Reihe von anderen Organen und Organsystemen kann betroffen sein. Die Möglichkeit von maternalen Todesfällen besteht, kongenitale Schäden wurden zumindest diskutiert. Das Krankheitsbild von Influenza A und B ist klinisch nicht unterscheidbar, allerdings ist Influenza B in jüngeren Altersklassen wesentlich häufiger, besonders bei Schulkindern. Influenza C verläuft meist milder.

Die Diagnose kann aus Nasen-Rachen-Spülmaterial oder Abstrichen durch Kultur, Antigennachweis und RT-PCR sowie durch serologische Methoden (letzteres eher retrospektiv) gestellt werden.

Amantadine und Rimantadine können zur Chemoprophylaxe verwendet werden, sind aber nicht als Ersatz für eine Impfung gedacht. Die Substanzen können an Risikopatienten verabreicht werden, wenn eine Prophylaxe erst nach Epidemiebeginn begonnen wird, um die Zeit bis zum Auftreten postvakzinaler Antikörper zu überbrücken, beim Auftreten neuer Serotypen, und wenn eine Immundefizienz oder Impfkontraindikationen von Risikopersonen vorliegt. An Verabreichung an Pflegepersonal im Epidemiegipfel kann gedacht werden. Bei Verabreichung innerhalb von 48 Stunden nach Krankheitsbeginn können Schwere und Dauer der Erkrankung reduziert werden. Ob die Therapie Komplikationen verhindern kann, ist nicht bekannt. Nach 3–4 Tagen oder 24–48 Stunden nach Verschwinden der Symptome sollte die Therapie abgesetzt werden, um das Auftreten von Resistenzen hintanzuhalten.

Zur Prophylaxe und Therapie im Frühstadium ist auch der Einsatz von Neuraminidasehemmern, wie Zanamivir (und Derivate), zu überlegen. Dieser Wirkstoff ist gegen Influenza A und B gerichtet. Neben verschiedenen anderen Fragen ist hier aber auch noch die Wirksamkeit in klinischen Studien bei natürlich erworbener Influenza zu verifizieren, da sich die bisherigen Erfahrungen auf Challenge-Versuche stützen.

Impfstoffe

Der erste einigermaßen effektive Impfstoff enthielt Lebendvirus in einer Mauslungensuspension und wurde parenteral verabreicht. Da aber parenteral applizierte Influenzaviren nicht vermehrungsfähig sind, handelte es sich de facto um einen inaktivierten Impfstoff nach seiner Verabreichung. Zwischen 1940 und 1950 wurde das Virus in Hühnerembryo-Allantois gezüchtet mit guter Ausbeute und in weiterer Folge einer Anzahl von Reinigungsschritten unterworfen. Um ein genügendes Wachstum neu isolierter Stämme zu sichern, wurden seit 1971 rekombinante (reassortierte) Viren verwendet. Auch bei der Entwicklung von und Arbeit an Lebendimpfstoffen werden gentechnologische Methoden verwendet (siehe dort).

Die derzeit lizensierten Impfstoffe sind <u>trivalente Totimpfstoffe</u>. Entsprechend dem „antigenic drift" gibt die WHO jedes Jahr Empfehlungen für die Impfstoffzusammensetzung der kommenden Saison heraus. Für die Saison 1999–2000 lautet die antigene Zusammensetzung A/Beijing/262/95-like(H1N1), A Sydney/5/97-like(H3N2) und B/Beijing/184/93-like. Anstelle von B/Beijing/184/93 werden US-Produzenten eher den gleichwertigen Stamm B/Vamanashi/166/98 mit Rücksicht auf seine Wachstumseigenschaften und die aktuelle Zirkulation inkludieren. Eine Vakzindosis enthält in 0,5 ml 15 μg der jeweiligen Haemagglutininantigene, Thiomersal oder ein anderes quecksilberhaltiges Konservans ist zugesetzt. Alle Typen von Totimpfstoffen werden auf Hühnerembryonen gezüchtet, über zonale Zentrifugationen und Chromatographie gereinigt. Die Inaktivierung erfolgt mittels Formaldehyd oder Betapropriolacton. Man unterscheidet nun Ganzvirusimpfstoffe und Impfstoffe, die weiterhin durch Behandlung mit Äther oder Detergentien gereinigt und gespalten werden. Ätherbehandelte Vakzinen enthalten alle wesentlichen viralen Strukurproteine und Teile der Virusmembran. Detergentienbehandelte Impfstoffe sind besser solubilisiert und enthalten angereichert die sternförmig aggregierten Hämagglutininmonomere und werden „Subunit" Impfstoffe genannt. Sie enthalten außerdem noch residuale Strukturproteine, vorzugsweise NP. Spalt- und Subunit-Impfstoffe sind ähnlich hinsichtlich Immunogenität und Reaktogenität. Ganzvirusimpfstoffe sind mehr reaktogen als Spalt- und Subunit-Impfstoffe, nach einigen Studien aber auch etwas mehr immunogen, was beim Auftauchen eines neuen Subtyps ins Gewicht fallen könnte, nicht so sehr in der Situation eines „antigenic drifts", der häufigeren Situation. Da es sich herausgestellt hat, dass Influenzaimpfstoffe wegen des „antigenic drift" jedes Jahr neu konstruiert werden müssen, stieß man auf die Tatsache, dass neu isolierte Viren oft nur dürftig wuchsen. Um langwierige Passagen zu vermeiden, werden sie nun seit 1971 durch gleichzeitige Infektion der Hühnerallantois mit alten, gut wachsenden Stämmen reassortiert, so dass die neue Reassortante die RNAs der neuen Variante enthält und die für reiche Produktion verantwortlichen M-Gene des alten (H1N1)-Stammes. Auf diese Weise können jedes Jahr relativ schnell die neuen Impfstoffe zur Verfügung gestellt werden.

Impfschema

Zur Applikation des Impfstoffes hat das amerikanische CDC entsprechend dem Bericht der Expertengruppe je nach Alter folgende Empfehlungen gegeben (Spalt- und Subunit-Impfstoffe werden hier gemeinsam als „Spaltimpfstoffe" bezeichnet):

Altersgruppe	Produkt	Dosis	Zahl d. Dosen	Injektionsroute
6–35 Monate	Spaltimpfstoff	0,25 ml	1–2x*⁾	i.m.
3–8 Jahre	Spaltimpfstoff	0,5 ml	1–2x*⁾	i.m.
9–12 Jahre	Spaltimpfstoff	0,5 ml	1x	i.m.
> 12 Jahre	Ganzvirus- oder Spaltimpfstoff	0,5 ml	1x	i.m.

*) bei Erstimpfung

Influenzalebendimpfstoffe

Vermehrungsfähige Influenzaimpfstoffe sind zu diesem Zeitpunkt noch nicht registriert, obwohl bereits über 50 Jahre an ihnen gearbeitet wird. In letzter Zeit wurden jedoch hier Fortschritte erzielt. So enthalten so genannte reassortante Virusstämme nichtstrukurelle Virusproteine von so genannten „master strains", die kälteadaptierte (CA) und temperaturempfindliche (TS) Eigenschaften an Viren übertragen, die Hämagglutinine und Neuraminidasen von Wildviren enthalten. Derartig konstruierte Stämme sind verträglich und immunogen bei Personen jeden Alters inklusive von Kleinkindern und sehr gute Kandidaten für eine Impfstoffzulassung. Solche Impfstoffe sind besser und länger immunogen als inaktivierte Impfstoffe und induzieren auch eine breitbasigere Immunität, möglicherweise durch Induktion auch einer lokalen, mukosalen und einer zellulären Immunabwehr. Derzeit werden Feldversuche an etwa 20.000 Erwachsenen und Kindern durchgeführt. Reversionen des oben erwähnten CA/TS-Phänotyps wurden bisher noch nicht festgestellt. Weitere Studien werden jedoch noch nötig sein, um eine fakultative Epithelzellschädigung auszuschließen, und Veränderungen des ausgeschiedenen Virus nach Applikation sind noch zu überprüfen. Eine Frage ist auch, wie sich diese Virusstämme bei Pandemien verhalten werden und ob sie die gut eingeführten inaktivierten Impfstoffe ersetzen oder nur ergänzen werden. Ausgedehnte Phase-III-Versuche werden künftige Strategien klären müssen.

Derzeitige Impfempfehlungen mit inaktivierten Impfstoffen

Zielgruppen dieser Impfung sind:
- Personen ab 65 Jahren (nach manchen Ansichten ab 60 Jahren);
- Insassen von Pflegeheimen jeden Alters, die chronische medizinische Betreuung brauchen;
- Erwachsene und Kinder mit chronischen kardiovaskulären und pulmonalen Erkrankungen inklusive Asthma oder chronischen metabolischen Erkrankungen inklusive Diabetes mellitus, Nierenerkrankungen, Hämoglobinopathien, Immunosuppressionen;
- Kinder und Jugendliche (6 Monate bis 18 Jahre) mit Langzeitaspirintherapie wegen des Risikos eines Reye-Syndroms nach Influenza;

- Schwangere während des 2. und 3. Trimesters während einer Influenzasaison. Letztere Empfehlung wurde gegeben, weil Übersterblichkeiten dieser Frauen bei Pandemien bemerkt wurden, fetale Schäden wurden nicht beobachtet, wenn auch derartige Beobachtungen reconfirmiert werden sollten. Manche Autoren empfehlen das 2. und 3. Trimester, um im 1. Trimester ein Zusammentreffen mit Spontanaborten zu verhindern.
- Impfempfehlungen gelten auch für Personen, die das Virus auf andere, gefährdete Personen übertragen können wie Ärzte und Pflegepersonen in Spitälern und Ambulanzen, Angestellte in Pflege-Institutionen mit Patientenkontakt, vor allem mit Hochrisikopersonen, Personen, die Heimpflege bei Hochrisikopersonen durchführen, Haushaltsangehörige (inklusive Kinder) von Risikopersonen.

Es bestehen auch Hinweise, dass diese Impfung für HIV-positive Personen von Nutzen sein kann. Personen mit niedrigen CD4-T-Lymphozytenwerten produzieren unter Umständen keine protektiven Antikörper, und auch eine 2. Impfstoffdosis ändert daran nichts. Ähnlich wie bei der Pneumokokkenimpfung wurden von manchen Autoren vorübergehende HIV-1-Replikationsraten nach Impfung beschrieben, was von anderen Autoren nicht bestätigt werden konnte. Im Großen und Ganzen ist jedoch in den meisten Fällen ein Nutzen der Impfung anzunehmen. Die Stillperiode bedeutet keine Kontraindikation für die Impfung.

Für Reisende gilt, dass Influenza in den Tropen das ganze Jahr vorkommen kann, in den gemäßigten Zonen der südlichen Hemisphäre von April bis September. Reisen im Rahmen von Touristengruppen mit Teilnehmern von Ländern mit derzeitiger Viruszirkulation können ebenfalls zur Infektion disponieren. Risikopersonen, die in der vergangenen Saison nicht geimpft wurden, sollten die Impfung empfangen bei Reisen a) in tropische Gebiete b) bei Reisen in großen Gruppen zu jeder Jahreszeit c) bei Reisen in die südliche Hemisphäre von April bis September d) bei Reisen im Herbst oder Winter sollten alle Risikopersonen vakziniert bzw. revakziniert werden.

Darüber hinaus kann die Impfung verabreicht werden an Ärzte, die die Wahrscheinlichkeit einer Infektion für ihre Person und Familie reduzieren wollen, weiters an Personen in öffentlichen Einrichtungen, Studenten in Studentenheimen und auch im Hinblick auf Verlust von Arbeitskräften und Arbeitsstunden.

Wie hier gezeigt, sind die Impfindikationen für Influenzaimpfungen und Pneumokokkenimpfungen einander sehr ähnlich, und Impfaktionen könnten, wie schon erwähnt, in gekoppelter Form durchgeführt werden. Allerdings sei hier auf die Saisonalität der Influenzaimpfung besonders hingewiesen. Wegen der großen Bedeutung der Influenza für die öffentliche Gesundheit und wegen des positiven Kosten-Nutzen-Effekts der Impfung bei Risikopersonen, der durch zahlreiche Studien belegt wurde, ist der Durchimpfungsrate einer Bevölkerung großes Augenmerk zuzuwenden. Diesbezüglich gehört Österreich zu den Schlusslichtern der europäischen Länder.

Die Durchimpfungsraten liegen bei Senioren seit 2 Jahren bei 25 %, diejenige der Gesamtbevölkerung bei 11 % (Kunz 1999). Zur Verbesserung der Situation bieten sich Aufklärungspläne, PR Maßnahmen, Erhebungen von Risikogruppen, Beseitigung von finanziellen und administrativen Hürden für Impfkampagnen und Impfaktionen in besonderen Institutionen und bei besonderen Bevölkerungsgruppen an, wie dies auch vom CDC empfohlen wird. Besonders wichtig scheint dabei eine kostenlose Zurverfügungstellung der Impfung für alte Leute zu sein, wodurch beispielsweise in Neuseeland die Durchimpfungsrate von 20 auf 40 % und in den Niederlanden von 27 auf 65 % anstieg (Kunz 1999). In diesem Sinn wurden auch Kontroll- und Überwachungspläne der WHO für Influenzapandemien und Epidemien ausgearbeitet, die auf nationaler Ebene ebenfalls empfohlen und auch in Vorbereitung sind (oder sein sollten).

Kontraindikationen

Abgesehen von allgemeinen Gesichtspunkten sind hier Personen mit anaphylaktischer Überempfindlichkeit gegen eine Impfstoffkomponente (z.B. Hühnereiweiß) zu nennen. Allergieaustestungen sind in solchen Fällen wichtig.

Nebenwirkungen

Lokale Erscheinungen nach der Impfung können Schmerzhaftigkeit an der Impfstelle sein, die im Allgemeinen milder Natur ist und laut verschiedener Berichte in 10–64 % gefunden wurde. Systemische Erscheinungen wie Fieber, Myalgien, Kopfschmerzen, allgemeines Krankheitsgefühl können eventuell auftreten, treten aber nach Spaltimpfstoffgabe nicht in höheren Raten auf. Allergische Sofortreaktionen können bei Hühnereiweißallergie gefunden werden. Überempfindlichkeit gegen Thiomersal wird selten gefunden und wenn, dann handelt es sich üblicherweise um eine lokale Allergie vom verzögerten Typ.

Nach Applikation einer Schweininfluenzavakzine wurden 1976 vermehrt Guillain-Barré-Syndrome (GBS) festgestellt. Diese konnten mit anderen Vakzinen nicht mehr mit statistischer Signifikanz gefunden werden. Spätere Berechnungen ergaben ein allgemeines relatives Risiko von 1,7, d. h. ein vielleicht leichtes, aber nicht besonders erhöhtes Risiko. Nach der Meinung von Experten hat dies jedoch keinen Einfluss auf die Empfehlung für Risikopatienten.

Immunogenität

Nach Impfung mit inaktivierter Vakzine kommt es innerhalb einer Woche zum Anstieg von Antikörpern. Allerdings hatten die meisten Impflinge schon Vorkontakte mit Influenzaviren, sodass bei Kindern oder Personen ohne vorausgehenden Viruskontakt eventuell weniger rasche Antworten auftreten können.

Im Großen und Ganzen kann erwartet werden, dass die durch inaktivierte Vakzine induzierte Immunität kaum länger als 1 Jahr dauert. Bezüglich Spezifität der Immunantwort ist zu sagen, dass es kreuzreagierende anamnestische Antworten innerhalb und sogar zwischen Subtypen gibt („original antigenic sin"). Diese sind aber in ersterem Fall nicht optimal und in letzterem Fall absolut insuffizient, vor allem in Hinblick auf Pandemievorsorge. Die jährliche Neukonstruktion des Impfstoffes ist daher nötig, wenngleich manche Autoren ableiten, dass unter Umständen in Notfällen alte Vakzine, z.B. des Vorjahres, besser sein möge als gar keine.

Eine lokale IgA-Antikörperantwort wird durch inaktivierte Impfstoffe nicht erreicht, wohl aber eine lokale IgG-Präsenz mit einer gewissen Wirksamkeit. Eine mukosale IgA-Antwort wird aber durch Lebendvakzinen induziert. Tot- und Lebendvakzinen können eine zelluläre Immunantwort hervorrufen, wobei Ganzvirusvakzinen bessere Ergebnisse erzielen. Zelluläre Immunantworten können auch in Abwesenheit von Antikörpern nachweisbar sein. Bei älteren Personen mit chronischen Krankheiten können niedrigere Antikörpertiter als bei gesunden jüngeren postvakzinal gefunden werden. Zumindest aber können damit Komplikationen und schwere Verläufe verhindert werden.

Effektivität

Die Wirksamkeit der Vakzine ist von Alter und Immunkompetenz des Empfängers und der Ähnlichkeit zwischen Impf- und aktuellem Wildvirusstamm abhängig. Im optimalen Fall und bei jüngeren Personen wird ein Schutz von 70–90% erreicht. Bei älteren Personen außerhalb von Pflegeheimen wird in 30–70% Hospitalisation wegen Pneumonie und Influenza verhindert, bei Insassen solcher Heime werden in 50–60% Hospitalisation und in 80% der Todesfall verhindert, wie dies aus der US-Zusammenfassung des Jahres 1999 hervorgeht.

Weiterführende Literatur

Fields BN, Knipe DM, Howley PM, Chanock RM, Melnick JL, Monath ThP, Reizman B (eds) (1995) Fields „Virology", Lippincott-Raven, 3rd edn. pp 1353–1445
Nicolson KG, Webster RG, Hay AJ (eds) (1998) Textbook of Influenza Blackwell Science
Weekly Epidemiological Records (WER) Influenza A (H5N1) in Hongkong Special Administrative Region in China,12 (20. 3. 1998).

Morbidity and Mortality Weekly Report (1999) Prevention and Control of Influenza. Recommendations of the Advisory Committee on Immunization Practices (ACIP) MMWR 48, RR-4: 1–27.

Kilbourne ED, Arden NH (1999) Inactivated Influenza Vaccines. In: Plotkin StA, Orenstein WA (eds) Vaccines. WB Saunders Comp, pp 531–551

ESWI (European Scientific Working Group on Influenza) Influenza. № 10 (April) (1999)

Kunz Ch (1999) Kostenlose Influenzaimpfung für Risikogruppen, apm (Medienrat d. österr. ÄK) 24/13.4.1999

Leitzke S (1999) Die Therapie der Influenza mit Neuraminidase-Inhibitoren. Bundesgesundheitsblatt 42: 758–762

Pneumokokken

Erreger

Streptococcus pneumoniae (1920–1974: Diplococcus pneumoniae)
Der Erreger ist ein grampositiver Streptococcus, Katalase negativ, der im flüssigen Medium in Ketten wächst. Die Zellwand der Keime besteht vor allem aus Peptidoglykan und Teichoinsäure. Die meisten Isolate von Pneumokokken bei klinisch relevanten Fällen enthalten auch eine äußere Kapsel. Unbekapselte Pneumokokken sind selten pathogen, finden sich aber bei Konjunctivitiden. Die Kapsel besteht aus Oligosacchariden. Auf Grund unterschiedlicher Antigenizität dieser Kapsel können etwa 83 Serotypen unterschieden werden. Entsprechend der amerikanischen Nomenklatur werden die Serotypen in der Reihenfolge ihrer Entdeckung als Krankheitserreger aufgelistet, weshalb die niedrigeren Nummern auf die häufigeren Krankheitserreger entfallen. Entsprechend dem dänischen, mehr gebräuchlichen System sind die Typen mehr nach der antigenen Verwandtschaft geordnet (z.B. 19A, 19B, 19C). Diese Einteilung ist nicht so sehr vom klinischen Standpunkt wichtig, hat aber Bedeutung im Zusammenhang mit der Herstellung eines Impfstoffes. Pneumokokkenkapseln sind ein wesentlicher Virulenzfaktor.

Immunologie

Nicht immunologische und immunologische Abwehrsysteme stehen zur Verfügung. Unspezifische Möglichkeiten sind mit Hustenreflexen und Clearancemechanismen gegeben, immunologischerseits spielen vor allem Antikörper und Komplement sowie Opsonisation durch Phagozyten eine Rolle. Unspezifische Mechanismen können durch Alkohol, Alter, Rauchen, Luftverunreinigungen beeinflusst werden. Clearancemechanismen, die in Abwesenheit von Antikörpern funktionieren, werden durch Splenektomie stark beeinträchtigt. Alkohol, Niereninsuffizienz und Diabetes können die leukozytäre Funktion beeinträchtigen und Immundefizienz unterdrückt immunologische Faktoren. Ein häufigeres Auftreten von Pneumokokkeninfektionen bei Kindern ist wahrscheinlich durch ein relativ noch unreifes Immunsystem erklärbar, die häufigere Inzidenz bei älteren Menschen wahrscheinlich multifaktoriell bedingt. Die Immunantwort ist humoral, B-zellabhängig, zellunabhängig jedoch kann auch eine CD_4-TH-2-abhängige Antwort eine Rolle spielen. Antikörper können auch im Rahmen von asymptomatischem Trägertum entwickelt werden. Die Immunantwort ist auch genetisch beeinflussbar (G2m(23)-Allele). Komplement spielt eine Rolle im Rahmen des klassischen und des alternativen Wegs der Komplementfixation. Ein klarer Zusammenhang zwischen Invasivität von Pneumokokkentypen und ihrer Fähigkeit, Komplement auf dem alternativen Weg zu fixieren, konnte jedoch noch nicht gefunden werden. Die Bedeutung der Milz in der Regulierung der Antikörperproduktion im Anschluss an eine Pneumokokkenimpfung ist nicht restlos abgeklärt, die Immunantwort nach Impfung von Splenektomierten scheint aber einigermaßen normal zu sein. Andere Teile des lymphatischen Apparates und des RES können offenbar kompensatorisch einspringen, um eine hinreichende Abwehr zu erreichen. Bei Splenektomien wegen M. Hodgkin kann allerdings die Immunantwort etwas verbessert sein, wenn eine Impfung vor der Splenektomie erfolgt. Verschiedene Krankheitseintritt und Verlauf beeinflussende Faktoren sind bei den Impfempfehlungen zusammengefasst.

Epidemiologie und Krankheitsbild

Infektionen mit Pneumokokken sind gewöhnlich in Wintermonaten häufiger und treten meist bei Personen auf, die primär asymptomatische Keimträger sind. Die Übertragung von Pneumokokken erfolgt außerdem durch sehr engen Kontakt in Kindergärten, beengten Wohnverhältnissen, Asylantenheimen, militärischen Institutionen, Gefängnissen, Zeltlagern. Kinder sind in einem höheren Prozentsatz Keimträger als Erwachsene. Dauer des Trägertums und Befallsrate stehen in einem gewissen Zusammenhang mit der Immunogenität der einzelnen Typen. Es besteht jedoch kein Zusammenhang zwischen Typen-Immunogenität und Invasivität, zugrunde liegende Mechanismen sind noch nicht abgeklärt.

Es gibt verschiedene Erkrankungsformen:

1. Pneumonie: betrifft meist einen ganzen Lungenlappen und beginnt mit hohem Fieber, schwerem Krankheitsgefühl, Husten, Rippenfellentzündung, Atemnot und kann als Komplikation die Aussaat der Bakterien in den ganzen Körper haben und auch den Herzbeutel betreffen. Das unangenehme der Pneumokokken-Lungenentzündung ist die Tatsache, dass sie so fulminant verläuft, dass auch eine sofortige Behandlung mit Antibiotika oft den Tod des Patienten nicht mehr verhindern kann.

2. Akute Otitis media: Erkrankung, die vor allem bei Kleinkindern auftritt und per continuitatem dann schwere Komplikationen hervorrufen kann: eitrige Meningitis oder Sinusthrombose.

3. Akute eitrige Meningitis: Hier ist die Sterblichkeitsrate sehr hoch: 30% der Patienten, die eine solche eitrige Gehirnhautentzündung entweder als alleinige Manifestation oder im Rahmen einer an einem anderen Ort lokalisierten Pneumokokkenerkrankung bekommen (Mittelohrentzündung, Lungenentzündung) versterben.

4. Weitere schwere Pneumokokken-Erkrankungen können das Endocard, das Peritoneum (Bauchfellentzündung) und die *Gelenke* im Sinne einer Arthritis betreffen.

5. Pneumokokken-Sepsis:
Schlechte Prognose mit 15–20% Letalität. Entweder als primäre Sepsis oder als Komplikation der Pneumonie oder der Otitis.

Entsprechend der Belgischen Pneumokokken-Consensus-Konferenz wird die Inzidenz von Pneumokokken-Pneumonien im Durchschnitt auf $100–250 \times 10^{-5}$ geschätzt, mit einer Letalität von 5–10%. Mit einer Inzidenz von $15–20 \times 10^{-5}$ wird Sepsis diagnostiziert und in 1–2,5 Fällen pro 100.000 Personen und Jahr wird eine Meningitis beobachtet. Bakteriämie und Sepsis sind in 5–20% Komplikationen bei Pneumokokken-Pneumonien. Die Letalität der Bakteriämie oder Sepsis beträgt 15–20% und die der Pneumokokken-Meningitis etwa 30%. Das Risiko bakteriämischer Pneumonien steigt mit dem Alter und ist jenseits von 65 Jahren 2,5-mal häufiger als bei jüngeren Patienten. Die Letalität von Patienten mit chronischen Grundkrankheiten und älteren Personen liegt bei 30–50%. Während der ersten 24–72 Stunden einer septischen Pneumokokkenerkrankung haben Antibiotika keinen Einfluss auf den Krankheitsverlauf. Darüber hinaus haben epidemiologische Studien aus USA gezeigt, dass 10% aller drei Monate alten Kinder mindestens eine Attacke von Otitis media hatten, im Alter von 1 Jahr waren es 60% und mit 3 Jahren über 80%, und neuere Studien meinen, dass fast alle Kinder im 1. Lebensjahr eine Otitis durchmachen. In den meisten Fällen (30–60% und mehr) sind Pneumokokken die Ursache. Im Jahre 1990 wurde die Todesrate von Kindern < 5 Jahre in Entwicklungsländern auf 12,5 Millionen geschätzt. 21% davon entfielen auf Infekte der tiefen Luftwege: Neuere Untersuchungen aus Gambia haben gezeigt, dass bei hospitalisierten Kleinkindern und Kindern sowie bei <5-jährigen Kindern aus ländlichen Gebieten in 20,61 oder 90% der Fälle Pneumokokken die Ursache von akuten respiratorischen Infekten waren. Bei 20–50% der Fälle von kindlichen bakteriellen Meningitiden waren Pneumokokken die Ursache mit Letalitäten von etwa 35%.

Diagnose

Pneumokokkeninfektionen werden meist durch Kulturen aus Blut oder extrapulmonalen Flüssigkeiten nachgewiesen. Nachweis aus dem Sputum zeigt keine konstanten Ergebnisse, Anwendung von PCR-Methoden kann die Befunde etwas verbessern, wobei das klinische Bild zusätzlich in Betracht zu ziehen ist.

Therapie

Antibiotika (Penicillin, Cephalosporine der dritten Generation):
Resistenzen von Pneumokokkenstämmen gegen Penicillin werden bei einer MIC von 0,125–1,0 µg/ml als intermediär und bei MIC->2,0 µg/ml als hochgradig eingestuft. Unter 40 von 1994–96 in Österreich gesammelten Isolaten waren 2,9% intermediär und 2,0% hochresistent gegen Penicillin. Diese Resistenzen sind unterschiedlich in verschiedenen Staaten, in Europa in Frankreich und Spanien am höchsten (1992–93).

Impfstoffe

Zwei hexavalente Impfstoffe wurden in den späten 40er-Jahren lizensiert. Ursprünglich enthielten sie 50 µg Polysaccharid pro Antigen. Dies wurde nunmehr im 23 valenten Impfstoff auf 25 µg pro Polysaccharid per Dosis reduziert. Die derzeit gängigen Impfstoffe Pneumovax23®, Pnu-Immune23® oder Pneumo23® enthalten je 25 µg der 23 gereinigten Polysaccharid-Antigene von S. pneumoniae, und zwar : 1, 2, 3, 4, 5, 6B, 7F, 8, 9N, 9V, 10A, 11A, 12F, 14, 15B, 17F, 18C, 19A, 19F, 20, 22F, 23F und 33F (dänische Nomenklatur). Eine Dosis zu 0,5 ml enthält außerdem Phenol als Konservierungsmittel (Pneumo23®, Pneumovax23®). Pnu-Immune23® enthält Thiomersal. Keiner der Impfstoffe enthält ein Adjuvans. Entsprechend den belgischen Erfahrungen sind über 95% aller Isolate im 23-valenten Impfstoff enthalten. Die Serotypen 19, 14, 6, 3, 1, 9 und 23 umfassen 62,3% aller Isolate. Der häufigste nicht im Impfstoff enthaltene Typ 24 repräsentiert nur 1,3% aller Isolate. Zur Immunisierung wird 1 Dosis zu 0,5 ml s.c. oder i.m. verabreicht.

Verträglichkeit

Bei etwa der Hälfte der Impflinge werden milde lokale Reaktionen (Schmerzhaftigkeit, Erythem oder Schwellung) beobachtet, die weniger als 48 Stunden anhalten. Lokale Indurationen sind selten, ebenso wie systemische Reaktionen in Form von Fieber oder Myalgien. Schwerere Nebenerscheinungen wie anaphylaktische Reaktionen sind sehr selten bemerkt worden ($5x\ 10^{-6}$). Eine Analyse von 9 Feldversuchen mit 7.531 Teilnehmern zeigte bei höchstens einem Drittel lokale Symptome, keine febrilen oder anaphylaktischen Reaktionen und keine neurologischen Nebenerscheinungen. Ein vorläufiger Bericht über vorübergehende Vermehrung von HIV- Replikation nach Impfung ist in seiner Bedeutung unklar. Todesfälle in kausalem Zusammenhang mit der Impfung wurden nie festgestellt.

Immunogenität

Bei > 80% aller Geimpften kommt es innerhalb von 2–3 Wochen zu einem zweifachen oder höheren Anstieg von typenspezifischen Antikörpern bei gesunden, jungen Erwachsenen, wobei die Immunantwort gegen alle 23 Typen nicht gleich sein muss. Der für einen Schutzzustand nötige Antikörperspiegel ist nicht klar definiert. Die Immunantwort kann bei älteren Menschen und bei Patienten mit alkoholischer Zirrhose und insulinabhängigem Diabetes ebenso wie bei immundefizienten Patienten geringer sein. Bei HIV-Infizierten ist dies nur der Fall, wenn die CD_4+T-Lymphozytenzahlen < 500 Zellen/µl betragen. Im Anschluss an eine Chemotherapie kann ein präexistenter Antikörpertiter allerdings absinken.

Im Anschluss an eine Impfung finden sich bei gesunden Erwachsenen für mindestens 5 Jahre erhöhte Antikörpertiter. Personen mit schnellerem Antikörperabfall (z.B. Kinder nach traumatischer Splenektomie) sollten nach 3–5 Jahren wiedergeimpft werden. Dies gilt auch für Personen mit erhöhtem Risiko invasiver Pneumokokkenerkrankungen. Bei alten Menschen und Personen mit chronischen kardiopulmonalen Erkrankungen, aber erhaltener Immunantwort empfiehlt die belgische Konsensgruppe Revakzinationen alle 5–7 Jahre. Für präzisere Aussagen müssten die Antikörper besser hinsichtlich ihrer Qualität definiert werden (z.B. opsonisierende Fähigkeiten, Avidität).

Wirksamkeit

Berichte über Wirksamkeit von 56–81% liegen vor und bei speziellen Patientengruppen wurden Effektivitäten von 65–84% berichtet. Eine US-Studie aus dem Jahr 1991 konnte auch zeigen, dass die Wirksamkeit der Impfung umso höher war, je jünger die Impflinge waren. Kosten-Nutzen-Rechnungen ergaben, dass die Impfung kosteneffektiv ist und bei Personen > 65 Jahren auch eine Kostenersparnis bei der Verhinderung von Bakteriämien erbringt.

Impfempfehlungen

I. Immunkompetente Personen

a) Personen ab 65 Jahren nach der Empfehlung des US Advisory Committee for Immunization Practices (ACIP). Entsprechend belgischen Empfehlungen bei Personen > 60 Jahre. Die-US Studie empfiehlt eine Revakzination von Personen, deren Impfung mindestens 5 Jahre zurückliegt und die jünger als 65 Jahre zum Zeitpunkt der Impfung waren.

b) Personen mit bronchopulmonalen und chronisch kardiovaskulären Erkrankungen. Bezüglich Herzklappenfehlern, Angina pectoris, Myocardinfarkt und peripheren Durchblutungsstörungen liegen jedoch keine Daten vor. Bei Diabetes mellitus sind invasive Pneumokokkenerkrankungen nicht häufiger, aber der Verlauf schwerer und die Prognose schlechter. Für diese Erkrankungen ist nach amerikanischen Angaben eine sehr starke Evidenz der Wirksamkeit gegeben. Bei Alkoholismus und chronischen Lebererkrankungen sowie Leck im Bereich der Zerebrospinalflüssigkeit ist die Wirksamkeitsevidenz moderat. Für bestimmte Volksgruppen wie Eingeborene von Alaska und amerikanische Indianer ist die Wirksamkeit nicht bewiesen, aber immerhin möglich. Eine Wiederimpfung der genannten Risikogruppen ist entsprechend US-ACIP nicht nötig. Die einmalige Impfung kann, wenn nötig, schon ab dem 2. Lebensjahr durchgeführt werden. Hingegen sind nach den amerikanischen Empfehlungen bei > 65 Jahre alten Personen und bei den sehr empfohlenen Pneumokokkenimpfungen von asplenischen Patienten Wiederimpfungen nach 5 Jahren (bei Alter > 10 Jahre) bzw. nach 3 Jahren bei <10-jährigen Personen empfohlen. Diese letzte Gruppe von Patienten wird von den amerikanischen Experten zu der immunkompetenten Risikogruppe gerechnet. Die belgische Consensus working party hat sie den Risikopatienten mit Immundefizienz zugeordnet. Dazu ist zu sagen, dass letzterer Zuordnung nur mit Einschränkung zuzustimmen ist, da bei Asplenien vor allem die nicht antikörperbedingte Clearance, nicht aber so sehr die Immunantwort gestört ist.

II. Immundefiziente Risikopersonen

Dazu sind Personen mit einer Reihe von Grundkrankheiten und Schäden zu rechnen, wie Personen (ab 2 Jahren) mit chronischen Nierenschäden und nephrotischem Syndrom, Organtransplantationen, HIV-Infektionen (wie erwähnt ist hier eine fragliche passagere Virusvermehrung in ihrer Bedeutung unklar), Lymphomen, multiplem Myelom, chronischer lymphatischer Leukämie, generalisierten malignen Erkrankungen, Knochenmarkstransplantation.

Für die meisten Erkrankungen oder Zustände ist die Wirksamkeit der Pneumokokkenimpfung nicht überzeugend bewiesen, aber immerhin möglich, und der potenzielle Nutzen der Impfung rechtfertigt ihre Durchführung. Revakzinationen können durchgeführt werden, wenn die letzte Impfung mindestens 5 Jahre zurückliegt. Bei unter 10 Jahre alten Personen kann die Revakzination auch schon nach drei Jahren erfolgen. Im Großen und Ganzen sind die Indikationsgebiete für Pneumokokkenimpfungen denen der Influenzaimpfung sehr ähnlich. Es spricht nichts dagegen, die beiden Impfungen gemeinsam durchzuführen, was allerdings an zwei verschiedenen Stellen erfolgen sollte. Die Pneumokokkenimpfung ist allerdings nicht saisongebunden. Neben den genannten T-Zell-unabhängig wirkenden Polysaccharidimpfstoffen wird derzeit aber auch an Konjugatimpfstoffen gearbeitet, die zum Teil nach dem Muster der Hämophilusimpfstoffe hergestellt werden, zum Teil Pneumokokkenproteinkonjugate sind, und T-Zell-abhängige Impfstoffe darstellen. Kinder und Kleinkinder werden in erster Linie eine Zielgruppe für Konjugatimpfstoffe sein, da reine Polysaccharidimpfstoffe bei Kindern, die jünger als 2 Jahre sind, keine Immunogenität besitzen. Zur Verhinderung einer frühkindlichen Otitis media oder von frühkindlichen Bakteriämien werden solche Impfstoffe sicher gut geeignet sein. Zur Erzeugung von Boostereffekten sind sie sicher ebenfalls sehr gut geeignet. Eine sehr gut ausgeprägte Reduktion von Trägerraten wäre auch epidemiologisch bedeutungsvoll. Ein gewisser Nachteil besteht darin, dass zum gegenwärtigen Zeitpunkt noch kein 23-valenter Konjugatimpfstoff konstruiert wurde. Inwiefern bei Erwachsenen Konjugatimpfstoffe eine bessere Wirksamkeit gegen die im Impfstoff vorhandenen Serotypen haben als Polysaccharidimpfstoffe, ist nicht bekannt.

Weiterführende Literatur

Kallenius G, Hedlund J, Swenson SB et al. (1997) (letter) Pneumococcal bacteremia in Sweden. Lancet 349: 1910

Fedson DS, Musher DM, Eskola J (1999) Pneumococcal Vaccine. In: Plotkin StA, Orenstein WA (eds) Vaccines. WB Saunders Comp, pp 353–608

Peetermans W, Bachez P, Peleman R, Vanatoru J, Van Lattern Y, Struelens M, Verhaegen J (1996) Belgian Consensus on Pneumococcal Vaccine. Acta Clin Belg 51-5: 350–356.

Robbins JB, Austrian R, Lee CJ et al (1981) Considerations for formulating the second-generation pneumococcal polysaccharide vaccine in patients with chronic respiratory disease. J Infect Dis 148: 1136–1159

MMWR (Morbidity and Mortality Weekly Report) (1997) Prevention of Pneumococcal Disease. Recommendations of the Advisory Committee on Immunization Practices (ACIP) 46, RR-8: 1–24

Georgopoulos A, Buxbaum A, Straschil U (1996) Resistenzrate von Pneumokokken gegenüber Penicillin und anderen Antibiotika in Österreich 1994–1998. Antibiotika Monitor 14: 26–30

Rotavirus

Erreger

Rotavirus, ein Reovirus, etwa 70 nm groß, bestehend aus einem äußeren und inneren Capsid und einem Core. Vier größere strukturelle und nichtstrukturelle Proteine sind von besonderem Interesse für die Impfstoffherstellung bzw. Immunität: Die äußere Hülle enthält das VP4 (20 Genotypen) und das VP7 (14 Serotypen), die innere Hülle das VP6 und das nichtstrukturelle Protein NSP4 (ist ein Enterotoxin).
4 Serotypen (an Hand der VP4- und VP7-Strukturen differenzierbar) dominieren (G1P1A, G2P1B, G3P1A, G4P1A).

Infektionsquelle

Stuhl Erkrankter, aber auch durch Tröpfcheninfektion.

Übertragung

Schmutz- und Schmierinfektion, Tröpfcheninfektion.

Inkubationszeit

Wenige Tage.

Pathogenese und Pathophysiologie

Rotaviren infizieren offensichtlich nur reife Darmepithelzellen im Dünndarm und rufen dort schwerwiegende physiologische und morphologische Veränderungen hervor. Vor allem die Aufnahme von NaCl, Glukose und Wasser in die Epithelzellen ist vermindert, die Darmepithelzellen gehen zumeist zugrunde, wobei typischerweise keine Entzündungszeichen in der Lamina propria zu finden sind. Das NSP4, dem kürzlich Eigenschaften eines Enterotoxins zugeordnet wurden, führt zu einer Chloridüberschuss-Sekretion und trägt dadurch ebenfalls zu Durchfall bei.

Bedeutung und Vorkommen

Praktisch jedes Kind wird bis zum Erreichen des fünften Lebensjahres mit Rotaviren infiziert und erkrankt auch. Damit sind Rotaviren auch in den Ländern mit hohem Hygienestandard die Nummer 1 der Durchfallursachen bei Kindern im Vorschulalter. In Entwicklungsländern zeichnen RV-Infektionen für 20% der kindlichen Diarrhötodesfälle verantwortlich und führen jedes Jahr bei 480.000–640.000 Kindern zum Tod.

In den USA werden pro Jahr 20–40 Todesfälle (1:200.000) durch RV-Infektionen registriert, etwa 2,700.000 (1:1,4 bezogen auf Geburtenzahl) Fälle insgesamt beobachtet, die zu etwa 50.000 (1:78) Spitalseinweisungen führen, und der volkswirtschaftliche Schaden wird auf über 1,1 Mrd. US$ pro Jahr geschätzt. Nach Untersuchungen in den USA und eigenen Daten macht der Anteil der wegen RV-Infektionen hospitalisierten Kindern zwischen 40% und 50% aller wegen Enteritis aufgenommener Kinder in der kühlen Jahreszeit aus.

In Österreich werden jährlich rund 3.000 hospitalisierte Kinder beobachtet, davon sind 70% jünger als 2 Jahre, wobei Infektionen vor dem 3. Lebensmonat meist asymptomatisch verlaufen (Nestschutz?).

Erwachsene sind für die Erkrankung wenig empfänglich, da durch frühere Kontakte eine (zumindest eine Zeit lang belastbare) Immunität besteht. Erkrankungen können aber vorkommen, sind zumeist aber symptomarm.

Bei älteren Personen wird durch das langsame Schwinden der Immunität durch die Alterung des Immunsystems wieder ein Ansteigen der Erkankungshäufigkeit gesehen, allerdings ohne schwere Verläufe.

Immunsupprimierte können jederzeit und auch schwer an RV erkranken.

Während in den heißen Ländern Rotaviren während des ganzen Jahres mit der gleichen Intensität übertragen werden, findet sich in den Ländern der gemäßigten Zone eine saisonale Häufung während der kühlen Jahreszeit (November bis Mai).

Infektionen in Krankenhäusern sind überaus häufig, trotz aller hygienischen Vorsichtsmaßnahmen. Dies unterstützt die Vermutung, dass RV-Infektionen auch aerogen übertragen werden.

Die Weltgesundheitsorganisation hat die Bekämpfung der Rotaviruserkrankungen kürzlich an eine der vordersten Stellen einer Prioritätenliste gesetzt.

Krankheitsbild

Altersabhängig schwere Durchfallserkrankung, zumeist verbunden mit Fieber. Bei Säuglingen und Kleinkindern am schwersten verlaufend, jenseits des 5. Lebensjahres kaum mehr lebensgefährliche Verläufe. In Abhängigkeit von der Verlaufsform kann es zu Austrocknungserscheinungen kommen, die vor allem bei sehr kleinen Kindern rasch lebensgefährlich werden. Etwa eines von 50 Kindern zeigt echte Dehydrierungserscheinungen mit metabolischer Acidose. Die Erkrankung dauert zumeist etwa 1 Woche, wobei die durchschnittliche Hospitalisierungsdauer von 5 Tagen doch deutlich macht, dass es sich um eine schwere Erkrankung handelt. Rotavirusinfektionen wurden auch immer wieder in Zusammenhang mit SIDS (Sudden Infant Death Syndrome), aseptischer Meningitis und Mb. Crohn gebracht, Beweise für die kausale Bedeutung der Rotaviren für diese Erkrankungen stehen jedoch aus.

Eine durchgemachte Erkrankung hinterlässt eine serotypenspezifische Immunität, d. h., eine neuerliche Erkrankung mit einem anderen Serotyp ist möglich.

Diagnose

Zur Diagnosesicherung werden serologische Untersuchungen (ELISA-Tests, tw. als kommerzielle Testkits erhältlich, verwenden üblicherweise polyklonale oder monoklonale Antikörper gegen VP6) und eventuell der Virusnachweis aus dem Stuhl (Elektronenmikroskopie oder Latex-Agglutionationstests) angewendet.

Behandlung

Keine ursächliche Behandlung möglich. Die Therapie beschränkt sich auf einen Ausgleich der durch den Durchfall verloren gehenden Flüssigkeit und der Elektrolyte.

Impfstoff

Es gibt zahlreiche Ansätze für Impfstoffe gegen Rotaviren, wovon allerdings erst ein Impfstoff für die Anwendung zugelassen ist. Die erste Generation der Impfstoffe basierte praktisch ausnahmslos auf Impfstämmen, die tierischen Ursprungs waren. Alle diese Impfstoffe hatten Nachteile: Entweder waren sie zu reaktogen (z.B. RRV Impfstamm MMU 18006) oder zu wenig gut schützend (z.B. boviner RIT 4237 oder WC3), weshalb auch keiner dieser Impfstoffe den Zugang zu kommerzieller Verwendung fand. Die Studien mit diesen Impfstoffen haben aber das Grundproblem aufgezeigt: Schutz gegen die Erkrankung dürfte serotypenspezifisch sein.

Lediglich ein weiterer oraler Lebendimpfstoff (89–12-Vakzine) hat in ersten klinischen Versuchen eine recht erfreuliche Wirksamkeit und geringe Reaktogenität gezeigt. Sein Vorteil besteht darin, dass es sich um einen attenuierten humanen RV-Stamm handelt, was Vorteile in der Immunogenität haben könnte. Bisherige Studien lassen diesen Schluss als wahrscheinlich erscheinen (89% Schutzrate in einer randomisierten Doppelblindstudie). Dieser Impfstoff ist allerdings noch weit von der endgültigen klinischen Zulassung entfernt, da die ersten Phase-III-Studien erst Mitte 1999 veröffentlicht wurden.

Seit längerem wurde ein rekombinanter oraler Lebendimpfstoff entwickelt: Nach Tierversuchen wurde geschlossen, dass ein Schutz gegen
Gruppe-A-Rotaviren serotypenspezifisch sein dürfte. Durch Reassortierung wurde ein RV-Stamm tierischer Herkunft (RRV = Rhesus-Rotavirus-
Vakzine, ist kaum humanpathogen) mit dem VP7-Oberflächenprotein
ausgestattet. Der Impfstamm enthält somit 10 RV-Gene des tierischen
Stammes plus jenes Gen, das für die Codierung des humanen VP7 verantwortlich ist. Das Evozieren von typenspezifischen Anti-VP7-Antikörpern
ist der Schlüssel zur Induktion einer protektiven Immunantwort. Reassortante Stämme werden durch Koinfektion eines humanen mit
einem tierischen Rotavirusstamm erzeugt. Damit erreicht man einerseits
eine Attenuierung und andererseits eine Übertragung von immunologisch
wichtigen Antigenen auf den neuen Stamm.
Die nun erhältliche Vakzine (ROTASHIELD®,ROTAMUNE®, Wyeth Le-
derle), enthält den RRV-Stamm des G3-Serotyps und RRV-reassortierte
Stämme der G-Typen 1, 2 und 4. In jedem Fall wurde das Gen, das für das
VP7-Oberflächenprotein des humanen RV codiert, in ein Virus, das alle anderen Gene des RRV enthält, inkorporiert.
Es handelt sich somit um eine tetravalente, orale attenuierte Lebendvakzine (RRV-TV). Der Impfstoff enthält pro Impfstamm $4x10^5$ pfu, liegt in
lyophilisierter Form vor und wird mit einem Zitrat-Bicarbonatpuffer rekonstituiert. Dieser Impfstoff ist derzeit der einzig zugelassene.

Impfung

Dreimalige Schluckimpfung im 3., 4. und 5. Lebensmonat.

Schutzrate

Mehrere Effizienzstudien wurden mit dieser Vakzine durchgeführt, wobei
sich zeigte, dass der Impfstoff generell in der gemäßigten Zone etwas besser wirksam war als in Entwicklungsländern. Dies dürfte aber auch darauf
zurückzuführen sein, dass unterschiedliche Virusmengen pro Dosis verwendet wurden ($4x10^4$ oder $4x10^5$ pfu/dosi). Damit sind die Studien natürlich auch nur bedingt vergleichbar. Der absolute Schutz gegen Erkrankung
durch RV betrug je nach Untersucher und Impfdosis zwischen 48% (Venezuela, $4x10^5$ pfu/dosi) und 68% (Finnland, $4x10^5$ pfu/dosi), der relative
Schutz gegen schwere Verläufe lag zwischen 88% (Venezuela, $4x10^5$) und
91% (Finnland, $4x10^5$ pfu/dosi). Der Schutz vor einer Hospitalisierung lag
zwischen 70% und 100%. Alle Untersuchungen mit $4x10^4$ pro dosi zeigten
deutlich schlechtere Ergebnisse, teilweise überhaupt keinen klinisch relevanten Schutz.
Serokonversionsstudien zeigen, dass rund 90% der Kinder eine deutliche
Immunantwort zeigen, aber nur etwa 50% der Kinder neutralisierende

Antikörper gegen alle 4 Stämme, wobei die Ausbildung neutralisierender Antikörper mit einem Schutz besser korreliert.

Schutzdauer

Nach den gegenwärtigen Ergebnissen dürfte eine Schutzdauer von wenigstens 2 Jahren resultieren, wobei der Schutz im Verlauf dieser 2 Jahre nach Applikation langsam schlechter wird. Inwieweit natürliche „Booster"eine Verlängerung der Schutzdauer bewirken können, ist naturgemäß nicht genau untersucht.

Nebenwirkungen

In kontrollierten Studien wurden bisher etwa 17.000 Kinder erfasst und es wurden keine schweren Nebenwirkungen zur Kenntnis gebracht. Generell ist bei etwa 15% der Kinder nach der ersten Impfdosis mit geringgradigem Fieber < 38 Grad zu beobachten, nur 1–2% der Kinder zeigen Temperaturerhöhungen über 39° C. Weitere Nebenwirkungen betreffen leichte Durchfälle mit Bauchschmerzen bei etwa 3% der Kinder. Nach neuesten Untersuchungen (post marketing surveillance des CDC in den USA seit Anfang 1999, Stand August 1999 nach 1,5 Mio. verabreichten Impfungen) besteht der Verdacht, dass Intussuszeptionen nach Rotavirusimpfung etwa doppelt bis sechsfach so häufig vorkommen, als normalerweise (Normalinzidenz 51×10^{-5} Kinderjahre, nach Impfung 314×10^{-5} Kinderjahre; dies bedeutet ein Risiko von etwa einem Fall pro 100.000 Impfungen) . Nach diesen Beobachtungen treten fast 90% dieser Komplikationen nach der ersten Impfung auf, und zwar innerhalb von 7 Tagen. Obwohl das CDC diesen Verdacht geäußert hat, ist er bis dato statistisch nicht absicherbar, allerdings sollen weitergehende Untersuchungen hier endgültig Klarheit schaffen. In den USA ist die Impfung derzeit ausgesetzt und vom Markt genommen, bis endgültige Klarheit hinsichtlich dieser Beobachtungen besteht. In Europa besteht eine Zulassung, der Impfstoff wird aber aus o. a. Gründen derzeit nicht ausgeliefert.

Wird der Impfstoff letztlich in Österreich erhältlich sein, was derzeit nicht abgeschätzt werden kann, so bedeutet dies, dass die Eltern auf diese mögliche Nebenwirkung hingewiesen werden müssen und im Falle irgendwelcher Auffälligkeiten des Kindes sofort Kontakt aufnehmen sollen: Wird die Intussuszeption frühzeitig erkannt, kann sie im Regelfall durch nichtchirurgische Intervention behoben werden.

Gegenanzeigen

Akute fieberhafte Erkrankungen, Diarrhö, Immundefizienz. Eine gleichzeitige Applikation mit der Polio-oral-Impfung sollte aus prinzipiellen Überlegungen heraus nicht erfolgen, Interferenzen wurden nachgewiesen.

Besondere Hinweise

Fest steht schon heute, dass ein Einsatz der Rotavirusimpfung trotz der nicht hundertprozentigen Schutzraten mit Sicherheit Kosten/Nutzen effektiv wäre. Obwohl die komplette Immunisierung mit 3 Teilimpfungen doch fast ATS 1.000,– kostet, wäre – abgesehen vom ersparten menschlichen Leid – ein volkswirtschaftlicher Nutzen von wenigstens 2,5:1 (jeder Schilling, der für die Impfung ausgegeben wird, hat eine Umwegrentabilität von 2,50,–) gegeben.

Jedenfalls wäre die Impfung nach Klärung des Nebenwirkungsproblems für Kinder zu empfehlen, die mit den Eltern auf Reisen in Entwicklungsländer gehen, da die Erkrankung, wie erwähnt, schwer verläuft und oft mit Spitalsaufenthalten verbunden ist. Dies gilt vor allem für Aufenthalte unter sehr einfachen Bedingungen und für Kinder unter 3 Jahren. Zu beachten ist dabei, dass infolge der möglichen (wenn auch seltenen) Nebenwirkungen die Impfung zeitgerecht vor Abreise (2 Monate) durchgeführt wird, damit eine eventuelle Impfreaktion sofort erkannt und behandelt werden kann.

Es sei auch erwähnt, dass mehrere neue Kandidatvakzinen für Rotaviren derzeit in klinischer Erprobung sind. So unter anderem ein boviner WC3 X human reassortierter Stamm und einige weitere.

Weiterführende Literatur

Clark FH, Glass RI, Offit PA (1999) Rotavirus vaccines. In: Plotkin StA, Orenstein WA (eds) Vaccines, 3rd edn, pp 987–1005

World Health Organization (1997) Vaccine research and development. Rotavirus vaccines for developing countries. Wkly Epidemiol. Rec. 72: 35–40

Tucker AW, Bresee JS, Haddix AC et al (1998) Rotavirus immunization program Cost-effectiveness analysis in the US. JAMA 279: 1371–1376

Estes M (1996) Rotaviruses and their replication. In: Fields BN (ed) Fields Virology, Vol. 2 (3rd ed) Philadelphia, Lippincott Raven, pp 1625–1655

Morbidity and Mortality Weekly Report (CDC) (1999) Recommendations and reports: Rotavirus vaccine for the prevention of Rotavirus gastroenteritis among children. Recommendations of the Advisory Committee on Immunization Practices (ACIP) MMWR 48: RR-2

Morbidity and Mortality Weekly Report (CDC) (1999) Intussusception among recipients of Rotavirus vaccine-United States 1998–1999. MMWR 48(27): 577–582

Varizellen – Herpes zoster

Erreger

Das Varizellen-Zoster-Virus (VZV) gehört zu der Familie der humanpathogenen Herpesviren. Wie bei allen Mitgliedern dieser Virusfamilie ist der Träger der genetischen Information eine doppelsträngige DNS, die von einem ikosaederförmigen Capsid und einer Lipoproteinhülle mit spikeförmig eingelagerten Glykoproteinen umgeben ist. Mit Hilfe dieser Oberflächenglykoproteine erfolgt die Bindung des Virus an die Wirtszellen. Antikörper, die gegen diese Oberflächenglykoproteine gerichtet sind, besitzen daher eine virusneutralisierende Aktivität. Die gesamte Größe des Virus beträgt in etwa 100 nm. Die Virusvermehrung erfolgt im Kern der infizierten Zelle und führt zur Bildung lichtmikroskopisch nachweisbarer intranukleärer Einschlusskörper.

Wie alle humanpathogenen Herpesviren hat auch das VZV die Eigenschaft, nach der Erstinfektion (= Feuchtblattern oder Varizellen) in einer latenten Form (= nicht produktive Infektion) im Organismus zu persistieren. Für das VZV sind Neuronenzellen in den sensiblen Ganglien (Trigeminus- und Parasacralganglien) der Ort der Viruspersistenz. Resistenzsenkungen wie z. B.: Alter, Krankheit oder eine immunsuppressive Therapie können zu einer endogenen Reaktivierung (erneute Bildung infektiöser Viruspartikel) führen. Das klinische Symptom der VZV-Reaktivierung (= endogene Reinfektion) ist der Herpes zoster oder die Gürtelrose.

Epidemiologie

Die Varizellen zählen zu den am leichtesten übertragbaren Virusinfektionen des Menschen. Die sekundäre Infektionsrate für nicht immune Haushaltsmitglieder beträgt in etwa 90%. Lebt der Erkrankte nicht im selben Haushalt (Infektion in Schule, Kindergarten) beträgt die Erkrankungswahrscheinlichkeit ca. 45–50%. Bei Kontakt einer nicht immunen Person mit einem an Herpes zoster Erkrankten ist die Wahrscheinlichkeit, an Varizellen zu erkranken, geringer als bei Kontakt mit einer an Varizellen erkrankten Person, da bei Herpes zoster meist kleine und von Kleidungsstücken bedeckte Hautareale betroffen sind und, möglicherweise bedingt durch die präexistenten Antikörper, der Virusgehalt der Bläschen geringer ist. In der Bevölkerung industrialisierter Länder der gemäßigten Klimazonen sind Varizellen endemisch. Zu epidemischen Ausbrüchen kommt es in größeren Gruppen von nicht immunen Personen. Etwa 85% aller Erstinfektionen werden innerhalb der ersten 9 Lebensjahre durchgemacht. Mit Beginn des Erwachsenenalters sind bei etwa 95% der Bevölkerung Antikörper gegen das VZV nachweisbar.

Infektionsquelle und Übertragung

Die Virusübertragung erfolgt im Allgemeinen durch Tröpfcheninfektion oder durch direkten Kontakt mit infektiösem Bläscheninhalt. Die Dauer der Infektiosität erstreckt sich bei der Ersterkrankung vom 2. bis 3. Tag vor Exanthemausbruch bis zu dem Zeitpunkt, zu dem der letzte Bläschenschub zu verkrusten beginnt. Ein immunkompetenter Patient ist ab dem 5. Tag nach Exanthemausbruch nicht mehr infektiös. Patienten mit Herpes zoster gelten von dem Tag, an dem das erste Bläschen auftritt, bis zu dem Zeitpunkt, an dem der letzte Bläschenschub zu verkrusten beginnt, als infektiös.

Inkubationszeit

Die Inkubationszeit für Varizellen beträgt gewöhnlich 14 bis 17 Tage (min. 10, max. 21 Tage). Die „Inkubationszeit" des Herpes zoster ist nicht bekannt, da sich der genaue Zeitpunkt der Virusreaktivierung nicht ermitteln lässt.

Krankheitsbild der Varizellen

Die Ersterkrankung kann mit einem Prodromalstadium, gekennzeichnet durch Abgeschlagenheit und Fieber, oder sofort mit dem Auftreten des charakteristischen Exanthems beginnen. Das schubhafte Auftreten von Bläschengruppen ergibt das für die Varizellen typische pleomorphe Bild: Man findet gleichzeitig Flecken, Papeln, Bläschen und Krusten. Neue Bläschenschübe treten meist bis zum 5. Tag nach Exanthemausbruch auf, protrahierte Bläscheneruptionen geben Hinweis auf eine Abwehrschwäche. Das Exanthem tritt meist zuerst am Stamm auf und breitet sich dann auf Hals, Gesicht und Extremitäten aus. Schleimhäute und behaarte Kopfhaut sind ebenfalls betroffen. Die Erkrankung verläuft im Allgemeinen gutartig. Bei Erwachsenen werden etwas häufiger schwerere Krankheitsverläufe und Komplikationen beobachtet.

Komplikationen: Eine sekundäre bakterielle Infektion der Hautläsionen kann zu Furunkelbildung, Erysipel und Sepsis führen. Varizellenpneumonien werden hauptsächlich bei Erwachsenen, Neugeborenen und immunsupprimierten Patienten, selten bei Kindern mit normalen Abwehrfunktionen beobachtet. In einer Studie an varizellenerkrankten Erwachsenen wurde bei

16% ein pathologischer Lungenröntgenbefund erhoben, 4% zeigten auch klinische Symptome einer Pneumonie. Neurologische Komplikationen treten in ca. 0,3% der Erkrankungen in einem Zeitraum von 10 Tagen vor bis 3 Wochen (meist 4–8 Tage) nach Exanthemausbruch auf. Ihr Spektrum reicht von einer vorübergehenden cerebellaren Ataxie über eine aseptische Meningitis bis hin zu einer schwer verlaufenden Enzephalitis. Myelitis und periphere Neuropathien werden nur sehr selten gefunden. Zu den äußerst seltenen Komplikationen zählen Arthritis, Glomerulonephritis, Myokarditis, Purpura fulminans und, seit dem Unterlassen von Aspiringaben, das Reye-Syndrom.

Varizellen bei immunsupprimierten Patienten: Bei dieser Gruppe von Patienten, insbesondere bei jenen mit einer stark reduzierten zellulären Immunantwort, verläuft die Erkrankung meist schwer und protrahiert. In einer Untersuchung von varizelleninfizierten Kindern mit Leukämie zu einer Zeit, in der noch keine antivirale Therapie zur Verfügung stand, bestand bei 30% eine ausgedehnte Infektion und die Letalitätsrate betrug 7%. Bei schweren Krankheitsverläufen können zwei unterschiedliche Krankheitsbilder beobachtet werden: a) Fudroyantes Auftreten zahlloser hämorrhagischer Bläschen mit Verbrauchskoagulopathie und raschem tödlichen Verlauf. b) Progressiv disseminierte Varizellen mit anfangs milden Verlauf, jedoch protrahiertem Aufschießen neuer Bläschen (2 Wochen und länger) und der Möglichkeit einer generalisierten Virusaussaat in Lunge, Leber und Gehirn.

Varizellen in der Schwangerschaft: Varizellen-Infektionen in der Schwangerschaft sind selten, da die meisten Frauen im gebärfähigen Alter die Erkrankung bereits durchgemacht haben und schützende Antikörper gegen das Virus besitzen. Zu einer intrauterinen Virusübertragung kommt es nur im Rahmen der Erstinfektion, wobei das Risiko für ein kongenitales Varizellensyndrom (großflächige Vernarbungen, Chorioretinitis, Mikrophthalmie, Horner-Syndrom, Katarakt, Nystagmus, hypoplastische Gliedmaßen, kortikale Atrophie und mentale Retardierung) bei einer Infektion der Mutter vor der 21. Schwangerschaftswoche (SSW) mit maximal 2% anzusetzen ist. Bei einer mütterlichen Infektion nach diesem Zeitraum muss nicht mehr mit Missbildungen gerechnet werden. Erkrankt die Mutter innerhalb von 4 Tagen vor bis zu 2 Tagen nach der Geburt, können beim Neugeborenen zwischen dem 5. und 10. Lebenstag Varizellen mit einer ungünstigen Prognose (Letalität bis zu 30%) auftreten. Aus diesem Grund muss das Neugeborene bei diesen zeitlichen Verhältnissen so rasch wie möglich VZV-Hyperimmunglobulin erhalten.

Krankheitsbild des Herpes zoster (Gürtelrose)

Nach durchgemachter Erstinfektion persistiert das VZV in den sensiblen Ganglien. Im Rahmen der endogenen Reinfektion wandert das Virus entlang der sensiblen Nerven zu den entsprechenden Hautarealen (Dermatome), in denen dann die charakteristischen bläschenförmigen Effloreszenzen aufschießen. Traumen, maligne Erkrankungen, Bestrahlungs- und immunsuppressive Therapie und höheres Alter sind Faktoren, die das Auftreten eines Herpes zoster begünstigen. Die durchschnittliche Erkrankungshäufigkeit beträgt ca. 5,4%. Sie nimmt mit steigendem Lebensalter zu und erreicht bei Patienten jenseits des 80. Lebensjahres ein Maximum von ca. 16%. Starke Schmerzen im Bereich des entsprechenden Dermatoms können dem Aufschießen von Bläschen vorangehen. Die Entwicklung und das Aussehen der Effloreszenzen ist ident mit jenen bei Varizellen. Charakteristisch ist die dermatomale Verteilung entsprechend dem Versorgungsgebiet der sensiblen Nerven. In mehr als der Hälfte der Fälle treten die Bläschen am Stamm auf, während Lumbal- und Sakralregionen weniger häufig betroffen sind. Im Kopfbereich findet sich der Herpes zoster am häufigsten im Versorgungsgebiet des Trigeminus und hier wieder vorwiegend im Bereich des N. ophtalmicus mit Läsionen auch an Sklera und Hornhaut. Beim eher seltenen Befall des N. facialis können Schmerzen und Bläschen im Gehörkanal und eine üblicherweise reversible Facialisparese auftreten. Nach dem Abheilen der Bläschen und dem Abfallen der Krusten können die neuralgischen Schmerzen noch über Monate bestehen bleiben (postherpetische Neuralgie). Subklinische Verläufe von Herpes zoster sind bekannt, wobei neuralgische Beschwerden und ein Anstieg VZV-spezifischer Antikörper im Serum, jedoch kein Exanthemausbruch beobachtet werden können. Patienten mit Immunmangelsyndromen, malignen Erkrankungen und immunsuppressiver Therapie erkranken besonders häufig und schwer an Herpes zoster. Eine gefürchtete Komplikation ist der disseminierte oder generalisierte Herpes zoster. Dabei treten am 6. bis 10. Tag nach Beginn der ersten Effloreszenzen die ersten Bläschen außerhalb des primär befallenen Dermatoms auf. Das Exanthem breitet sich dann über den ganzen Körper aus (varizellenähnliches Bild) und es kann auch zu einem Befall innerer Organe (Gastrointestinaltrakt, Lunge und Myokard) kommen. Die neurologischen Komplikationen des Herpes zoster sind ähnlich wie bei Varizellen, wobei jedoch häufiger sensible Nervenwurzeln betroffen sind. Motorische Neuropathien (besonders Muskelparalyse im betroffenen Dermatom) gelten als häufige Komplikation, haben jedoch in der Regel eine gute Prognose. Myelitis, Enzephalitis oder das Guillain-Barré-Syndrom treten nur selten auf. Die Prognose der Herpes-zoster-assoziierten Enzephalitis ist insbesondere durch die effiziente antivirale Therapie sehr günstig, wobei Residuen eine gute Rückbildungstendenz zeigen.

Diagnose

Die Diagnose von Varizellen und Herpes zoster ist auf Grund des charakteristischen klinischen Bildes relativ einfach zu stellen. Als Differentialdiagnose kommen Impetigo, Insektenstiche, Scabies, allergische Reaktionen, Dermatitis herpetiformis und generalisierte Inektionen mit dem Herpes-simplex-Virus in Betracht. Auch Mykoplasmen können ein zosterähnliches Exanthem hervorrufen.

Labordiagnose der akuten Infektion

a) Methoden des Virusnachweises im klinischen Material

1. Virusisolierung aus Abstrichmaterial und Bläscheninhalt (Dauer: bis zu einigen Tagen)
2. Nachweis von viralen Antigenen mittels Immunfluorszenztechnik in infizierten Zellen aus Abstrichmaterial oder Bläscheninhalt (Dauer: einige Stunden)
3. Nachweis von virusspezifischen Nukleinsäuresequenzen mittels Genamplifikation (z. B. Polymerase-Kettenreaktion) in Abstrichmaterial, Bläscheninhalt und schwerpunktmäßig in zellhaltigen Liquorproben bei neurologischen Manifestationen einer VZV-Infektion (Dauer: einige Stunden, hohe Sensitivität)

b) Nachweis von virusspezifischen Antikörpern

1. Verdacht auf Varizellen:
Untersuchung auf VZV-spezifische IgM-Antikörper (positiv ab dem 2. bis 3. Tag nach Exanthemausbruch)
Nachweis eines 4fachen Titeranstieges mittels Komplementbindungsreaktion in 2 Seren, die in einem Abstand von 10 bis 14 Tagen abgenommen wurden.
2. Verdacht auf Herpes zoster:
Nachweis eines 4fachen Titeranstieges in der Komplementbindungsreaktion. Dieser erfolgt oft so rasch (endogene Reinfektion – Boostereffekt), dass meist nur durch den Nachweis eines erhöhten Titers (>1:64) in der KBR die Diagnose gesichert werden kannn. Der Nachweis virusspezifischer IgM-Antikörper mittels ELISA gelingt nur selten.

Nachweis der Immunität

Bestimmung der VZV-spezifischen IgG-Antikörper mittels ELISA oder eines Immunfluoreszenz-Tests.

Therapie

Für die Behandlung von VZV-Infektionen stehen effiziente Virostatika zur Verfügung, deren Wirkungsprinzip darauf beruht, dass sie nach Aufnahme in die virusinfizierten Zellen durch viruskodierte Enzyme zu Triphosphaten phosphoryliert werden und als solche kompetitiv die Virusnukleinsäuresynthese hemmen. Die zur Verfügung stehenden antiviralen Substanzen werden bei folgenden Indikationen angewendet:

<u>Varizellen:</u> Bei immunkompetenten Kindern mit komplikationslosen Verläufen wird derzeit eine antivirale Chemotherapie nicht routinemäßig empfohlen. Für die Stillung des Juckreizes werden lokale Lotionen und orale Antihistaminika eingesetzt, zur Fiebersenkung werden Acetaminophen oder Paracetamol empfohlen. Die Gabe von Aspirin sollte wegen des gesteigerten Risikos für die Entwicklung eines Reye-Syndroms vermieden werden. Für die Behandlung von Varizelleninfektionen bei Kindern mit atopischen Hauterscheinungen und bei immunsupprimierten Kindern wird eine orale Zovirax®-Therapie (Zovirax® 400 mg/5 ml Saft) für die Dauer von 5 Tagen empfohlen. Erwachsene erhalten Zovirax® 800-mg-Filmtabletten (5x täglich 1 Tablette) für eine Dauer von 7 Tagen.

<u>Herpes zoster:</u> Die Behandlung eines Herpes zoster sollte innerhalb von 72 Stunden nach Auftreten der ersten Symptome begonnen werden. Für die Behandlung von erwachsenen Patienten stehen folgende Virostatika zur Verfügung: Zovirax® 800-mg-Filmtabletten (5x täglich 1 Tablette über 7 Tage), Valtrex® 500-mg-Filmtabletten (3x täglich 2 Tabletten über 7 Tage), Famvir® 250-mg-Tabletten (2x 2 Tabletten täglich über 7 Tage).

Patienten mit schwer verlaufenden VZV-Infektionen (z. B. Enzephalitis) bzw. mit einem hohen Risiko für einen schweren Krankheitsverlauf (massive Immunsuppression, nach Transplantation) erhalten Zovirax® intravenös (Kinder: 1500 mg/ m^2/Tag aufgeteilt in 3 Tagesdosen; Jugendliche und Erwachsene: 30mg/kg/Tag aufgeteilt in 3 Tagesdosen).

In der Schwangerschaft werden VZV-Infektionen nur bei komplikationsreichen Verläufen behandelt (Zovirax® intravenös).

Prophylaxe

1. Passive Immunisierung gegen Varizellen mit Varizellen-Zoster Immunglobulin

Das Varizellen-Zoster-Immunglobulin ist ein Immunglobulinpräparat mit einer hohen Konzentration VZV-spezifischer Antikörper. Seine Herstellung ist aufwendig und teuer und der gebotene Schutz ist vorübergehend und inkomplett (Infektionen trotz VZIG-Gabe, jedoch milderer klinischer Verlauf bei einer verlängerten Inkubationszeit). Das VZIG sollte daher zur Postexpositionsprophylaxe nur bei folgenden Indikationen innerhalb von 72 bis maximal 96 Stunden verabreicht werden:

a) Empfängliche und immuninkompetente Personen (keine VZV-Erkrankung in der Anamnese, keine Aufzeichnung über eine VZV-Impfung und, falls ein Testergebnis vorhanden ist, fehlende Antikörper gegen VZV)

b) Neugeborene, bei deren Müttern innerhalb von 5 Tagen vor bis zu 2 Tagen nach der Geburt Varizellen ausbrechen.

c) Frühgeborene von empfänglichen Müttern und generell alle Frühgeborenen, die vor der 28. SSW geboren wurden.

d) Empfängliche werdende Mütter vor der 21. SSW.

VZIG kann erwogen werden: Bei reifen Neugeborenen in der ersten Lebenswoche, deren Geschwister Varizellen haben, und bei empfänglichem Spitalspersonal, wobei jedoch, bedingt durch die Verlängerung der Inkubationszeit nach VZIG-Gabe, der Patientenkontakt noch um eine Woche länger vermieden werden sollte (4,5 statt 3,5 Wochen).

Die Dauer des Schutzes beträgt ca. 3 Wochen. Sollte ein neuerlicher Kontakt mit einem hohen Infektionsrisiko nach diesem Zeitraum erfolgen, muss neuerlich VZIG verabreicht werden. VZIG ist nicht wirksam und daher nicht geeignet für eine therapeutische Anwendung bei Varizellen und Herpes zoster.

Nebenwirkungen: Während oder nach der Infusion bzw. Injektion von Varitect® können Temperaturanstieg, Hauterscheinungen oder allgemeine Unverträglichkeitsreaktionen, in seltenen Fällen bis zum Schock, vorkommen.

2. Chemoprophylaxe

Es gibt erst einige wenige Studien und Daten über die Wirksamkeit einer Postexpositionsprophylaxe mit Zovirax®. Die Gabe von Zovirax® in der ersten bzw. zweiten Woche nach Kontakt verhinderte nicht die Infektion (Serokonversion bei 79% bzw. 85%), unterdrückte bzw. mitigierte jedoch den klinischen Verlauf der Erkrankung. Eine Untersuchung auf VZV-spezifische Antikörper ist daher bei Personen nach prophylaktischer Zovirax®-Gabe erforderlich, um jene mit subklinischen Krankheitsverläufen von noch Empfänglichen zu unterscheiden.

3. Aktive Immunisierung

Impfstoff

Im Juni 1991 wurde der erste Varizellen-Lebendimpfstoff (Varicella Impfstoff SB), hergestellt von der Firma SmithKline Beecham in Österreich zugelassen und wurde vorwiegend für die Immunisierung immunsupprimierter Kinder und Jugendlicher verwendet. Dieser Impfstoff war relativ teuer und musste bei $-20°$ C gelagert werden, was einer weiterreichenden Anwendung im Wege stand. Im Jänner 1998 wurde dieser Impfstoff durch den kostengünstigeren Lebend-Impfstoff Varilrix® (SmihKline Beecham) ersetzt, der bei $+2°$ C bis $+8°$ C gelagert werden kann. Eine Impfstoffdosis (= 0,5 ml nach Resuspendieren) enthält mindestens 2.000 plaquebildende Einheiten des abgeschwächten VZV-Impfstammes Oka. Die Viren werden in menschlichen, diploiden Zellen (MRC_5) vermehrt.

Anwendungsgebiete

Der Varizellenimpfstoff dient zur aktiven Immunisierung von seronegativen Personen und insbesondere von nichtimmunen Patienten, für die eine Varizellen-Infektion ein besonderes Gesundheitsrisiko darstellt. Besonders gefährdet für einen komplikationsreichen Krankheitsverlauf sind Patienten mit akuter Leukämie, mit immunsuppressiver Therapie wegen maligner Tumore oder einer chronischen Erkrankung (z. B. Autoimmunkrankheiten, chron. Niereninsuffizienz etc.), Patienten mit geplanten Organtransplantationen und mit schweren chronischen Erkrankungen (z.B.: Mukoviszidose). Da diese Lebendimpfung bei schwerer Immunsuppression kontraindiziert ist, müssen bestimmte Vorsichtsmaßnahmen beachtet und eingehalten werden. Generell sollten Patienten nur geimpft werden, wenn sich das Blutbild weitgehend normalisiert hat, das heißt z.B. nach Absetzen einer Chemotherapie in der Phase der Remission, wobei die Gesamtlymphozytenzahl mindestens 1.200/μl betragen und keine anderen Anzeichen für einen Defekt der zellulären Immunkompetenz bestehen sollten. Vor geplanten Organtransplantationen (z. B. Lungentransplantation) sollte ca. 6–8 Wochen vor Beginn der immunsuppressiven Therapie geimpft werden.

Weiters sollten auch gesunde Kontaktpersonen immunsupprimierter empfänglicher Patienten (z. B. Familienmitglieder, Pflegepersonal etc.), sofern sie keine Antikörper gegen VZV besitzen, geimpft werden. Ähnliches gilt auch für das gesamte Personal von Geburtsstationen, da die Infektion bei Früh- und Neugeborenen besonders schwer verlaufen kann.

Seronegative Frauen im gebärfähigen Alter sollten vor Eintritt einer Schwangerschaft bzw. vor Beginn einer Fertilitätsbehandlung im Hinblick auf mögliche intrauterine Missbildungen bzw. der Gefahr einer fulminant verlaufenden Varizelleninfektion beim perinatal infizierten Neugeborenen geimpft werden. Analog zur Rötelnimpfung sollte sicherheitshalber eine Schwangerschaft in den ersten 3 Monaten nach der Impfung vermieden werden.

Varilrix® kann auch zur Postexpositionsprophylaxe bei seronegativen Personen eingesetzt werden, wenn die Impfung bis zu 72 Stunden nach Kontakt erfolgt. Die Erkrankung wird dann unter Umständen verhindert oder zumindest in ihrem Verlauf gemildert.

Als weiteres mögliches Einsatzgebiet für den Varizellenimpfstoff gilt die Auffrischung des VZV-spezifischen immunologischen Gedächtnisses bei älteren Personen mit dem Ziel, die mit dem Alter zunehmenden Fälle von Herpes zoster zu reduzieren. Die entsprechenden klinischen Studien sind noch nicht abgeschlossen.

Dosierung, Art und Dauer der Anwendung

Für das Resuspendieren des Impfstoffes, der als zart rosa gefärbtes Pulver vorliegt, wird die Gesamtmenge des in der Spritze befindlichen Wassers in die Trockenstechampulle der Vakzine injiziert. Die erhaltene Suspension wird so lange geschüttelt, bis sie klar ist. Das Gesamtvolumen des gebrauchsfertigen Impfstoffes (= 0,5 ml) wird wieder in die Spritze aufgezogen und subkutan injiziert. Der Varizellen-Impfstoff muss sofort nach dem Resuspendieren verbraucht werden.

Die Altersgruppe von 9 Monaten bis zum vollendeten 12. Lebensjahr erhält eine Dosis (0,5 ml) des gelösten Impfstoffes. Ab dem 13. Lebensjahr wird mit 2-mal 0,5 ml im Abstand von 6 Wochen immunisiert. Bei gesunden Geimpften beträgt die Dauer des Schutzes 6–8 Jahre. Für immunsupprimierte Patienten wird die Kontolle des Antikörperspiegels in regelmäßigen Abständen empfohlen, um die Dauer des Schutzes festzustellen und dementsprechend die Impfung zu wiederholen.

Bei gesunden Personen kann Varilrix® gleichzeitig, aber an verschiedenen Körperstellen, mit anderen Lebend- und Totimpstoffen verabreicht werden. Wenn die Immunisierung nicht gleichzeitig erfolgt, sollte zwischen der Varizellenimpfung und anderen Lebendimpfungen ein Abstand von 4 Wochen eingehalten werden, während der Abstand zwischen Varilrix® und inaktivierten Impfstoffen beliebig gewählt werden kann. Für immunsupprimierte Patienten wird das gleichzeitige Verabreichen des Varizellenimpfstoffes mit anderen Lebendimpfungen nicht empfohlen. Dagegen können Impfungen mit Totimpfstoffen gleichzeitig oder in beliebigen Abständen mit Varilrix® vorgenommen werden.

Kontraindikationen und Wechselwirkung mit anderen Arzneimitteln

Personen mit akuten fieberhaften Infekten sollten von der aktiven Impfung zurückgestellt werden. Varilrix ist kontraindiziert bei Patienten mit einer Gesamtzlymphozytenzahl unter 1.200/µl oder bei denen andere Anzeichen für ein Fehlen der zellulären Immunkompetenz besteht. Weiters ist eine bekannte Neomycin-Überempfindlichkeit und eine bestehende Schwangerschaft eine Kontraindikation gegen die Varizellenimpfung.

Da nach Anwendung von Salizylaten bei Varizellen-Wildvirusinfektionen über eingehäuftes Auftreten von Reye-Syndromen berichtet wurde, sollten diese während eines Zeitraumes von 6 Wochen nach einer Varizellenimpfung nicht verabreicht werden. Bei Personen, die Immunglobuline, insbesondere Varicella-Zoster-Immunglobulin, oder Bluttransfusionen erhalten haben, sollte 3 bis 6 Monate mit der Varizellenimpfung gewartet werden, da der Erfolg der Impfung durch die noch im Blut vorhandenen Antikörper in Frage gestellt werden kann.

Verträglichkeit

Beim Varizellenimpfstoff handelt es sich um eine Suspension aus abgeschwächten Viren, die eine modifizierte, attenuierte Varizelleninfektion hervorrufen und die ebenso wie das Wildvirus eine latente Infektion im Organismus etablieren. Eine endogene Reinfektion mit dem Impfvirus (Herpes zoster) kann daher nicht ausgeschlossen werden. Die zu erwartenden Nebenwirkungen sind in allen Altersgruppen gering und entsprechen einer abgeschwächten Verlaufsform der Varizelleninfektion. In klinischen Studien mit gesunden Personen traten in den ersten 3 Wochen nach der Impfung bei etwa 5% der Impflinge papulo-vesikuläre Hauteffloreszenzen (meist weniger als 10 Läsionen) auf. Über erhöhte Temperatur (> 37,5° C axillar/38° C rektal) wurde bei etwa 5% der Impflinge in einem Erhebungszeitraum von 6 Wochen berichtet. Die Häufigkeit der Nebenwirkungen bei Kindern und Jugendlichen nach der 2. Impfung war gleich wie nach der 1. Impfung.

Im Rahmen einer placebokontrollierten Doppelblindstudie mit Kindern im Alter von 12 bis 30 Monaten konnten über einen Beobachtungszeitraum von 4 Wochen nach der Impfung keine signifikanten Unterschiede in der Art und Häufigkeit von Symptomen nach Varilrix® oder Placebo festgestellt werden.

Reaktionen an der Impfstelle (Schmerz und Rötung) sind in der Regel von leichter Natur und waren die einzigen Nebenwirkungen, die in der Gruppe der Geimpften häufiger als in der Placebo-Gruppe aufgetreten sind. Ein varizelliformes Exanthem an der Injektionsstelle (Mittelwert der Anzahl der Bläschen: 2) tritt bei ca. 3% nach der ersten und bei ca. 1% nach der 2. Impfung auf.

Bei immunsupprimierten Patienten treten einige Tage bis einige Wochen nach der Impfung papulo-vesikuläre Effloreszenzen, die von leichtem Fieber begleitet werden, häufiger auf als bei Gesunden. Diese varizellenähnlichen Symptome wurden in einer Studie bei ca. 25% der geimpften Leukämiepatienten beobachtet und vorwiegend bei jenen, die sich noch in der Phase der Erhaltungschemotherapie befanden. Das Exanthem verlief jedoch mild und dauerte nur kurz. Diese Impfnebenwirkung hatte keinen negativen Einfluss auf die Therapie und den Krankheitsverlauf dieser Patienten.

Übertragung des Impfvirus

Eine Übertragung des attenuierten Virus von geimpften immunsupprimierten Patienten auf deren gesunde Kontaktpersonen kommt gar nicht so selten vor, insbesondere wenn bei dem Patienten nach der Impfung ein varizelliformes Exanthem auftritt. In einer Studie mit geimpften leukämiekranken Kindern trat eine Infektion mit dem Impfvirus bei 15 von 88 (= 17%) gesunden Geschwistern auf, von denen 11 ein Exanthem entwickelten. Diese Studie wurde mit dem in den USA zugelassenen Impfstoff Varivax® (enthält > 1.350 plaquebildende Einheiten des Oka-Impfstammes, hergestellt von Merck Sharp & Dohme) durchgeführt. Nach Impfung mit Varilrix® wurde bisher eine Übertragung des Impfvirus von immunsupprimierten Impflingen mit vesikulären Exanthem auf ihre gesunden Geschwister in 4 Fällen nachgewiesen. Diese Geschwister entwickelten einen sehr milden postexpositionellen Ausschlag. Die Übertragung des Impfvirus durch gesunde Impflinge findet hingegen nur in Einzelfällen statt.

Immunogenität

Bei gesunden Geimpften beträgt die Serokonversionsrate nach einer Impfung ca 90% und nach zwei Impfungen im Abstand von 4 bis 8 Wochen wird sogar eine Serokonversionsrate von 99% erreicht. Bei Hochrisiko-

Patienten betrug die Serokonversionsrate 80%, bei Leukämiepatienten lag sie jedoch bei etwa 90‰ Bei diesen Patienten sollte eine periodische Antikörperuntersuchung nach der Impfung durchgeführt werden, damit eine weitere notwendige Impfung rechtzeitig angesetzt werden kann.

Wirksamkeit

Bei gesunden Geimpften wird die Dauer des Schutzes mit 6 bis 8 Jahren angegeben. Impfdurchbrüche (i. e. Varizelleninfektionen bei geimpften Personen nach massiven Wildviruskontakt) können vorkommen, wobei jedoch die Erkrankung in der Regel wesentlich milder verläuft als bei Ungeimpften. In einer Wirksamkeitsstudie bei 10 bis 30 Monate alten Kindern betrug die Schutzrate während eines 29,3 Monate dauernden Überwachungszeitraumes 100% gegen eine Varizellenerkrankung mit mehr als 30 Läsionen. Schließt man alle Varizelleninfektionen ein, auch solche mit einem Bläschen oder einer Papel, betrug die schützende Wirksamkeit 88%. Die momentan vorliegenden Daten über die Wirksamkeit der Impfung und die Persistenz der VZV-spezifischen Antikörper nach der Impfung basieren auf Studien der letzten Jahre, einer Zeit, in der die Wildvirusaktivität noch nicht durch eine weit verbreitet angewendete Impfung reduziert worden ist. Es ist daher derzeit noch nicht klar, bis zu welchem Ausmaß der Impfschutz durch Wildviruskontakte geboostert wird und inwieweit eine stark zurückgedrängte Wildvirusaktivität ein allmähliches Absinken der spezifischen Immunität im Laufe des Lebens mit sich bringt.

Herpes zoster nach der Impfung

Obwohl genauere Daten noch fehlen, kann nach den bisherigen Erfahrungen angenommen werden, dass Herpes zoster bei ungeimpften Erwachsenen häufiger auftritt als bei geimpften. Studien bei geimpften und ungeimpften leukämiekranken Kindern bestätigen diese Annahme, wobei ein Herpes zoster bei jenen Kindern häufiger aufgetreten ist, die nach der Impfung ein Exanthem entwickelt haben. Bei den Fällen von Herpes zoster, die bei den geimpften Kindern aufgetreten sind, konnte bei einigen Wildvirus (Wildvirusinfektion nach Impfung) und bei einigen das Impfvirus nachgewiesen werden. Nachdem bei gesunden Impflingen Exantheme nach der Impfung nur sehr selten auftreten und auch wesentlich bessere Schutzraten erreicht werden, ist eine Reduktion der Herpes-zoster-Fälle durch die Impfung bei Gesunden zu erwarten.

Weiterführende Literatur

Arvin AA (1996) Varicella-Zoster Virus. In: Fields BN, Knipe DM, Howley PM (eds) Virology.
    Lippincott-Raven Publishers, Philadelphia, Vol 2, pp 2547–2585
Takahashi M, Gershon AA (1994) Varicella Vaccine. In: Plotkin StA, Mortimer EA (eds) Vac-
    cines. W.B. Saunders Company, Philadelphia, second Edition, pp 387–417
Recommendations of the Advisory Committee on Immunization Practices (ACIP) Prevention
    of Varicella. Morbidity and Mortality Weekly Report, eds: U. S. Department of Health and
    Human Sevices, Public Health Service, Centers for Disease Control and Prevention (CDC),
    Atlanta, Georgia 30333, Supplement July 12, 1996, Vol 45, No.RR-11
The Third International Conference on the Varicella-Zoster Virus (1998) Journal of Infectious
    Diseases, Supplement 1, Nov. 1998 Vol 178

Tuberkulose

Obwohl die Schutzimpfung gegen Tuberkulose, nach dem dabei verwendeten Mycobakterium Bacille Calmette-Guérin kurz BCG-Impfung genannt, eine der weltweit am meisten durchgeführten Impfungen ist und sich gegen eine der häufigsten Infektionserkrankungen mit hoher Mortalität richtet, ist sie die schon immer und in den letzten Jahren in besonderem Maße höchst kontroversiell diskutierte Impfung, zumal die Angaben ihrer Effektivität zwischen 0 und 80% streuen.

Erreger

Die Tbc wird in der überwiegenden Mehrzahl aller Fälle durch das **Mycobakterium tuberculosis Typ humanus** verursacht. Der Typ bovinus spielt bei uns seit Ausrottung der Rinder-Tbc keine Rolle mehr, kann aber bei Immigranten aus Ländern mit noch tuberkulösem Rinderbestand vorkommen. Die Infektionsquelle stellen Menschen mit offener Tbc dar, die über Tröpfcheninfektionen, sehr viel seltener über Schmierinfektion oder mit Exkreten (z.B. Harn) Kontaktpersonen infizieren. Die größte Gefahr geht dabei von alten Menschen mit einer reaktivierten Tbc aus und von immungeschwächten Patienten (z.B. Aids-Patienten).

Epidemiologie der Tuberkulose

Nach Angaben der WHO sind 1,7 Milliarden Menschen mit dem Tbc-Erreger infiziert und 20 Millionen leiden an einer Tuberkulose. Jährlich infizieren sich weltweit 8 Millionen Menschen neu, davon 1,3 Millionen Kinder. Jährlich sterben 3 Millionen an dieser Erkrankung, somit 30 Millionen in einem Dezennium! In den Ländern der Dritten Welt, besonders in Südostasien (durch den drastischen Anstieg der HIV-Infektion), in den westpazifischen Staaten und Mittelamerika (durch die Ausbreitung von Slums) und in den GUS-Ländern (durch den Zusammenbruch des Gesundheitssystems) ist in den kommenden Jahren sogar noch mit einer weiteren Zunahme zu rechnen.

In Österreich und in den anderen Ländern der westlichen Welt ist die Tbc in den letzten Jahrzehnten durch verbesserte hygienische und soziale Bedingungen (aber ohne ersichtlichen Zusammenhang mit BCG-Impfprogrammen) auf eine erfreulich niedrige Inzidenz gesunken: Nur mehr 15–30 von 100.000 erkranken pro Jahr in diesen Ländern heute an Tbc, wobei im Mittel ein Drittel dieser Fälle auf Immigranten entfällt. Die Migration von Ausländern, die ansteigende HIV-Infektionsrate und soziale Faktoren (Obdachlosigkeit, Armut, Drogen- und Alkoholmissbrauch) haben allerdings in den westeuropäischen Ländern und besonders auch in den USA den bis in die Achtzigerjahre ständig sinkenden Inzidenztrend gestoppt, sodass leider festgestellt werden muss, dass bei uns die Tbc noch länger nicht eradiziert sein wird.

Klinik, Diagnose und Therapie der Tbc

Bei etwa 10% der Infizierten kommt es nach einer Inkubationszeit von 3–8 Wochen zur Erkrankung. Die mit den Tröpfchen inhalierten Tuberkelbazillen werden im Bronchoalveolarraum von Makrophagen aufgenommen, wobei ein Tuberkel (ein Granulom mit zentraler Nekrose und späterer Verkalkung) entsteht. Aus diesem Primärherd wandern lymphogen die Mykobakterien in die regionären hilären Lymphknoten aus, womit der tuberkulöse **Primärkomplex** entstanden ist. Damit ist es auch zu einer Sensibilisierung auf Tbc-Bazillen-Eiweiß gekommen, was mit dem Tuberkulintest nachweisbar ist (Tuberkulinkonversion). Die initiale Infektion ist meist symptomlos, evtl. bestehen leichtes Fieber, Müdigkeit und Husten. Durch lokale Progredienz (Primärherdphthise) oder durch lymphogene, kanalikuläre oder hämatogene Ausbreitung kann es zur Absiedlung der Mykobakterien in Lunge, Pleura, Hilusdrüsen und andere Organe (Nieren, Knochen usw.) kommen. Kommt es noch im Rahmen der Primärinfektion zur Organerkrankung, spricht man von einer **Primärtuberkulose**; kommt es erst später durch alters- oder krankheitsbedingte Abwehrschwäche zur Reaktivierung jahre- oder jahrzehntelang ruhender Tuberkelherde, spricht man von einer **postprimären Tbc.** Im Kindesalter besonders gefürchtet sind Generalisationsformen der Tbc, wozu die Meningitis tuberculosa und die Miliar-Tbc gehören. Erfreulicherweise sind mit der starken Inzidenzabnahme der Tbc bei uns diese beiden lebensbedrohlichen Tbc-Formen sehr selten geworden.

Die **Diagnose** einer Tbc ergibt sich verdachtsmäßig schon aus Anamnese und Klinik und wird erhärtet durch Röntgenaufnahmen bzw. durch andere bildgebende Verfahren (z.B. MRI bei Meningitis). Von wesentlicher diagnostischer Aussagekraft ist der Tuberkulintest: Wegen seiner hohen Sensitivität und Spezifität sollte nur der Mendel-Mantoux-Test verwendet werden, wohingegen Stempeltests nur als Suchtests eingesetzt werden sollten.
Die endgültige Diagnose einer Tbc steht mit dem Nachweis der Tuberkelbazillen, wofür alle Bemühungen unternommen werden sollten, diesen Nachweis zu erbringen: aus Sputum, Magenspülsediment, bronchoskopisch abgesaugtem Bronchialsekret, evtl. Harn, Liquor usw.

Neben dem mikroskopischen Ausstrich (mit Ziehl-Neelsen oder Auramin-Färbung), wofür allerdings eine hohe Keimmenge erforderlich ist, können Kulturmethoden auf festen und besonders flüssigen Medien (BACTEC) zur Anwendung kommen. Besonders bewährt haben sich bereits molekular-biologische und Amplifikationsverfahren, besonders in Form der PCR. Serologische Methoden (z.B. Elisa bzw. Hämagglutinationstest) sind hingegen weniger aussagekräftig.

Die **Therapie** einer Tbc beruht auf 3 Prinzipien: regelmäßige Einnahme mehrerer Medikamente über eine entsprechend lange Zeit. Die für die meisten Fälle anzuwendende Medikation besteht in einer Dreierkombination (mit Isoniazid, Rifampicin und Pyrazinamid) über 2 Monate und einer Zweierkombination (mit Isoniazid und Rifampicin) über weitere 4 Monate. Notwendig ist immer die Erstellung eines Antibiogramms, da bei 0,6–33% (im Mittel 5%) der untersuchten Keimproben eine Multiresistenz gegen die Firstline-Tuberkulostatika besteht. Dann ist eine Viererkombination (mit Ethambutol) oder der Einsatz anderer Medikamente (Kanamyzin, Cycloserin u. a.) notwendig. In entsprechenden Situationen ist bei möglicherweise Tbc-infizierten, aber klinisch gesunden Personen eine präventive Chemotherapie (mit Isoniazid über 2–6 Monate) indiziert. Dies trifft insbesondere auf tuberkulinpositiv gewordene Kleinkinder zu und auf Kontaktpersonen zu Patienten mit offener Tbc.
Prinzipiell kann festgestellt werden, dass die Tbc eine medikamentös recht gut und erfolgreich behandelbare und ausheilbare Krankheit ist, sofern die korrekte Medikation, also die Patientencompliance, gegeben ist.

Die BCG-Impfung

Die BCG-Impfung wurde schon 1921 eingeführt, zuerst als orale, seit 1927 als intradermale Vakzination. Dabei werden lebende Mykobakterien des bovinen Stammes Calmette-Guérin, die durch zahlreiche Kulturpassagen in ihrer Virulenz stark abgeschwächt (= attenuiert) worden sind, streng intrakutan injiziert (empfohlene Injektionsstellen: links gluteal in der Mitte der Linie zwischen Trochanter major und Spina iliaca anterior/superior oder links acromial in der Mitte des seitlichen Oberarms über dem Ansatz des Muskulus deltoides). Bei Kindern unter einem Jahr werden 0,05 ml, Kindern über einem Jahr und Erwachsenen werden 0,1 ml des rekonstituierten Impfstoffes appliziert. (Die Anwendungshinweise im Beipackzettel sind dabei streng zu beachten.)
Bei Säuglingen und Kleinkindern kommt es 4–8 Wochen, bei Schulkindern und Erwachsenen bereits 3–4 Wochen nach der Impfung zum BCG-Primärkomplex: An der Impfstelle hat sich ein spezifisch-entzündliches Granulom, ein typischer Tuberkel, aufgebaut, das zentral verkäst (und auch spontan perforieren kann) und nach einigen Wochen unter Hinterlassung einer Narbe abheilt. Die regionären Lymphknoten sind sicht- und tastbar ange-

schwollen, aber nicht spontan und kaum druckschmerzhaft; auch sie können verkäsen und selten perforieren; sie schwellen innerhalb weniger Wochen wieder ab.

1–3 Wochen nach klinischer Manifestation des Primärkomplexes wird der Tuberkulintest positiv: Es ist zur Tuberkulinkonversion gekommen. Dabei handelt es sich um eine Allergie von verzögertem Typ. Bei korrekter Durchführung der Impfung kann mit einer Konversionsrate von 90% gerechnet werden. Ab dem Zeitpunkt der eingetretenen Tuberkulinkonversion wird mit einem Schutz gegen die Tbc-Infektion gerechnet. Da die Tuberkulinpositivität nach einer BCG-Impfung 7–15 Jahre, im Durchschnitt 10 Jahre besteht, wird auch ein gleich langer Impfschutz angenommen (siehe unten).

Impfstoff und Impfempfehlungen für Österreich

In Österreich ist nur ein einziger BCG-Impfstoff registriert: BCG-Vaccine Pasteur-Merieux®.

Die vom Bundesministerium für Arbeit, Gesundheit und Soziales seit März 1997 gültige BCG-Impfempfehlung für Österreich lautet:
„Die Impfung mit diesem abgeschwächten, bovinen Tuberkel-Bazillenstamm wird nur für Personen mit erhöhter Tuberkuloseansteckungsgefahr und auch dort nur nach sorgfältiger Prüfung des Einzelfalles empfohlen. Erhöhte Tuberkuloseansteckungsgefahr besteht bei:
1. Menschen, in deren Wohngemeinschaft bzw. engerem Lebensraum Personen an Tuberkulose erkrankt sind oder bei welchen Kontakt mit Tuberkulosekranken besteht;
2. Personen, die aus Staaten mit erhöhter Tuberkuloseinzidenz kommen. Das sind Albanien, Bulgarien, die GUS, Jugoslawien-Nachfolgestaaten, Polen, Rumänien, Türkei und Ungarn sowie Staaten Afrikas, Asiens und Lateinamerikas;
3. längerem Aufenthalt in Staaten mit erhöhter Tuberkuloseinzidenz.
Die BCG-Impfung ist heute nur in ausgewählten Fällen und unter strenger Indikation erforderlich und soll nur bei tuberkulinnegativen Personen erfolgen."

Die BCG-Impfung wird also nur mehr als spezielle Impfung bei strenger Indikation empfohlen. Als bester Zeitpunkt der Impfung ist die erste Lebenswoche, also die Neonatalimpfung anzusehen, doch sollte überlegt werden, ob sie wegen der im Regelfall bei Neugeborenen noch nicht bekannten Immunsituation erst später, zwischen dem 6. Lebensmonat und dem 2. Lebensjahr, durchgeführt werden sollte. Dann wäre aber eine vorherige Tuberkulinprobe mit negativem Ausfall Voraussetzung.

Die BCG-Impfung als Lebendbakterienvakzine kann simultan mit anderen Lebendimpfstoffen verabreicht werden; wird sie nicht simultan appliziert, sollte ein Mindestabstand von 6 Wochen eingehalten werden. Bei Impfungen mit Tot- oder Toxoidimpfstoffen sind Mindestabstände nicht einzuhalten.

Revakzinationen, zur Aufrechterhaltung der Tuberkulinpositivität und damit eines vermeintlichen Impfschutzes, werden heute nicht mehr empfohlen, zumal es keine definitiven Beweise für deren Effektivität gibt. Auch die WHO (Global Tuberculosis Programme) und die International Union against Tuberculosis and Lung Disease (IUATLD) sprechen sich deshalb gegen Revakzinationen aus und empfehlen nur mehr für Länder mit hoher Tbc-Inzidenz (über 100/100.000/Jahr Neuerkrankungen) eine einmalige BCG-Impfung, und zwar im Neugeborenenalter.

Immunogenität und Effektivität

Während als erwiesen angesehen werden kann, dass eine Tuberkulinkonversion nach einer natürlichen Infektion mit einem teilweisen Schutz gegen eine neuerliche Tbc-Infektion in Zusammenhang steht, muss festgestellt werden, dass zwischen Impfschutz und postvakzinaler Tuberkulinkonversion keine bzw. nur eine geringe Korrelation besteht. Die postvakzinale Tuberkulinsensitivität ist nicht identisch mit der protektiven Wirkung der BCG-Impfung. Diese schützt nicht vor dem Risiko, infiziert zu werden und zu erkranken, und sie ist daher auch nicht imstande, die Tbc-Transmission innerhalb einer Gemeinschaft sicher und signifikant zu verhindern.

Mehrere Feldstudien ergaben sehr unterschiedliche Zahlen für die Effektivität der BCG-Impfung: Sie schwanken zwischen 0 und 83%.

In einer Metaanalyse der darüber publizierten Literatur ergibt sich eine 50%ige Effektivität in Bezug auf Entstehung einer Lungen-Tbc. In allen Studien wird wenigstens nachgewiesen, dass die BCG-Impfung bei Säuglingen und Kleinkindern zu 46 bis 100% eine miliare Tbc und eine tuberkulöse Meningitis zu vermeiden imstande ist. Die BCG-Impfung reduziert bzw. verhindert somit die Dissemination und Vermehrung der Tuberkelbazillen im frühen Kindesalter.

Nebenwirkungen und Kontraindikationen

3 Gruppen von Komplikationen werden unterschieden:

1. *verstärkte Lokalreaktionen*: Impfabszess (besonders bei subkutaner Applikation) und abszedierende Lymphadenitis. Letztere hängt von der Reaktogenität des verwendeten Impfstoffes ab. Nach WHO-Empfehlung sollte maximal 1% der geimpften Kinder eine suppurative Lymphadenitis entwickeln. (Der 1990 in Österreich kurzzeitig verwendete Impfstoff, der zum so genannten BCG-Impfskandal führte, verursachte eine solche in 7,5%!)

2. *Fernreaktionen*: Hiezu zählt die BCG-Ostitis, deren Häufigkeit mit sehr unterschiedlichen Zahlen angegeben wird: 1:80.000 bis 0,6: 1 Mio. Impflinge. In Österreich sind seit Einführung der generellen Neugeborenenimpfung 1963 bei rund 2,2 Mio. Impflingen 6 Fälle bekannt geworden.

3. *Systemische Reaktionen*: Die BCG-Sepsis kann bei schweren Immundefektzuständen auftreten. Auch deren Häufigkeit wird unterschiedlich zwischen 1:50.000 bis 1 auf 2 Mio. Impflinge angegeben. In Österreich sind 5 Fälle beobachtet worden, von denen 4 starben, ein Fall konnte durch eine Knochenmarkstransplantation gerettet werden.

Die BCG-Impfung ist kontraindiziert bei angeborenen und erworbenen Immundefekten, insbesondere auch bei symptomatischen und asymptomatischen HIV-Infektionen, bei Patienten unter zytostatischer Chemotherapie und systemischer Kortisonmedikation sowie bei Erkrankungen des Immunapparates wie Leukämien und malignen Lymphomen.

Impfstrategien

Generelle BCG-Impfaktionen empfiehlt die WHO nur mehr für Länder mit hoher Tuberkuloseinzidenz, und zwar möglichst sofort nach der Geburt oder jedenfalls noch im ersten Lebensjahr. In Ländern mit niedriger Tuberkuloseinzidenz wurden hingegen zu Recht generelle Impfaktionen gestoppt (z.B. in Schweden und Deutschland 1975, in der Schweiz 1987, in Österreich 1990), da sie in Anbetracht ihrer nicht sicher belegbaren Wirksamkeit bei ihren nicht seltenen Nebenwirkungen nicht mehr vertretbar waren und empfohlen werden konnten. Sie ist bei uns nur mehr für Personen indiziert, die in engem Kontakt offener Tbc exponiert sind, aber hier auch nur dann, wenn eine Überwachung und eine Behandlung bei Tuberkulinkonversion bzw. Erkrankung wegen schlechter Patientencompliance nicht gesichert ist.
Vorrang bei der Tbc-Bekämpfung in Ländern wie Österreich hat heute nicht mehr die BCG-Impfung, sondern die Früherfassung der Erkrankten mit frühester Diagnose und konsequenter Therapie sowie die Erfassung evtl. infizierter Umgebungspersonen. Die BCG-Impfempfehlung wird laufend der Epidemiologie angepasst. Es ist abzusehen, dass die BCG-Impfung in ihrer derzeitigen Form in Österreich abgeschafft wird.

Unbestritten bleibt, dass bei der weltweit so hohen Inzidenz der Tbc es höchst wünschenswert wäre, über einen Impfstoff zu verfügen, der effektiv und potent die Tbc zu vermeiden imstande ist. Die BCG-Impfung bzw. der dzt. zur Verfügung stehende Impfstoff sind dies leider nicht. Es müsste ein neuer, besserer Tbc-Impfstoff entwickelt werden (etwa eine Subunit-, DNA- oder eine gene based-Vaccine), doch ist deren Entwicklung zur Zeit noch nicht absehbar.

Weiterführende Literatur

Freerksen E (1982) Tuberkulose-Schutzimpfung. Dtsch med Wschr 107: 1564–1569

Colditz GA et al (1994) Efficacy of BCG-Vaccine in the prevention of tuberculosis: meta-analysis of the published literature. JAMA 271: 698–702.

Junker E (1990) BCG-Impfung aus heutiger Sicht. Mittlg Öst Sanitätsverwaltung 91: 305–309

Stallinger H, Kollaritsch H (1990) Die BCG-Impfung und ihre Komplikationen. Klin Pädiatr 202: 308–311

Stögmann W (1991) Die BCG-Impfung. Wien med Wschr 141: 265–270

Stögmann W, Junker E (1994) Richtlinien zur Tuberkulin-Diagnostik. Pädiatr Pädol 29: A17–A22

Sudre P, tenDam G, Chan C, Kochi A (1991) Tuberculosis in the present time: A global overview of the tuberculosis situation. WHO/TUB/91.158. World Health Organisation, Geneva

Wallner GW, Zehetner E, Junker E (1994) Aktuelle Entwicklung der Tuberkulose in Wien. Wien med Wschr 144: 153–156

WHO (1995) Global Tuberculosis Programme and Global Programme on Vaccines. Weekly Epidemiological Record 70: 229–236

V. Impfungen in der Reisemedizin

Impfungen in der Reisemedizin

Fernreisen sind derzeit die einzige Form der Urlaubsgestaltung, die jedes Jahr laut Statistik der Reiseveranstalter fast zweistellige Zuwachsraten aufweist. 1995 haben rund 450.000 Österreicher eine Interkontinentalreise in ein Entwicklungsland unternommen, das bedeutet einen Zuwachs gegenüber 1981 von nahezu 500%. Auch die demografische Struktur der Reisenden hat sich deutlich geändert: Waren 1980 nur rund 60% touristische Aufenthalte und gar nur 5% der Reisenden älter als 60 Jahre, so gaben 1995 über 90% der Reisenden Tourismus als Reisezweck an und mehr als 15% der Reisenden waren über 60 Jahre alt.

Fernreisende bedürfen besonderer Aufmerksamkeit in medizinischer Hinsicht, begeben sie sich doch in Länder, in denen die Epidemiologie von Infektionskrankheiten ähnlich der mitteleuropäischen Situation vor dem Ersten Weltkrieg ist und die medizinische Versorgung in manchen Fällen praktisch fehlt. Es war ein Erziehungsprozess der letzten 15 Jahre, den Reisenden, aber auch der werten Kollegenschaft klarzumachen, dass Reisemedizin ein ganz wesentlicher Zweig der Präventivmedizin ist, nicht nur im Hinblick auf die Immunprophylaxe durch Impfungen, sondern durch die Erziehung der Reisenden zu angepassten Verhaltensmustern, um Gesundheitsrisken zu minimieren. Die Erklärung bestimmter Risikosituationen, der Rat zu angepasstem Verhalten und die Mitnahme von Medikamenten, die in derartigen Fällen die Selbsthilfe erlauben, ist heute unter dem Terminus der „reisemedizinischen Beratung" zusammengefasst.

Ziel der reisemedizinischen Beratung muss es sein, dem einzelnen Reisenden einen optimalen Schutz vor möglicherweise sogar lebensbedrohenden Erkrankungen zu geben.

Ausgehend von der Kenntnis der im Reiseland vorkommenden Erkrankungen und allfälliger Impfvorschriften sollte für den einzelnen Reisenden ein „maßgeschneidertes" Impfprogramm zusammengestellt werden, das seinen individuellen Reisegegebenheiten entspricht.

Da sich viele Reisende immer nur auf vorgeschriebene Impfungen beziehen, erscheint es vordringlich, auf die wichtige *Unterscheidung* zwischen **Impfvorschrift** und **Impfempfehlung** einzugehen.

Impfvorschrift

Eine Impfvorschrift (erlassen vom Gesundheitsministerium des Gastlandes) ist ein Formalakt; sie dient dazu, das Land vor der Einschleppung einer bestimmten Krankheit zu schützen und hat nicht unbedingt mit dem Vorkommen der Erkrankung im Land zu tun.

Impfempfehlung

Eine Impfempfehlung ist ein auf Grund des Vorkommens einer Infektionskrankheit ausgesprochener Rat, sich durch eine Schutzimpfung schützen zu lassen. Sie orientiert sich am Vorkommen der Erkrankung und nicht an eventuellen Formalerfordernissen. Die Impfempfehlung ist also das Kriterium für den Reisenden.

Nach den Richtlinien der Weltgesundheitsorganisation (WHO) wird die Gelbfieberimpfung als einzige Pflichtimpfung angesehen. Diese Impfung muss in einem internationalen Impfpass dokumentiert sein.
Nur in speziellen Situationen – beispielsweise zur Zeit der Pilgerfahrten nach Mekka– kann diese Impfpflicht erweitert und auch für die Meningokokken-Meningitis-Impfung ausgesprochen werden. Die Impfpflicht für die Gelbfieberimpfung gilt für grenzüberschreitende Reisen zwischen Gelbfiebergebieten (tropisches Afrika, zentrales Südamerika). Für die Einreise aus den Gelbfiebergebieten Afrikas und Südamerikas nach Asien ist die Gelbfieberimpfung ebenfalls Vorschrift, um zu verhindern, dass die Erkrankung, die in Asien nicht vorkommt, eingeschleppt wird.
Für einige afrikanische Länder besteht die Impfvorschrift der Gelbfieberimpfung auch für die Einreise aus Österreich.

Impfempfehlungen berücksichtigen verschiedenste Faktoren und sollen es ermöglichen, ein individuelles Impfprogramm zu erstellen. Die wichtigsten Kriterien sollen im folgenden übersichtsmäßig dargestellt werden.

Kriterien zur Erstellung eines individuellen Impfplanes

- Epidemiologische Trendbeobachtungen im Zielland: Welche Erkrankungen kommen im Reiseland als Gesundheitsrisiko in Frage? Wie häufig sind sie?
- Reisebedingungen: Reiseroute, Reisestil, Aufenthaltsdauer, Unterbringung
- Spezielle Risikosituationen: z.B. Rad- oder Motorradfahrer, Sextouristen, Entwicklungshelfer etc.
- Aufgabenstellung: touristischer Aufenthalt, berufliche Tätigkeit, Art der Tätigkeit
- Impfvorschriften (Einreisebestimmungen) des Gastlandes

- Kosten- Nutzen- und Nutzen/Risiko-Abwägung hinsichtlich der Impfstoffe.
- Individuelle Kontraindikationen: Überempfindlichkeit, Unverträglichkeit, Grundkrankheiten, Medikamenteneinnahme, Schwangerschaft, etc.

Um allen Anforderungen Rechnung zu tragen, empfiehlt es sich, bei Impfprogrammen zwischen einem **Basisprogramm** und einem **Zusatzprogramm** zu unterscheiden.

Basisprogramm	Zusatzprogramm
Impfungen für alle Reisenden (unabhängig von den Reisebedingungen):	*Impfungen auf Grund spezieller epidemiologischer Gegebenheiten und/oder spezieller Reisebedingungen:*
Diphtherie, Tetanus, Polio Hepatitis A plus B evtl. Typhus	Gelbfieber Cholera (NUR Schluckimpfung) Meningokokken-Meningitis Japan-B-Enzephalitis Tollwut (Influenza)

Wenn erforderlich: Malariaprophylaxe

Wie schon angeführt, spielen bei der Erstellung des individuellen Impfplanes auch die Reisebedingungen des Einzelnen eine wesentliche Rolle. Reisende unter touristischen Bedingungen mit Aufenthalten in Luxushotels haben sicher ein anderes Krankheitsrisiko als ein Rucksacktourist, der sich auf eigene Faust im Hinterland bewegt. Auch die Möglichkeit, Zugang zu einer halbwegs zufrieden stellenden medizinischen Versorgung zu finden, ist im städtischen und hochtouristischen Bereich sicher besser als im tiefsten Hinterland.
Aus diesem Grund sollte der Reisestil anhand der folgenden Übersicht definiert werden.

Definition der Reisestile

Badeurlauber	Reisende mit fixem Standort in einem klassischen Touristenzentrum oder in Großstädten Tagesausflüge, jedoch keine auswärtigen Übernachtungen
Rundreisende	Geführter Tourismus, häufiger Standortwechsel, auswärtige Übernachtungen, jedoch Hotelbedingungen
Individualtouristen	Reisende unter einfachen Bedingungen abseits der klassischen touristischen Strukturen; Rucksack-, Camping- und Trekking-Touristen
Langzeitaufenthalte	Längerdauernde, meist berufliche Einsätze mit Stützpunkt in städtischen Strukturen wie z. B. Montagearbeiter, Botschaftsangehörige etc.

Es sei betont, dass Reisemedizin weit mehr als die Impfprophylaxe umfasst, wenngleich selbige eine wichtige Stütze ist. Im Folgenden werden die wichtigsten reisemedizinischen Impfungen vorgestellt, die heute im Reiseverkehr Anwendung finden. Bezüglich der Routineimpfungen sei auf die vorherigen Kapitel verwiesen.

Weiterführende Literatur

Dupont HL, Steffen R (eds) (2000) Textbook of Travel Medicine, 2nd edn. BC Decker, Canada
Kollaritsch H (1999) ORF Impfratgeber 99. Müller Verlag
Knobloch J (1998) Tropen- und Reisemedizin. Gustav Fischer Verlag

Länderspezifische Impfempfehlungen
(STAND Jänner 2000)

Basisprogramm für alle in der Liste angeführten Länder
- Diphtherie/Tetanus/Polio
- Hepatitis A, vorzugsweise plus Hep. B
- Typhus

Land	Gelb-fieber	Chol	Men/Men*	Japan-B-Enz.	Tollwut
Afghanistan	O –	RIL			L,I
Ägypten	O –		IL		L,I
Albanien	O –	L?			L,I
Algerien	O –		IL		L,I
Amerik. Samoa	O –				
Angola	O +	BRIL	BRIL		L,I
Antigua und Barbuda	O –				
Äquatorialguinea	O +	BRIL	BRIL		L,I
Argentinien					L,I
Armenien					L,I
Aserbaidschan					L,I
Äthiopien	O +	RIL	(R)IL		L,I
Australien	O –				
Bahamas	O –				
Bahrein					L,I
Bangladesch	O –	BRIL		BRIL	L,I
Barbados	O –				
Belize	O –	(R)IL			L,I
Benin	⊗	BRIL	BRIL		L,I
Bermudas					
Bhutan	O –	RIL		RIL (Süd)	L,I
Bolivien	O +	IL			L,I
Botswana		(R)IL			L,I
Brasilien	O+ Amazonas	IL			L,I
Brunei	O –			L	
Burkina Faso	⊗	RIL	RIL		L,I
Burundi	O +	RIL	RIL		L,I
Cap Verde	O –	RIL			L,I
Chile					L,I

* Men/Men = Meningokokkenmeningitis

Land	Gelb-fieber	Chol	Men/Men	Japan-B-Enz.	Tollwut
China	O –	IL		(R)IL, außer Tibet	L,I
Costa Rica		IL			L,I
Dem. Rep. Kongo	⊗	RIL	RIL		L,I
Dschibouti	O +	(R)IL	IL		L,I
Dom. Rep.					L,I
Dominica	O –				
Dschibouti	O +	(R)IL	IL		L,I
Ecuador	O +	(R)IL			L,I
El Salvador	O –	(R)IL			L,I
Elfenbeinküste	⊗	BRIL	BRIL		L,I
Eritrea	O +	BRIL	BRIL		L,I
Fidschi	O –				
Fr. Guyana	⊗	IL			
Fr. Polynesien	O –				L,I
Gabun	⊗	BRIL	BRIL		L,I
Gambia	O +	BRIL	RIL		L,I
Ghana	⊗	BRIL	BRIL		L,I
Grenada	O –				
Guadeloupe	O –				
Guatemala	O –	(R)IL			L,I
Guinea	O +	BRIL	BRIL		L,I
Guinea-Bissau	O +	BRIL	BRIL		L,I
GUS-Staaten		(IL); regional			L,I
Guyana	O +	IL			L,I
Haiti	O –				L,I
Honduras	O –	IL			L,I
Hongkong				L	L,I
Indien	O –	RIL	L	(R)IL (außer Rajasthan, Himalayareg)	L,I
Indonesien	O –	(R)IL		(R)IL außer: W-Irian	L,I
Irak	O –	IL			L,I
Iran	O –	IL			L,I
Jamaika	O –				L,I
Jemen	O –	RIL			L,I
Jordanien	O –				L,I
Kambodscha	O –	RIL		RIL	L,I
Kamerun	⊗	BRIL	BRIL		L,I
Kasachstan	O –				L,I

Land	Gelb-fieber	Chol	Men/Men	Japan-B-Enz.	Tollwut
Kenia	O +	(R)IL	IL		L,I
Kiribati	O –				L,I
Kolumbien	O +	(R)IL			L,I
Komoren		IL			L,I
Kongo	⊗	BRIL	BRIL		L,I
Korea/Rep.				IL	L,I
Korea/VR				IL	L,I
Kuba					L,I
Kuwait					
Laos	O –	RIL		RIL	L,I
Lesotho	O –				L,I
Libanon	O –				L,I
Liberia	⊗	BRIL	BRIL		L,I
Libyen	O –	IL	IL		L,I
Madagaskar	O –	RIL			L,I
Malawi	O +	RIL	RIL		L,I
Malaysia	O –	IL (Ost)		RIL	L,I
Malediven	O –				
Mali	⊗	RIL	RIL		L,I
Marokko			IL		L,I
Martinique	O –				L,I
Mauretanien	O +	RIL	RIL		L,I
Mauritius	O –				L,I
Mayotte					L,I
Mexiko	O –	IL			L,I
Mongolei			L		L,I
Montserrat					L,I
Mosambik	O –	BRIL	IL		L,I
Myanmar	O –	(R)IL		RIL	L,I
Namibia	O –	IL			L,I
Nauru	O –				
Nepal	O –	RIL	(R)IL	RIL (Süden)	L,I
Neukaledonien	O –				
Nicaragua	O –	IL			L,I
Niger	⊗	RIL	RIL		L,I
Nigeria	O +	BRIL	BRIL		L,I
Niue	O –				
Oman	O –	IL			L,I
Pakistan	O –	RIL			L,I
Palau	O –				
Panama	O +	IL			L,I
Papua-Neuguinea	O –	(R)IL		RIL	
Paraguay	O –				L,I
Peru	O +	(R)IL			L,I
Philippinen	O –	(R)IL		RIL	L,I
Pitcairn	O –				

Land	Gelb-fieber	Chol	Men/Men	Japan-B-Enz.	Tollwut
Puerto Rico					L,I
Quatar					L,I
Réunion	O –				
Ruanda	⊗	RIL	RIL		L,I
Salomonen	O –				L,I
Sambia	O +	RIL	RIL		L,I
Samoa	O –				
Sankt Helena	O –				
São Tomé und Príncipe	⊗	IL			L,I
Saudi Arabien	O –		IL (ev. Pflicht)		L,I
Senegal	O +	RIL	RIL		L,I
Seychellen	O –				
Sierra Leone	O +	RIL	RIL		L,I
Simbabwe	O –	IL			L,I
Singapur	O –			L	
Somalia	O +	RIL	RIL		L,I
Sri Lanka	O –	IL		(R)IL	L,I
St. Kitts and Nevis	O –				
St. Lucia	O –				
St. Vincent	O –				
Südafrika	O –				L,I
Sudan	O +	RIL	RIL		L,I
Surinam	O +	IL			
Swasiland	O –				L,I
Syrien	O –		L		L,I
Taiwan	O –			IL	L,I
Tadschikistan					L,I
Tansania	O +	RIL	RIL		L,I
Thailand	O –			(R)IL	L,I
Togo	⊗	BRIL	BRIL		L,I
Tonga	O –				
Trinidad und Tobago	O –				
Tschad	⊗	RIL	RIL		L,I
Tunesien	O –				L,I
Türkei			IL		L,I
Uganda	⊗	BRIL	BRIL		L,I
Uruguay					
Vanuatu					
Venezuela	O +	IL			L,I
Verein. Arab. Emirate					L,I
Vietnam	O –	RIL	L	RIL	L,I
Zentralafr. Rep.	⊗	RIL	RIL		L,I

⊗   **Impfpflicht** für alle Reisenden

O –   Impfpflicht bei Einreise aus einem Endemiegebiet, **ansonsten nicht notwendig**

O +   Impfpflicht bei Einreise aus einem Endemiegebiet, **ansonsten allen Reisenden zu empfehlen**

(...)   Indikation hängt ab von individuellen Reisegegebenheiten

B   Badeurlauber mit Tagesausflügen, jedoch keine auswärtigen Übernachtungen

R   Rundreisen (ausgedehnt und mit häufigem Standortwechsel) mit auswärtigen Übernachtungen, jedoch geführter Tourismus

I   Individual- und Rucksacktouristen, Trekking und Camper

L   Langzeitaufenthalte (z. B. beruflich) mit Stützpunkt in städtischen Strukturen

Hepatitis A

Das Hepatitis-A-Virus ist der Familie der Picornaviridae zuzuordnen und gehört dort einem eigenen Genus, den Hepatoviren, an. Das sphärische Virus hat einen Durchmesser von 27–28 nm mit ikosaedrischer Struktur und wird bei 100° C in 5 Minuten inaktiviert. Das Genom besteht aus einer einsträngigen RNA von etwa 7.478 Nukleotiden, 735 Nukleotide am 5′ und 62 am 3′-Ende werden nicht translatiert, sodass 6.678 Nukleotide für etwa 2.226 Aminosäuren kodieren. Das Polyprotein wird in die Regionen P1–3 eingeteilt, wobei das Kapsid (P1) die Kapsidproteine VP1-4 umfasst. VP1 und 3 sind die wesentlichen antikörperbindenden Epitope. Hepatitis-A-Stämme können in die Genotypen I–VII eingeteilt werden, wobei humane Stämme die Genotypen I, II, III und VII, Affenstämme die Genotypen IV, V und VI umfassen. Zwischen den Genotypen finden sich Nukleotidvariationen von 15–25%. Trotzdem sind die humanen Stämme so nahe antigenverwandt, wie durch Kreuzneutralisationstestes untersucht, dass mit einem Totimpfstoff humaner Provenienz ein Schutz gegen praktisch alle humanen Stämme erreichbar ist. Wenngleich humane Stämme auch Affen (Schimpansen, Marmoset-Äffchen, Tamarine) infizieren können, spielen letztere in der humanen Epidemiologie praktisch keine Rolle.

Epidemiologie

Die Übertragung der Hepatitis A erfolgt hauptsächlich fäco-oral. Das Virus wird im Stuhl ausgeschieden, und Schmutz- und Schmierinfektionen durch engen körperlichen Kontakt in beengten Wohnverhältnissen unter schlechten hygienischen Bedingungen sind daher von großer Bedeutung, auch verunreinigte Lebensmittel und verunreinigtes Wasser (letzteres in höher entwickelten Ländern seltener) spielen eine Rolle. Über Ausbrüche durch Blutfaktoren (Faktor VIII, Interleukin-2) wurde berichtet, dies ist aber selten. Homosexuelle Kontakte und i.v. Drogenabusus sind weitere Möglichkeiten der Infektion. Gefährdet sind besonders auch nicht immune Reisende in Entwicklungsländern.

Prinzipiell können 3 epidemiologische Muster unterschieden werden: In hyperendemischen Gebieten (deutlich unterentwickelten Ländern) mit schlechtem hygienischen Standard findet die Infektion auf fäco-oralem Weg in frühester Kindheit statt. Zu diesem Zeitpunkt verläuft die Infektion meist mild mit folgender lebenslanger Immunität. Ein intermediäres Muster findet man in Gebieten, in denen sanitäre und hygienische Bedin-

gungen zunehmend verbessert wurden. Hier finden sich durchaus empfängliche Personen in höheren Altersgruppen (Jugendliche, junge Erwachsene). Durch die altersabhängigen Krankheitserscheinungen kommt es zu
zunehmend manifesten Erkrankungen und Todesfällen im Fall von Infektionen (Beispiel: Epidemie durch Haarmuscheln in Shanghai 1990 mit über
300.000 Krankheitsfällen und 47 Todesfällen), wie von Xu et al. berichtet.
Hypoendemische Muster finden sich vor allem in Industrieländern, in denen gute hygienische Bedingungen herrschen. Die späte Durchseuchung
lässt aber dafür auch schwerere klinische Verläufe erwarten. Dies birgt eine besondere Gefahr für den internationalen Reiseverkehr aus hypoendemischen Ländern in hyperendemische. In hypoendemischen Ländern besteht aber auch die Gefahr von lokalen Ausbrüchen in Kindergärten, wenn
Kinder ausländischer Eltern, die im Industrieland geboren sind, Heimat
urlaube in Endemiegebieten verbringen und nach dortiger Ansteckung
während der Inkubationszeit heimkehren, wie von Heinz und Mandl berichtet. In Österreich hatten 1994 nur 7% der Westösterreicher zwischen
18 und 30 Jahren Antikörper gegen Hepatitis A, bei durchschnittlich über
50 Jahre alten Menschen in Industrieländern ist in bis zu 80% mit Antikörpern zu rechnen entsprechend den Berichten von Prodinger et al. Endemiezonen für Hepatitis A finden sich in Afrika, dem Mittelmeerraum,
dem Vorderer Orient, in Indien, SO-Asien, Südamerika; aber auch in Süd-
und Osteuropa ist Hepatitis A häufiger als in Mitteleuropa. Das Infektionsrisiko ist bei nicht geschützten Reisenden nach Steffen während eines
4-wöchigen Aufenthaltes in Entwicklungsländern 3–6/1.000 und bei
schlechten hygienischen Bedingungen (Abenteuerreisen) 20/1.000.
Vor allem in gut entwickelten Ländern waren früher saisonale Häufungen
und zyklisches Auftreten (Inzidenzspitzen alle 5–10 Jahre) zu bemerken,
was nunmehr kaum beobachtet wird. Das Auftreten von Erkrankungen
steht eher im Zusammenhang mit dem Reiseverkehr.

Klinik der Erkrankung

Die mittlere Inkubationszeit beträgt 30 Tage (2–6 Wochen). Die Schwere
der Erkrankung ist altersabhängig. Sie verläuft bei Kindern meist asymptomatisch, bei (auch jüngeren) Erwachsenen steht die symptomatische Erkrankung mit Gelbsucht und den weiteren bekannten klinischen Symptomen im Vordergrund. Bei Säuglingen und Kindern beträgt die Letalität etwa 0,1%, bei Personen über 40 Jahren bis zu 2%. Die Erkrankung heilt in
der Regel folgenlos aus und hinterlässt eine lebenslange Immunität. Erkrankungen während der Schwangerschaft führen zu keiner Fruchtschädi-
gung. In weniger als 0,1% kann es jedoch zu einer fulminanten Hepatitis
kommen, wobei fortschreitend Enzephalopathie, Zerebralödem, Nieren-
und Kreislaufversagen beobachtet werden können (O'Grady), die bei älteren Menschen schwerer und häufiger auftreten. Atypische Verläufe sind
Cholestase, Rezidive nach Remissionen und extrahepatische Verläufe, wie

transiente urtikarielle u. a. Hautveränderungen, und Arthralgien sowie
Vasculitiden in seltenen Fällen. Entgegen den bisher üblichen Ansichten
wurde von Vento et al. ein möglicher Triggereffekt von Hepatitis A für eine Autoimmunhepatitis berichtet.

Die Diagnose wird nach Auftreten der Gelbsucht überwiegend serologisch
gestellt (Nachweis von HAV-spezifischen IgM-Antikörpern). Da die Virusausscheidung bei Hepatitis A über den Stuhl erfolgt, ihr Maximum jedoch
vor Eintritt des klinischen Krankseins besteht, kann der Virusnachweis im
Stuhl nur am Erkrankungsbeginn einigermaßen hilfreich sein.

Impfstoffe

Die Entwicklung von Hepatitis-A-Impfstoffen begann mit der Beobachtung, dass das Virus in Marmoset-Äffchen und später in verschiedenen
Zellkulturen zur Vermehrung gebracht werden konnte. Wichtig war dabei,
dass eine hinreichende Ausbeute erreicht werden konnte, deshalb wurde
beispielsweise der Stamm CLF durch den Stamm HM175 ersetzt. Die Erzeugung von wohldefinierten inaktivierten Impfstoffen nach WHO-Stan-
dards war dadurch möglich geworden. Es gelang auch, attenuierte Impfstoffe zu besorgen. Diese hatten jedoch den Nachteil, dass sie für orale Applikation unbrauchbar waren, genetische Zusammensetzung und Stabilität
waren nicht genau definiert und der Abstand zwischen Virulenz und Über-
attenuierung war gering. Deshalb verwendet man heute nur inaktivierte
Impfstoffe. Da nur ein Serotyp bekannt ist, schützen die verschiedenen
Präparate gegen alle menschlichen Hepatitis-A-Viren.

Aus der Tabelle ist ersichtlich, dass 3- und 2-Dosen-Applikationen und
Kinder- und Erwachsenen-Dosen zur Verfügung stehen. Es hat sich nämlich gezeigt, dass Kinder besonders gute Immunantworten geben, weshalb
die Virusdosis und das applizierte Volumen geringer sein können. Eine in-
teressante Konstruktion liegt im Epaxal vor, wie von Glück et al. beschrieben. Hier werden inaktivierte Viruspartikel an die Oberfläche von
Liposomen angeheftet, in der auch Influenza-Glykoproteine enthalten
sind. Dadurch können diese Virosomen leichter an Makrophagen gebunden und ein immunpotenzierender Effekt erreicht werden. Durch das Fehlen von Adjuvans ist dieser Impfstoff auch besonders gut lokal verträglich.

Strategien

Die Impfung wird für Risikogruppen empfohlen und ist besonders auch im
internationalen Reiseverkehr für Besucher von Entwicklungsländern empfohlen. Kinder von Ausländern, die in Österreich geboren wurden, aber Be-
suche in heimatliche Endemiegebiete absolvieren, sollten auf jeden Fall
geimpft werden, da sie Ursache von Kleinraumepidemien in Kindergärten
werden können. Darüber hinaus hat der Impfausschuss des österreichi-

Gebräuchliche Hepatitis-A-Impfstoffe und Impfschemata
(siehe auch Wiedermann und Kollaritsch, Textbook of Travel Medicine)

Vaccine	Impfdosis	Impfschema
Havrix 360 EU®	0,5 ml = 360 EU inakt. Stamm HM175, 0,725 mg Al(OH)$_3$, Phenoxyaethanol	0-1-6(12) Monate i.m. An Kinder und Adoleszente von 1–15 Jahren
Havrix junior®	0,5 ml = 720 EU inakt. Stamm HM175, 0,725 mg Al(OH)$_3$, Phenoxyaethanol	0–6(12) Monate i.m. An Kinder und Adoleszente von 1–15 Jahren
Havrix 720 EU®	1,0 ml = 720 EU inakt. Stamm HM175, 1,45 mg Al(OH)$_3$, Phenoxyaethanol	0-1-6(12) Monate i.m. An Adoleszente >15 Jahre und Erwachsene
Havrix 1440 EU®	1,0 ml = 1440 EU inakt. Stamm HM175, 1,45 mg Al(OH)$_3$, Phenoxyaethanol	0–6(12) Monate i.m. An Adoleszente >15 Jahre und Erwachsene
Avaxim®	0,5 ml = 160 RIA Einheiten inakt. Stamm GMB, 0,3 mg Al(OH)$_3$ Phenoxyaethanol	0–6 Monate i.m. Adoleszente >15 Jahre und Erwachsene
Vaqta® (für Adoleszente)	0,5 ml = 25 U (=approx. 25 ng virales Kapsidprotein) inakt. Stamm CR326F, 0,225 mg Al^{+++}	0–6 Monate i.m. an Kinder und Adoleszente (2–17 Jahre)
Vaqta® (für Erwachsene)	1,0 ml = 50 U (=approx. 50 ng virales Kapsidprotein) inakt. Stamm CR326F, 0,45 mg Al^{+++}	0–6 Monate i.m. An Adoleszente >17 Jahre und Erwachsene
Epaxal®	0,5 ml = 500 RIA Einheiten inakt. Stamm RG-SB als Virosomale Präparation (10 mcg Phospholipid, Thiomersal, kein Adjuvans)	0–12 Monate i.m. An Kinder und Erwachsene

schen Obersten Sanitätsrates festgestellt, dass Hepatitis-A-Impfstoffe so gut verträglich sind, dass jedermann, der sich und seine Familie gegen Hepatitis A schützen will, von dieser Impfung Gebrauch machen kann. Über eine routinemäßige Einführung der Impfung in den Kinderimpfplan wurde noch keine Entscheidung getroffen; eine intensive Diskussion ist anhängig. Vor allem sind die gängigen Impfstoffe (aus Mangel an gezielten Feldversuchen) noch nicht für Kinder unter einem Jahr zugelassen.

Eine gleichzeitige Gabe von Hepatitis-A-Immunglobulin und Impfstoff, um einen sofortigen und langanhaltenden Schutz in bestimmten Situatio-

nen des internationalen Reiseverkehrs zu erreichen, ist möglich. Die Sero-
konversionraten werden dadurch nicht beeinflusst, es kann jedoch zu einer
Senkung des zu erwartenden Titers kommen.

Die Fortsetzung einer mit Havrix® begonnenen Impfung mit beispielsweise Avaxim® ist prinzipiell möglich. Wenn eine 2-Dosen-Serie mit Havrix
1440® begonnen wurde, könnte nach theoretischen Überlegungen ein Booster auch mit Havrix 720® erfolgen. Randomisierte Feldversuche zu dieser
Möglichkeit liegen nicht vor, in besonderen Fällen können Titerkontrollen
Aufschluss geben.

Verträglichkeit

Keine der beschriebenen Vakzinen hat schwere Nebenerscheinungen zur
Folge. Sie sind alle gut verträglich, wenngleich geringere Unterschiede lokaler Erscheinungen entsprechend einem verschiedenen Gehalt an Alumi-
niumsalzen beschrieben wurden. Ein sehr niedriger „total local symptom
score" (TLSS) weist aber in der Regel auf milde Intensität hin. Kopfschmerzen und Müdigkeit waren die häufigsten Allgemeinsymptome. Die
Inzidenz von Nebenerscheinungen sank mit der Zahl der Injektionen. Entsprechend bewerteten Nebenerscheinungen nach Quast et al. sind keine
schweren Komplikationen bekannt. Besondere Kontraindikationen bestehen keine. Ein kausaler Zusammenhang mit Anaphylaxie oder neurologischen Erscheinungen ist unbewiesen.

Immunogenität und Wirksamkeit

Bereits 4 Wochen nach Erstapplikation der üblichen Vakzinen wurde in
>90% eine Serokonversion mittels ELISA festgestellt. Einen Monat nach
der 2. Havrixapplikation waren neutralisierende Antikörper feststellbar.
Nach einmaliger Havrix–1440®-Gabe waren nach 14 Tagen bei 54,2% bzw.
61,7% der Impflinge bereits neutralisierende Antikörper feststellbar und
nach einem Monat in 94–100%. Nach Applikation der Virosomenvakzine
waren bereits nach 14 Tagen in 84% der Impflinge neutralisierende Antikörper feststellbar. Nach 2 Dosen einer herkömmlichen Vakzine betrug
der Schutzeffekt in einem Feldversuch von Innis bei thailändischen Kindern 94%, und im Rahmen der Eindosenapplikation konnte Werzberger bei
New Yorker Kindern nach dem 21. Tag eine 100%ige Schutzwirkung beobachten; ein voller Schutz wurde mit der Virosomenvakzine auch in einer
Endemiezone in Nicaragua erreicht.

Besonderheiten

Prinzipiell sind Risken der Impfung für den Fötus bei bestehender Schwangerschaft bei allen inaktivierten Impfstoffen vernachlässigbar. Es führt ja auch nicht einmal eine Infektion mit dem Wildvirus während der Schwangerschaft zu Fruchtschäden. Wenn eine Indikation besteht, kann daher eine Hepatitis-A-Impfung während der Schwangerschaft prinzipiell durchgeführt werden. Eine Immunität gegen Hepatitis A kann durch Antikörpertestung überprüft werden, wobei 10 IE Anti-HAV/ml als schützend angesehen werden können. Eine Impfung Immuner ist unnötig, aber nicht schädlich. Aus Kosten-Nutzen Gründen könnten, daher eine prävakzinale Antikörpertestung bei über Fünfzigjährigen oder vor 1950 Geborenen durchgeführt werden. Eine Überprüfung des Impferfolges ist in der Regel nicht nötig, sie könnte allenfalls bei Immundefekten, alten und übergewichtigen Menschen sowie starken Rauchern durchgeführt werden.

Weiterführende Literatur

Feinstone StM, Gust ID (1999) Hepatitis A vaccine. In: Plotkin StA, Orenstein WA (eds) Vaccine. WB Saunders, pp 650–671.

Xu ZY, Li ZH, Wang JX, Xiao ZP, Dong DX (1992) Ecology and prevention of a shellfish-associated hepatitis A epidemy in Shanghai, China. Vaccine 10 (Suppl 1): 67–68

Heinz FX, Mandl Ch (1999) Virusepidemiologische Informationen Nr. 9/1999

Prodinger WM, Larcher C, Solder BM, Geißler D, Dierich MP (1994) Hepatitis A in Western Austria, the epidemiological situation before the introduction of active immunization. Infection 22: 53–55

Steffen R (1992) Risk of Hepatitis A in travellers. Vaccine 10 (Suppl 1): 69–72

O'Grady J (1992) Management of acute and fulminant hepatitis A. Vaccine 10 (Suppl 1): 21–23

Vento S, Garofano T, DiPerri G, Dolci L, Concia E, Basseti D (1991) Identification of hepatitis-A-Virus as a trigger for autoimmune chronic hepatitis type 1 in susceptible individuals. Lancet 337: 1183–1187

Wiedermann G, Kollaritsch H (2000) The commercially available vaccines. In: Steffen T, Dupont HL (eds) Textbook for Travel Medicine, B. C. Decker Inc, im Druck

Glück R, Mischler R, Brantschen S, Just M, Althaus B, Cryz SJ (1992) Immunopotentiating reconstituted influenza virosome vaccine delivery system for immunization against hepatitis A. J Clin Invest 9: 2491–2495

Quast U, Thilo W, Fescharek R (1997) Impfreaktionen. Hippokrates

Innis BL, Snitbhan R, Kunasol P et al (1994) Protection against Hepatitis A by an inactivated vaccine. JAMA 17: 1328–1334

Werzberger A, Mensch B, Kuter B et al (1992) A controlled field trial of a formalininactivated hepatitis A vaccine in healthy school children. N Engl J Med 327: 453–457

Gelbfieber

Erreger

Gelbfieber-Virus (Flavivirus, einzelsträngiges RNA-Virus, 40–60 nm groß), ausgeprägt neurotrop und viszerotrop. Es gibt mindestens 4 Topotypen unterschiedlicher Virulenz und es unterscheiden sich die afrikanischen von den südamerikanischen Stämmen. Die Varianz ist jedoch nur von epidemiologischem Interesse, das Krankheitsbild wird dadurch nicht beeinflusst und die Schutzimpfung schützt gegen alle Varianten gleich zuverlässig.

Infektionsquelle

Infizierte Affenpopulationen, in denen das Virus ständig zirkuliert; in Südamerika sind auch Beuteltiere und Nager das Erregerreservoir (Dschungel-Gelbfieber). Die Infektion des Menschen kommt zumeist durch zufälligen Kontakt mit diesem Biozyklus (Mücke – Affe – Mücke) zustande.
In seltenen Fällen (urbanes Gelbfieber) dient der Mensch als Erregerreservoir, ist dann allerdings früher oder später ein „dead end" der Infektkette, da er entweder stirbt oder immun wird. Außerdem führen mehrere Passagen durch den Menschen zu einer Attenuierung des Virus und zu einem immer weitergehenden Verlust der Pathogenität, sodass Epidemien mit urbanem Gelbfieber zumeist nach einigen Monaten erlöschen.

Übertragung

Stechmücken der Gattung Aedes (evtl. auch Haemagogus), die Infektionsdosis für den Menschen liegt bei etwa 10^3 Viren.

Bedeutung und Vorkommen

Gelbfieber ist in weiten Teilen von Afrika und im zentralen Südamerika heimisch. Es tritt in Afrika südlich der Sahara zwischen 15° nördlicher Breite und ca. 10° südlicher Breite und in Südamerika in allen Ländern zwischen 15° N und 40° S auf.
Das Virus zirkuliert in Affenpopulationen (sylvatischer Zyklus) im tropischen Dschungel, kann jedoch durch Stechmücken auf empfängliche Indi-

viduen in den Dschungelrandgebieten übertragen werden. Dies geschieht vor allem dann, wenn man den Reservoirtieren den natürlichen Lebensraum raubt (Dürre, Überschwemmungen, Brandrodungen u. Ä.)
Im Stadium der Virämie, d. h. im Zeitraum der Virusverbreitung im menschlichen Organismus, kann das Virus von Stechmücken aufgenommen und somit weiter übertragen werden. Das bedeutet, dass eine Erkrankung, die ursprünglich auf das Hinterland beschränkt war, durchaus in städtische Gebiete verschleppt werden kann.
Im gesamten asiatischen Raum ist das Gelbfieber-Virus nicht etabliert. Da jedoch die für die Übertragung erforderlichen Stechmücken sehr wohl in Asien vorkommen, sind die Impfbestimmungen für die Einreise aus einem Gelbfiebergebiet in ein asiatisches Land sehr streng. Diese Maßnahmen dienen dazu, die Einschleppung der Erkrankung zu verhindern.

Sowohl im tropischen Afrika als auch in Südamerika waren in den letzten Jahren immer wieder Gelbfieberausbrüche zu verzeichnen (z. B Nigeria 1986, 1987; Mali 1987; Kamerun 1990; Kenia 1993). Diese Ausbrüche treten dann auf, wenn das Virus auf ein nichtgeimpftes oder nichtimmunes Kollektiv trifft. Das Auftreten solcher Ausbrüche ist niemals vorhersehbar. Ausbrüche in Südamerika sind seltener und meist nicht so schwerwiegend.
Im Jahr 1996 wurden zwei Gelbfiebertodesfälle bei (ungeimpften!) Touristen verzeichnet!
Mitte 1999 wurde ein (ungeimpfter) deutscher Kameramann während eines Aufenthaltes an der Elfenbeinküste infiziert, erkrankte erst nach der Rückkehr nach Deutschland und verstarb wenige Tage nach Krankheitsausbruch. Interessant ist dieser Fall deshalb, als er ungeheures mediales Interesse fand, da zunächst ein virales hämorrhagisches Fieber hoher Kontagiosität vermutet wurde (Ebola).

Inkubationszeit

3 bis 6 Tage

Krankheitsbild

Die Mehrzahl der Gelbfieberfälle in den klassischen Verbreitungsgebieten verlaufen bei der Lokalbevölkerung wenig eindrucksvoll oder mild.
Bei Personen, die nicht geimpft sind und noch nie mit dem Virus Kontakt hatten, sind schwere Krankheitsverläufe die Regel.
Das Virus gelangt beim Stich der Mücke in die Cutis, von dort dann in die regionalen Lymphknoten und anschließend via hämatogener Dissemination in Leber, Milz, Knochenmark, Muskulatur und Hirn. Jedes der Organe kann zum Manifestationsort des pathologischen Geschehens werden.

Milde Verlaufsform

Nach der Inkubationszeit kommt es zum Auftreten von grippeähnlichen Symptomen mit hohem Fieber (39 ° bis 40 °C), Kopfschmerzen, Muskelschmerzen, Übelkeit, Erbrechen und Nasenbluten sowie relativer Bradycardie. Nach mehreren Tagen beginnt die Genesung.

Klassische Verlaufsform

Nach der Inkubationszeit kommt es zu einem plötzlichen Beginn mit hohem Fieber, Kopf- und Muskelschmerzen, Übelkeit und Erbrechen. Der Puls ist niedrig, und Zeichen einer Blutungsneigung (z. B. Nasenbluten) treten auf (Infektionsstadium).

Fieberabfall, Verbesserung des Allgemeinzustandes und großes Schlafbedürfnis sind Zeichen einer Remission, die auch in eine Genesung übergehen kann.

Erneuter Fieberanstieg mit neuerlicher Verschlechterung des Zustandsbildes sind Ausdruck einer ungünstigen Verlaufsform (Intoxikationsstadium). Es kommt zum Auftreten von Gelbsucht, Nierenfunktionsstörungen mit Abnahme der Harnmenge, Blutungsneigung (Bluterbrechen, blutige Stühle, Haut- und Schleimhautblutungen) und von Störungen des Zentralnervensystems. Der Tod tritt nach 7 bis 10 Tagen durch Nieren- und Leberversagen mit Delirium und schweren Blutungen ein. Die Letalität des Gelbfiebers liegt bei 20–80% je nach Virusstamm und betroffener Population.

Laborbefunde: Bilirubinerhöhung, Prothrombinabfall, Verlängerung der Blutungszeit, ST-Senkung im EKG, Transaminasenerhöhung, Proteinurie, Anstieg der harnpflichtigen Substanzen.

Eine durchgemachte Gelbfiebererkrankung, aber auch eine asymptomatische Verlaufsform hinterlassen eine lebenslange Immunität.

Diagnose

Die Verdachtsdiagnose wird klinisch anhand der Symptomatik und der Laborbefunde gestellt. Zur Diagnosesicherung werden serologische Untersuchungen und eventuell der Virusnachweis (Speziallabors) angewendet. Der Virusnachweis ist in der Frühphase der Erkrankung aus dem Blut des Patienten möglich oder aus dem Autopsiematerial. Die Serologie hat den Nachteil, dass der normalerweise verwendete Hämagglutinationshemmtest zuwenig spezifisch ist und Kreuzreaktionen mit anderen Flaviviren (v. a. Dengue!) das Untersuchungsergebnis schwer interpretierbar machen. Ein Gelbfieberneutralisationstest ist zwar absolut eindeutig, wird jedoch derzeit nur vom CDC durchgeführt.

Differentialdiagnose

In der febril-ikterischen Initialphase ist eine Malaria als wichtigste DD aus-zuschließen, ferner eine Virushepatitis, Leptospirose, Rift-Valley-Fieber, Dengue-hämorrhagisches Fieber, andere afrikanische hämorrhagische Fieber (Krim-Kongo, Lassa, Marburg, Ebola u. a.), Typhus und div. Vergiftungen.

Behandlung

Da es sich bei der Gelbfiebererkrankung um eine Viruserkrankung handelt, ist eine spezifische Therapie nicht möglich. Die Behandlung besteht aus un-terstützenden –wenn möglich – intensivmedizinischen Maßnahmen. Gelbfieber ist eine Quarantänekrankheit und unterliegt den internationalen und nationalen Seuchenregulationen, d. h. der Verdachts-, Erkrankungs- und Todesfall sind anzeigepflichtig. Der Patient ist isolationspflichtig. Kontaktpersonen sind ebenfalls für 14 Tage mückensicher zu isolieren. Eine Übertragung ohne Mücke ist aber nicht möglich, daher ist die Versorgung eines Gelbfieberkranken an sich ungefährlich, jedoch auf Grund der zahlreichen Differentialdiagnosen in Richtung hämorrhagischer Fieber wird immer ein hoher Sicherheitsstandard bis zur Diagnosesicherung nötig sein.

Impfstoff

Die erhältlichen Impfstoffe gegen Gelbfieber beruhen auf dem attenuierten 17-D-Impfstamm, der in leukosefreien Hühnerembryonen angezüchtet wird. Eine Impfdosis sollte mindestens $1000 LD_{50}$ (Maus-Einheiten) enthalten. Log LD_{50}, ausgedrückt in Plaque-forming units (pfu) entspricht (log pfu)-0,8 (wichtig wegen unterschiedlicher Angaben der Hersteller). Der Impfstoff liegt immer als Lyophilisat vor (Lagerung!), sobald er rekonstituiert wird, ist er innerhalb einer Stunde zu verbrauchen.
Alle Impfstoffe unterliegen den Richtlinien der WHO. Die Schutzimpfung darf nur an so genannten Gelbfieberimpfstellen durchgeführt werden. Diese Impfstellen werden per Antrag von den nationalen Gesundheitsbehörden unter Mitteilungspflicht an die WHO genehmigt. Dieses Vorgehen soll garantieren, dass der sehr empfindliche und thermolabile Impfstoff qualitativ stets in optimaler Weise zur Verfügung steht. Die Impfung muss im Internationalen Impfpass der WHO vermerkt sein.

Folgende Impfstoffe sind verfügbar:
YF-vax (Pasteur Mérieux Connaught): 5,04 log 10 pfu, Gelatine und Sorbitol als Stabilisatoren, keine Antibiotika.
Stamaril (Pasteur Mérieux Connaught): ähnlich dem YF-vax, enthält $1000 LD_{50}$ pro Dosis.
Arilvax (Evans): enthält ebenfalls $1000 LD_{50}$ pro Dosis, enthält Spuren von Antibiotika (Neomycin, Polymyxin B).

Gelbfieber Vakzine des RKI (Robert Koch Institut, Deutschland): 1,5 x 10^4 pfu.

Impfung

Einmalige subkutane Injektion. Indikation: Reisen in Endemiegebiete.

Immunogenität und Schutzrate

Die Gelbfieberlebendvakzine gehört zum besten, was die Vakzinologie je hervorgebracht hat. Innerhalb von 1–2 Wochen nach einmaliger Impfung produzieren 94–100% der Geimpften neutralisierende Antikörper und besitzen damit einen ausreichenden Schutz. Alle neueren Studien mit den derzeit im Handel befindlichen Präparaten gehen von einer Serokonversionsrate (und in diesem Fall auch Schutzrate) bei Europäern, die die Impfung als Reiseimpfung erhielten, von nahezu 100% aus. Impfversager sind eine Rarität. In einigen Untersuchungen in Gelbfieberendemiezonen lag die Schutzrate vor allem bei Kleinkindern etwas niedriger, doch zumeist auch um 90%. Inwieweit diese etwas niedrigeren Schutzraten und Serokonversionsraten mit technischen Problemen (Kühlkette des Impfstoffes) in einem gewissen Zusammenhang stehen, kann nicht genau evaluiert werden.

Schutzdauer

Sicher 10 Jahre, wahrscheinlich länger (bis zu 30 Jahre).
Internationale Gültigkeit der Impfung: zehn Jahre.

Nebenwirkungen

praktisch keine, in sehr seltenen Fällen leichte Temperaturerhöhung nach 7 bis 10 Tagen. Personen, die hühnereiweißallergisch sind, könnten auf den Gelbfieberimpfstoff anaphylaktoid reagieren. Bei Vorliegen einer dementsprechenden Allergie ist daher mit 0,1 ml intradermal am Unterarm die Verträglichkeit zu prüfen und erst dann (eventuell fraktioniert) zu impfen. Besteht auf Grund des Intrakutantests Unverträglichkeit, so kann ein Impfausschlußzeugnis ausgestellt werden. Zudem reicht bei den meisten Patienten die im Rahmen des i.c. Tests applizierte Virusmenge, um bereits eine Immunantwort auszulösen – Antikörpertest ist hier aber zur Verifizierung erforderlich.
Generell ist besondere Vorsicht bei Impfungen bei Kindern angezeigt: Das Impfvirus hat Spuren des ursprünglichen Neurotropismus erhalten, bei

Kindern könnte daher eine Impfenzephalitis ausgelöst werden. Gemäß USPDI gilt daher Folgendes:
Kinder über 9 Monate können bei Reisen in Endemiegebiete bedenkenlos geimpft werden, 6–9 Monate alte Kinder sollten nur bei Reisen in Endemiegebiete mit einer gerade aktuellen Epidemie geimpft werden, Kinder zwischen 4 und 6 Monaten nur in absoluten Hochrisikosituationen und jüngere Kinder überhaupt nicht.
Die Schwangerschaft ist nur als relative Kontraindikation zu sehen, teratogene Effekte wurden bisher nie beobachtet. Trotzdem wird eine Gelbfieberimpfung nur dann in der Gravidität durchgeführt, wenn eine entsprechende dringliche Indikation besteht. Immundefizienz ist eine KI, der HIV-Patient sollte nur dann geimpft werden, wenn sein CD_4 >400 ist und ein echtes Risiko besteht.

Besondere Hinweise

Die Gelbfieberimpfung ist mit allen Totimpfungen ohne zeitliche Intervalle kombinierbar.
Mit anderen Lebendimpfstoffen ist eine zeitgleiche Applikation möglich (z. B. Verabreichung von Polio Sabin und Gelbfieber am selben Tag); wenn eine zeitversetzte Applikation gewählt wird, so ist im Fall, dass mit Gelbfieber begonnen wird, ein Abstand von 2 Wochen bis zur nächsten Lebendimpfung einzuhalten, im Falle, dass mit anderen Lebendvakzinen begonnen wird, ein Abstand von 4 Wochen. Untersucht und gesichert keine Interaktion auch bei zeitversetzter Applikation besteht bei Gelbfieber und oraler Typhuslebendimpfung und oraler Choleralebendimpfung.

Weiterführende Literatur

Rice CM (1996) Flaviviridae: the viruses and their replication. In: Fields BN (ed) Fields Virology, Vol 1 (3rd edn). Philadelphia, Lippincott Raven, p 931
World Health Organization (1999) International travel and health Vaccination requirements and health advice. Geneva, World Health Organization
Monath TP (1999) Yellow Fever. In: Plotkin StA, Orenstein WA (eds) Vaccines. 3rd edn. pp 815–879

Typhus abdominalis (Typhoides Fieber)

Erreger

Salmonella typhi gehört zu den „Enterobacteriaceae", es sind gram-negative Stäbchenbakterien, etwa 2–3 x 0,4–0,6 µm groß, nicht sporenbildend und fakultativ anaerob.

Epidemiologie

S. typhi wird typischerweise faekal-oral übertragen, die kontaminierte Nahrungsmittelkette ist das wichtigste Verbreitungsinstrument.

Typhus ist nach wie vor ein globales epidemiologisches Problem. Nach den Daten der Weltgesundheitsorganisation (Diarrheal Disease Control Program) wird geschätzt, dass jährlich etwa 16,6 Millionen klinische Fälle vorkommen, demnach eine Inzidenz von 0,5% der Weltbevölkerung (4). Allein in Süd- und Südostasien dürften pro Jahr rund 13 Millionen Fälle vorkommen. Weiters als Hochrisikogebiete sind einzustufen: Teile Südamerikas (v. a. Peru), Schwarzafrika und Nordafrika. Einige Staaten berichten besonders hohe Todesfallraten (z. B. Indonesien, Indien, Nigeria), die sich zwischen 12 und 32% bewegen, trotz antibiotischer Intervention. Diese Staaten scheinen einige Charakteristika zu teilen: rasches Bevölkerungswachstum, ausgeprägte Slumbildung mit katastrophaler Wohnsituation, fehlende oder zumindest insuffiziente Abfallentsorgung und nicht ausreichende Wasserversorgung bei gleichzeitig überlasteter medizinischer Infrastruktur. In Indonesien ist die jährliche Typhusinzidenz rund 1% und der Typhus abdominalis zählt zu den 5 wichtigsten Todesursachen.

Am Beispiel der Vereinigten Staaten lässt sich die Epidemiologie des Typhus in einem hochindustrialisierten Land eindrucksvoll aufzeigen: 1920 wurden in den USA noch 35.994 Fälle von Typhoidem Fieber registriert, die Inzidenz fiel dann auf etwa 1 pro 100.000 im Jahr 1955 und weiter auf 0,2 pro 100.000 im Jahr 1966. Seit dieser Zeit ist die Inzidenz des Typhus relativ stabil geblieben, allerdings mit epidemiologischen Besonderheiten. In der Periode 1966–1972 waren etwa 33% der in den USA gemeldeten Typhusfälle importiert. Der Anteil der importierten Fälle stieg dann in der Periode 1975–1984 auf 58%, wobei sich innerhalb dieser Periode von Jahr zu Jahr ein Anstieg der importierten Fälle erkennen lässt. So war der Anteil der importierten Fälle 1983 bei 68% und 1984 bei 74% gelegen. Während der gesamten Periode 1967 bis 1984 war aber das Gesamtaufkommen der Typhusfälle pro Jahr mit nur geringen Schwankungen gleich geblieben (458 bis 683 Fälle pro Jahr). Größere epidemiologische Ausbrüche sind ebenfalls in den Vereinigten Staaten sehr selten.

Somit lassen sich aus den Daten der USA folgende Schlüsse ableiten: Die autochthonen Fälle von Typhus abdominalis gehen auf Grund der verbesserten Lebensumstände wie Wohnsituation, Abwasserentsorgung und Trinkwasserversorgung, Lebensmittelhygiene u. a. kontinuierlich zurück, gleichzeitig sorgt aber der verstärkte Tourismus in klassische Verbreitungsgebiete des Typhus dafür, dass diese Erkrankung insgesamt nicht mehr weiter abnimmt. Die wichtigsten Infektionsorte für amerikanische Touristen sind Indien und Pakistan (0,011 bzw. 0,01 % der Reisenden), Peru (0,017 %), Chile (0,006 %) sowie naturgemäß Mexiko (0,002 %). Einige Hochendemiegebiete (Ost und Südostasien) tragen zu den Importzahlen trotz hoher Inzidenzen im Land selbst nur wenig bei, dies vor allem vermutlich auf Grund der Tatsache, dass Reisende in diese Region gegen Typhus eher geimpft sind.

Inkubationszeit

Die Inkubationszeit des Typhus abdominalis beträgt etwa 1–3 Wochen (3–60 Tage), sie wird vom Ausgangsinokulum und vom Abwehrzustand des Patienten bestimmt.

Klinik

Es können beim Typhus 4 Stadien mit fließendem Übergang, aber doch recht ausgeprägter Eigenständigkeit unterschieden werden:

a) **Stadium prodromale**: Das Prodromalstadium beginnt zunächst sehr uncharakteristisch und schleichend. Leichte Kopfschmerzen und Gliederschmerzen sind eigentlich die einzigen Symptome, die der Patient zumeist gar nicht registriert. Leichte subfebrile Temperaturen kommen vor. Langsam beginnt sich

b) **das Stadium incrementi** zu etablieren: Staffelförmig klettert die Körpertemperatur des Patienten innerhalb von 1–2 Tagen auf hochfieberhafte Werte zwischen 39 °C und über 40 °C. Die vom Patienten geäußerten Beschwerden werden nun rasch konkreter: deutliche Kopfschmerzen, beginnende Somnolenz, uncharakteristische Abdominalbeschwerden, deutliches allgemeines Krankheitsgefühl, Gliederschmerzen. Die Körpertemperatur pendelt sich dann auf Werte um die 40 °C ein, Schwankungen zwischen morgens und abends verschwinden bis auf wenige Zehntelgrade, das **Stadium acmes** ist erreicht. Im Vollbild des Typhoiden Fiebers stellt sich Apathie ein, Appetitverlust, der Patient ist müde, lustlos, desinteressiert und macht einen etwas abwesenden Eindruck. Häufig besteht in dieser Krankheitsphase eine deutliche Verstopfung (!) und ein trockener Reizhusten. Zwar typisch, aber nur selten zu sehen sind die so genannten Typhusroseolen gegen Ende dieses Stadiums: hellrote, stecknadelkopfgroße, nichtjuckende Hauteffloreszenzen zumeist an der Bauchhaut.

Die Statuserhebung in diesem Krankheitsstadium ist durchaus ergiebig: heiße und trockene Haut, blasses Gesicht, livide Lippen; die Zunge ist grauweißlich bis graugelblich belegt, wobei der Belag die Zungenspitze und -ränder ausspart und so die belagfreie Zone W-förmig erscheint. Eine leichte Nackensteifigkeit kann ebenso gegeben sein wie eine Druckschmerzhaftigkeit der Bulbi.

Sehr auffällig ist die „relative Bradycardie": Bei zu erwartenden Herzfrequenzen von jenseits der 100–120 Schläge pro Minute bei 40 °C Temperatur zeigt der Typhuskranke Herzfrequenzen zwischen 80 und 95. Über der Lunge hört man nur ein leicht verschärftes Atemgeräusch, ein oft dürftiger Befund, der den oft quälenden Reizhusten kontrastiert. Nach wie vor besteht Verstopfung. Im weiteren Verlauf dieses 1–3 Wochen dauernden Stadiums fällt ein zunehmender Milztumor auf, die Milz ist weich. Das Abdomen insgesamt zeigt eine leichte Druckschmerzhaftigkeit und Abwehrspannung, ist im Sinne eines Meteorismus leicht aufgetrieben. Der Übergang in das

c) **Stadium decrementi** kündigt sich durch langsame Lösung des Verstopfungsproblems sowie durch beginnende morgendliche Fieberremissionen (**Stadium amphibolicum**) an. Die in dieser Phase auftretenden Durchfälle, von den Internisten als „erbsbreiartige Stühle" apostrophiert, deuten auch gleichzeitig an, dass nunmehr das Krankheitsgeschehen mehr und mehr in Richtung Darmtrakt verlagert wird. Der Patient wird nun, da er S. typhi im Stuhl auszuscheiden beginnt, für seine Umgebung infektiös und bedarf entsprechender Isolation. Die Ileozökalgegend wird zunehmend druckschmerzhaft, der Meteorismus nimmt zu. Insgesamt (beim unbehandelten Patienten) ist nun der Gesamtzustand des Betroffenen am schlechtesten. Die Augen liegen tief und sind haloniert, der Patient hat stark an Gewicht verloren, der Kreislauf ist instabil, Phlebothrombosen werden häufig als Begleiterscheinung der zunehmenden Austrocknung beobachtet, ebenso wie ein deutlich herabgesetzter Hautturgor. Diese Phase der Erkrankung erfordert besondere Aufmerksamkeit, da nun darmassoziierte Komplikationen wie Darmblutung oder -perforation mit Peritonitis oder nekrotisierende Cholezystitis auftreten können und rasche Intervention nötig machen.

d) Bleiben Komplikationen aus, so schließt sich nun die oft lange andauernde Phase der **Rekonvaleszenz** an. Das Sensorium erhellt sich, die Appetitlosigkeit schwindet ebenso wie die Bradycardie. Prognostisch wichtig ist der weitere Temperaturverlauf beim Patienten: Bleiben rektal immer wieder subfebrile Temperaturen messbar, ist mit dem Auftreten eines Rezidivs zu rechnen.

Laborwerte

Vor dem Stadium acmes sind diese ziemlich wertlos. Im Vollbild des Typhus finden sich:

- eine **Leukopenie** (2.000–4.000/µl), was für ein septisches bakterielles Geschehen sehr ungewöhnlich ist, sowie eine relative Lymphopenie. Eine sekundäre Leukozytose kann dann im Rahmen einer Darmperforation am Ende der akuten Krankheitsphase durchaus gegeben sein und Verwirrung stiften.
- eine **Linksverschiebung**
- eine **Aneosinophilie** (erst im Stadium decrementi treten die ersten Eosinophilen im Blut auf, die bildsprachlich als „Morgenröte der Heilung" bezeichnet werden).
- Die übrigen Laborparameter bleiben wenig richtungweisend: geringgradige Erhöhung der leberrelevanten Enzyme, geringgradige Erhöhung des C-reaktiven Proteins und der Blutsenkungsgeschwindigkeit, gelegentlich Erhöhung der Serum- und Harnamylasewerte.

Sonderformen

Der klinische Verlauf des Typhus abdominalis kann durchaus in wechselnd intensiver Ausprägung vorkommen. Abortive Verläufe kommen vor, insbesonders wurden solche bei Durchbrüchen trotz Schutzimpfung beobachtet. Verlaufsunterschiede bestehen aber auch nach dem Lebensalter: Neugeborene und Säuglinge erkranken nicht im Sinne des typisch zyklischen Verlaufs des Typhus abdominalis, sondern es entsteht zumeist ein septisches Zustandsbild mit Beteiligung der Hirnhäute und anderer innerer Organe. Besonders schwer verlaufen perinatale Infektionen. Im Kindesalter tendieren die Erkrankungen an Typhus abdominalis eher leicht zu verlaufen, ebenso bei eher alten Menschen, wobei letztere aber eine sehr hohe Komplikationsrate aufweisen. In der Schwangerschaft kann die Erkrankung zum Abort führen. Der HIV-positive Patient hat eine 60-mal höhere Inzidenz von Typhus abdominalis im Vergleich zur Normalbevölkerung.
Eine häufige Folgeerscheinung eines abgelaufenen Typhus abdominalis ist die diffuse Alopezie, die sich aber praktisch immer rückbildet.

Komplikationen

Die gefürchtetsten Komplikationen des Typhoiden Fiebers sind
- *Darmblutung*: Bei unbehandelten klassischen Verläufen der Erkrankung ist mit bis zu 25 % mit einer Intestinalblutung zu rechnen, bei rechtzeitigem Einsetzen einer antibiotischen Behandlung tritt noch immer in etwa 5 % der Fälle eine Blutung auf.
- *Darmperforation*: Diese Komplikation ist als noch deutlich schwerer einzustufen, weil als Folge eine Peritonitis resultiert. Unbehandelt er-

leiden etwa 5% der Patienten eine Perforation, unter Chemotherapie
deutlich weniger als 1%.

- Weitere Komplikationen: *Cholezystitis* als akute eitrige Entzündung
  (oder als Empyem),
- *thromboembolische Ereignisse*, ausgehend von tiefen Beinvenenthrom-
  bosen mit nachfolgender Lungenembolie (hier kann nach Einschmelzung *S. typhi* auch im Sputum nachgewiesen werden!)
- eitrige Absiedlungen in der Muskulatur oder (häufiger) im Knochenmark
  (*Osteomyelitis*, *Spondylitis*) sowie in inneren Organen wie Schilddrüse,
  Leber, Herzbeutel, Nieren oder Gonaden, die durch hämatogene Aussaat
  entstehen. Ein enger Zusammenhang zwischen dem Auftreten der Sal-
  monellenosteomyelitis (besonders betroffen: Wirbel, Rippen, Tibia) und
  dem Bestehen einer Sichelzellanämie ist bewiesen. Derartige Komplikationen können oft mit beträchtlicher zeitlicher Latenz auftreten und
  sind langwierig sowie ziemlich schwer zu behandeln.
- *Endocarditis, Arteriitis*: Endokarditiden sind selten Komplikationen des
  Typhoiden Fiebers und finden sich zumeist bei Patienten, die bereits
  kardiale Vorerkrankungen anamnestisch berichten. Primär sind die
  Herzklappen betroffen (Mitral- und Aortenklappe), auch das übrige Endocard kann betroffen sein.
- Mitbeteiligung des ZNS: Ein Einbruch von *S. typhi* (oder anderer Sal-
  monellen, sofern eine Bakteriämie vorliegt) ins ZNS wird selten und
  dann eigentlich nur bei Säuglingen und Kleinkindern beobachtet. Pa-
  thologisch anatomisch ist eine purulente Meningitis das Substrat. Neuerdings werden derartige Komplikationen wieder häufiger bei Immunsupprimierten (HIV!) gesehen. Die Letalität ist hoch (rd.50%), Folge-
  schäden sind häufig.

Die Ursache für die intestinalen Komplikationen liegen in einer Hyperpla-
sie des lymphoiden Gewebes der Ileozökalregion (Peyer'sche Plaques) mit
nachfolgender Einschmelzung, Nekrose und Ulzeration. Oft zeigen die Patienten schon eine leichte klinische Besserung, um dann wiederum hohes
Fieber und stärker werdende Abdominalschmerzen zu präsentieren. Es sei
an dieser Stelle darauf hingewiesen, dass nun sehr oft die beginnende Sep-
tikämie nicht mehr durch S. typhi ausgelöst wird, sondern durch andere
Keime der Darmflora, die via Mikroperforation der Mukosa im Bereich der
Peyer'schen Plaques in die Zirkulation gelangen.

Rezidive

Rezidive beim Typhoiden Fieber sind Zweiterkrankungen, die bei insuffi-
zienter antibiotischer Therapie und/oder bei unzureichend entwickelter
Immunität im Sinne einer endogenen Reinfektion entstehen. Klinisch entsprechen sie der Originalerkrankung, wobei die Schwere der Zweiterkran-
kung in einem reziproken Verhältnis zur Ersterkrankung steht. Rezidive

treten bei unbehandelten Patienten in bis zu 20% auf, meist innerhalb von etwa 2 Wochen nach Abfieberung. Bei antibiotischer Therapie (insbesondere nach Chloramphenicol) wird die Zeitspanne bis zum Auftreten des Rezidivs meist verlängert und beträgt bis zu einem Monat. Auch Mehrfachrezidive treten auf.

Diagnostik

Die beweisende Diagnostik des Typhus ist der Erregernachweis. Dieser kann aus dem Blut, aus dem Knochenmark, aus Harn und Stuhl sowie aus dem Duodenalsekret versucht werden.

Beim Typhus gelingt der Nachweis aus Blut oder Knochenmark (letzteres ist noch zuverlässiger, allerdings auf Grund der höheren Invasivität zweite Wahl) am sichersten im Stadium der Kontinua mit Blutkulturen oder Blut/Galle-Kulturen. Die Sensitivität der Blutkultur liegt bei etwa 50–70%, die der Knochenmarkskultur bei 90%. Wesentlich ist die Anmerkung, dass der Nachweis aus dem Knochenmark oft auch noch dann gelingt, wenn eine antibiotische Therapie schon eingesetzt hat oder eine (insuffiziente) antibiotische Therapie schon vor dem Verdacht auf ein Typhoides Fieber durchgeführt wurde. Erst später, im Stadium amphibolicum bzw. bei Einsetzen der Durchfallsymptomatik wird der Nachweis im Stuhl zuverlässig. Die Überschneidung von positiver Blutkultur und positiver Stuhlkultur liegt nur im Bereich weniger Tage.

Zusätzlich sollten die doch recht eindringlichen klinischen Kardinalsymptome als wichtiger Hinweis nicht unterbewertet werden, vor allem dann, wenn diffizilere Labormethoden auf Grund der Ausrüstung nicht durchgeführt werden können. Auch ein solider klinischer Verdacht sollte beim Typhus abdominalis eine ausreichende Begründung für eine Therapieeinleitung sein.

Chronisch überbewertet wird der serologische Nachweis des Typhus abdominalis. Es gibt neben der klassischen Widal'schen Agglutinationsreaktion eine Reihe weiterer Tests, denen allen gemein ist, dass sie hinsichtlich Sensitivität und Spezifität nicht ausreichend für den Beweis des Vorliegens eines Typhus abdominalis sind.

Differentialdiagnostik

Prinzipiell muss jede septisch (oder unter dem Bild einer septischen Erkrankung) verlaufende Infektionskrankheit in die Differentialdiagnose miteinbezogen werden, in den späteren Phasen der Erkrankung auch alle Formen der Gastroenteritis:

- **bakteriell:** Brucellose, Leptospirose, Yersiniose, Tularämie, Miliartuberkulose, Rickettsiosen, Meningitiden und Enzephalitiden
- **viral:** infektiöse Mononukleose, unkomplizierte Influenza, Hepatitis A in der Frühphase, Arbovirosen (v. a. Dengue-Fieber)

- **Protozoen:** Malaria (v. a. M. tropica!), Kala-Azar
- neoplastische und hämatologische Erkrankungen
- akutes Abdomen verschiedener Genese

Die Sonderverlaufsformen wie Endokarditis, Osteomyelitis etc. müssen jeweils in die organbezogene Differentialdiagnostik miteinbezogen werden.

Therapie

Die spezifische Therapie des Typhus (und des Paratyphus) beruht auf Antibiotika. Mehrere Substanzen bzw. Substanzgruppen sind prinzipiell als geeignet einzustufen: Chinolone, Chloramphenicol, Trimetoprim-Sulfamethoxazol und β-Lactam-Antibiotika. Sie sind in gleicher Weise für die akute Erkrankung, das Rezidiv oder eventuelle Komplikationen einsetzbar.

1. *Chloramphenicol:* seit seiner Einführung 1948 eines der wichtigsten Therapeutika des Typhoiden Fiebers, ungeachtet seiner bekannten hämatotoxischen Nebenwirkungen auch heute noch in vielen Entwicklungsländern das Mittel der ersten Wahl, da ungemein billig. Ein Problem der letzten Jahrzehnte ist die zunehmende Resistenz.
   Dosierung: 40–80 mg/kg/die auf 3–4 Einzeldosen verteilt, vorzugsweise per os für mindestens 10 Tage; um das Risiko einer Herxheimer-Reaktion zu minimieren, empfiehlt es sich, die Dosierung einschleichend über 3 Tage zu beginnen.
   Cave: Kontrolle des Blutbildes bis einige Wochen nach Therapieende wegen oft dramatischer (Häufigkeit etwa 1:2.000) Knochenmarksschädigung; Grey-Syndrom bei Neugeborenen (Eliminationsstörung des Chloramphenicols und dadurch Kumulation bis zur Vergiftung), Herxheimer-Reaktion sowie Allergien.

2. *Trimetoprim-Sulfamethoxazol (TMP-SMX):* Grundsätzlich eine brauchbare neuere Alternative zum Chloramphenicol. Allerdings ist auch hier das Resistenzproblem zu beachten, wobei sogenannte MDRST (multidrug-resistant-S.typhi) fatalerweise konkordant zumeist gegen zwei oder sogar alle drei Therapeutika der ersten Linie (Ampicillin – s. u.; Chloramphenicol und TMP-SMX) resistent sind.
   Dosierung: klassische Dosierung (800 mg SMX + 160mg TMP 2-mal täglich p.o. oder parenteral), Gabe über 14 Tage nötig. Nebenwirkungen selten (Neutropenie, Thrombopenie und allergische Reaktionen.

3. *Ampicillin und Amoxycillin:* Auch das Ampicillin und das Amoxycillin reichen an die oft beeindruckende Wirkung des Chloramphenicol nicht heran und haben ähnliche Charakteristika wie TMP-SMX. Ebenfalls resistenzgefährdet.
   Dosierung: Ampicillin: 6–8 g/die (bei Kindern 120 mg/kg) aufgeteilt auf 4 Dosen; Amoxycillin: halbe Dosis zum Ampicillin; Therapiedauer 2 Wochen. Bei-

de Präparate sind nebenwirkungsarm, allergische Reaktionen kommen vor.

4. *Cephalosporine*: Präparate der ersten und zweiten Generation sind als nicht geeignet zu betrachten, Drittgeneration-Cephalosporine wie Ceftriaxone und Cefoperazone sind jedoch als gut geeignet anzusehen.
Dosierung: Ceftriaxon: 50–80 mg/kg 2-mal täglich, Behandlungsdauer 7–14 Tage.
Cefoperazone: grundsätzlich für die Therapie möglich, wird aber wegen der hohen Wahrscheinlichkeit einer im Gefolge der Therapie auftretenden C.-difficile-Erkrankung nur ungern verwendet; Dosierung beim Erwachsenen 2 g/die.

5. *Aztreonam*: Eine viel versprechende neuere Therapiemöglichkeit ist dieses Monobactam, das in Dosierungen von 1–8 g/die (aufgeteilt auf 2–4 Dosen i.m. oder i.v.) je nach Schwere des Bildes eingesetzt werden kann.

6. *Chinolone*: Sie gelten heute als der Goldstandard der Therapie des Typhus abdominalis. Die größte Erfahrung in der Therapie hat man heute mit Ciprofloxacin, wenngleich auch zahlreiche Studien mit anderen Gyrasehemmern existieren, die allesamt eine ausgezeichnete Wirksamkeit belegen.
Dosierung: 3 x 500 mg/die p. o. für 14 Tage; wenn bei Kindern eingesetzt, so werden bei oraler Anwendung etwa 30 mg/kg/die eingesetzt.
Alternativ zum Ciprofloxacin können Ofloxacin, Norfloxacin oder Pefloxacin verwendet werden.
Generell beginnt jedoch auch hier das Problem der Resistenzbildung mehr und mehr eine Rolle zu spielen, insbesonders bei Isolaten vom indischen Subkontinent.

7. *Additive Therapie*: Studien belegen, dass bei sehr schweren Verläufen von Typhus abdominalis die Letalität durch die zum Antibiotikum gleichzeitig erfolgende Gabe von hochdosiertem *Dexamethason* deutlich gesenkt werden kann. In einer indonesischen Untersuchung mit schwer Typhuskranken betrug die Letalität ohne Dexamethason 57%, bei parallerer Therapie (Antibiotikum plus Dexamethason in einer Dosierung von initial 3 µg/kg, dann 6-stündlich 1 µg/kg für 48 Stunden) sank die Letalität auf knapp 17%.
Die supportive Therapie des Typhus abdominalis richtet sich nach der Schwere des Zustandsbildes; Flüssigkeitsbilanz ebenso wie genaue Beobachtung, ob nicht Spätkomplikationen auftreten, sind einfach als Standard anzusehen. Über seuchenhygienische Konsequenzen siehe dort.

Prophylaxe

Allgemein

Die allgemeine Prophylaxe gegen die Akquisition von Salmonellosen liegt auf der Hand: Lebensmittel- und persönliche Hygiene (Küchenhygiene, Trinkwasserversorgung, Abwasserentsorgung). Der Verzicht auf rohes oder

unzureichend gegartes Fleisch, vermeiden langer Aufbewahrungszeiten
von nicht konfektionierten Gerichten aus Fleisch, Geflügel, Eiern, Milch,
ferner Salaten (v. a. Blattsalaten) oder Kaltschalengerichten sowie Pasteten
ist ebenso geeignet, die Infektionsgefahr zu minimieren, wie der vorsichti-
ge Umgang mit Muscheln, Krebsen und diversen anderen importierten
Nahrungsmitteln.
Doppelt wichtig ist die Einhaltung dieser Vorsichtsmaßregeln („boil it,
cook it, peel it or forget it") in Reiseländern, in denen die allgemeinen Re-
geln der Nahrungsmittelhygiene auf Grund fehlender infrastruktureller
Gegebenheiten ganz einfach nicht eingehalten werden.

Spezifisch

Zur spezifischen Prophylaxe des Typhus abdominalis stehen bereits seit
langer Zeit verschiedene Impfstoffe zur Verfügung.
Die ältesten Impfstoffe gegen *S. typhi* beruhen auf der Applikation abgetö-
teter (mittels Aceton oder Hitze, Phenol-konserviert) ganzer Keime, sie
wurden bereits 1896 (!) entwickelt. Sie induzieren eine gute systemische
Immunantwort gegen O- und H-Antigene, primär vom IgM-Typ. Die Ef-
fektivitätsangaben sind wechselnd (wenige bis maximal 80% für 6 Monate), die Verträglichkeit v. a. lokal sehr schlecht wegen des Phenolgehaltes.
Diese Impfstoffe sind daher als obsolet zu betrachten.

Vi-Polysaccharid-Vakzinen: Diese noch relativ junge Impfstoffgeneration
bedient sich hochgereinigter Vi-Antigene von *S. typhi* als Impfstoff.
Das Vi-Polysaccharid von *S. typhi* ist ein Homopolymer der *N-acetyl-
Galakturonsäure* und „bedeckt" das Bakterium als Kapselantigen. Es ist
ein Virulenzmarker. Antikörper gegen dieses Vi-Antigen, so die gängige
Meinung, spielen eine wichtige Rolle bei der Ausbildung eines Schutzzu-
standes. Eine Präparation aus nicht denaturiertem Vi-Antigen ohne Konservierungsmittel oder andere Zusatzstoffe stellt die Grundlage des Vi-
Impfstoffes (Typhim-Vi®) dar. Bei Freiwilligen konnte ein derartiger Impfstoff bei über 90% der Probanden eine gute Serokonversion erzeugen und
die Antikörperspiegel hielten über mindestens 3 Jahre an. Feldstudien in
Endemiegebieten bescheinigen dem Impfstoff eine Schutzrate von 72%
(Nepal) und 64% (Südafrika) für eine Zeitdauer von etwa 2–3 Jahren bei
ausgezeichneter Verträglichkeit. Trotzdem hat der Impfstoff Nachteile: Da
Polysaccharide eine T-Zell-unabhängige Immunantwort (IgM-Antiköper)
induzieren, ist eine Wirksamkeit bei Kindern unter 2 Jahren kaum gegeben, und es gibt aus der jüngeren Literatur ernst zu nehmende Hinweise
auf eine Zunahme von Vi-Antigen-negativen S. typhi-Varianten, die sich
auszubreiten scheinen. Inwieweit diese Mutanten allerdings pathogen
sind, ist ebenfalls nicht schlüssig geklärt. Zudem gibt es bis heute keine
Studie, die die Wirksamkeit des Vi-Impfstoffes bei Reisenden belegt.
Da ein Schutz vor allem auch für Kinder sehr erstrebenswert erscheint, gibt
es mittlerweile zahlreiche Versuche, das Vi-Kapselpolysaccharid zu konju-

gieren (an Tetanus-Toxoid, Diphtherie-Toxoid oder Choleatoxoid), um damit die Immunantwort in eine T-Zell-abhängige Antwort zu konvertieren (ähnlich den Hib-Impfstoffen). Klinische Studien sind derzeit in Durchführung.

Orale Lebendvakzinen: Impfstamm Ty21a. Es handelt sich bei diesem Stamm um eine Mutante von S. typhi Ty2, mit einer Mutation im *galE*-Gen, wodurch diesem Stamm die Uridin-diphosphat-Galaktose-4-Epimerase fehlt, ein Schlüsselenzym im Zuckerstoffwechsel der Salmonelle. Dadurch ist die Lebensdauer dieses Stammes limitiert und endet durch die Anhäufung von intermediären Stoffwechselmetaboliten nach wenigen Tagen mit dem Tod der Salmonelle durch Lyse.
Der Impfstoff aus Ty21a ist gut verträglich und auch gut immunogen. Ein kritischer Faktor dürfte seine Galenik in den verschiedenen Impfstoffpräparationen sein, so kritisch, dass sich daraus recht unterschiedliche Schutzraten ergeben haben. In einer ägyptischen Feldstudie, die mit einer flüssigen Lösung der Impfstoffkeime nach Gabe (jeweils 3x im Abstand von 2 Tagen) von Bicarbonat arbeiteten, ließ sich eine Effizienz von 96% bei Schulkindern beweisen, eine Kapselformulierung mit einer Impfstoffkapsel und 2 Bicarbonatkapseln bewährte sich nicht (nur knapp 30% Schutz) und es wurde als nächste galenische Form eine magensaftresistente („enteric coated") Kapsel, die den Impfstoff enthält, verwendet. Diese Formulierung wurde in den Chile-Feldstudien ausgetestet und ergab grob zusammengefasst, dass eine zweimalige Gabe des Impfstoffes in einem Schutz von 52%–71% für 2 Jahre resultiert, eine Einzeldosis kaum vernünftigen Schutz ausbildet und auch eine 3-Kapsel-Dosierung nicht wesentlich besser als eine zweimalige Gabe schützt (66%, dies ist der in Europa im Handel befindliche Impfstoff). Erst 4 Kapseln, im Abstand von jeweils 48 Stunden gegeben, bieten einen Schutz von etwa 77% für mindestens 3 Jahre. Neuere Studien arbeiteten daher wieder mit einer flüssigen Darreichungsform, ähnlich jener der Ägyptenstudie, die so ausgezeichnete Resultate gezeigt hatte (Indonesien, Chile).

Aus diesen Daten wird auch klar, dass neben der Galenik offensichtlich weitere Faktoren für die zu beobachtenden Schutzraten postuliert werden müssen. Es sind dies: menschliche genetische Unterschiede in verschiedenen Regionen und damit verbunden ein besseres/schlechteres Ansprechen auf Ty21a, antigenetische Unterschiede bei den zirkulierenden S. typhi-Stämmen und auch epidemiologische Faktoren wie unterschiedliche Übertragungswege und damit unterschiedliche Inokula.

Eine weitere Schwäche des Ty21a-Impfstoffes (Vivotif®, Typhoral-L®) ist – ebenso wie bei der Vi-Vakzine –, dass eindeutige Daten über den Schutz des Reisenden, der aus einem nicht endemischen Gebiet in ein Endemiegebiet reist, nicht vorhanden sind. Außerdem ist die Einnahme kompliziert, die Vorlaufzeit vor der Reise relativ lang (muss wenigstens 2 Wochen vor Abreise genommen werden), der Impfstamm temperaturempfindlich und es

bestehen Interaktionen mit verschiedenen Medikamenten wie Malaria-
chemoprophylaktika und Antibiotika.
Es sind derzeit einige Forschungen im Gange, die über biotechnologische
Wege neue Mutanten für Kandidatvakzinen entwickeln. Klinisch reif sind
diese Impfstoffe noch nicht.

Zusammenfassend kann man die derzeit verfügbaren Impfstoffe als durchaus brauchbar, jedoch nicht als optimal bezeichnen. Da sie in der Anwendung risikolos sind, nicht allzu teuer sind und die zu erwartenden Schutzraten und -dauer zumindest als klinisch relevant zu beurteilen sind, kann
die Anwendung bei Reisenden empfohlen werden, sofern eine epidemiologische Notwendigkeit als gegeben erscheint. Vor allem Langzeit- und Indi-
vidualtouristen in hochendemische Gebiete sind als Zielgruppe zu definieren.

Weiterführende Literatur

Ivanoff B, Levine MM, Lambert PH (1994) Vaccination against typhoid fever: present status.
   Bull WHO 72: 957
Edelman R, Levine MM (1986) Summary of an international workshop on Typhoid Fever.
   Rev Inf Dis 8: 329
Miller SI, Hohmann EL, Pegues DA (1995) Salmonella (including Salmonella typhi). In: Man-
   dell, Douglas Bennett (eds) Principles and practice of infectious diseases, 4th edn. Churchill
   Livingstone, p 2013
Arya SC (1998) Typhim VI™ vaccine and infection by Vi-negative strains of Salmonella typhi.
   J Travel Med 4: 207
Germanier R, Furer E (1975) Isolation and characterization of galE mutant, Ty21a, of Salmo-
   nella typhi: a candidate strain for a live oral typhoid vaccine. J Inf Dis 141: 553

Cholera

Erreger

Vibrio cholerae. Gehört zu den Enterobacteriaceae. 2 Serovare: Vibrio cholerae O1 und V. cholerae O 139. Vibrio cholerae O1 kann seinerseits in 2 Biotypen (klassischer und El-Tor-Biotyp) und jeder der Biotypen in 3 Serotypen (Ogawa, Inaba und Hikojima) unterteilt werden. Entscheidend aber ist in jedem Fall, dass es sich um einen toxinproduzierenden Stamm handelt.

Infektionsquelle

(Trink-)Wasser, kontaminierte Nahrungsmittel und Getränke

Übertragung

fäko-oral, d. h. Cholera-Vibrionen werden mit dem Stuhl ausgeschieden und gelangen bei ungenügenden hygienischen Bedingungen (fehlender Wasser-, Abwasser- und Abfallhygiene) in die Nahrung und ins Wasser. Das notwendige Inokulum, um bei einem Erwachsenen mit intakter Magensäurebarriere eine Cholera auszulösen, liegt bei etwa 10^9 Keimen, die Infektionsdosis sinkt allerdings um mehrere Zehnerpotenzen, wenn ein hypoazider oder anazider Zustand vorliegt.

Inkubationszeit

1 bis 3 Tage, maximal 10 Tage (abhängig von der Infektionsdosis)

Pathophysiologie

Vibrio cholerae ist nicht invasiv. Krankheitsauslösend ist ein vom Bakterium sezerniertes Toxin. V. cholerae lagert sich an Darmendothelzellen an (Flagellenadhäsine und äußere Membranproteine). In diesem Moment sezerniertes Toxin bindet mit seiner B-Untereinheit an den GM_1-Gangliosidrezeptor der Dünndarmzelle, öffnet damit quasi eine „Pore" in der Zelle und es wird die eigentlich biologisch aktive Untereinheit A (A_1+A_2) in die Darmendothelzelle eingeschleust. Die A-Untereinheit hat ADP-Ribosyl-transferaseaktivität und aktiviert damit die Adenylatzyklase in der Zelle, wodurch zyklisches AMP erhöht wird und es dadurch letztlich zu einer Stimulation der Chloridsekretion bei gleichzeitiger Hemmung der Resorption kommt. Das Fazit ist ein plasmaisotoner Flüssigkeitsausstrom aus der Zelle (Na^+, Cl^-, K^+, Bikarbonat) bei gleichzeitiger Hemmung der Rückresorption.

Krankheitsbild

Man unterscheidet bei der Cholera verschiedene Verlaufsformen:

a) gutartiger Verlauf

Beginnend mit leichten Bauchkrämpfen kommt es zum Auftreten von wässrigen Durchfällen, es werden jedoch selten mehr als ein Liter Flüssigkeit pro Tag verloren. Die Erkrankung ist klinisch nicht von anderen toxininduzierten Diarrhöen zu unterscheiden und dauert zwischen 48 Stunden und maximal fünf Tagen. Durch den milden Verlauf treten keine wesentlichen Störungen des Flüssigkeits- und Mineralstoffwechsels auf. Diese Verlaufsform ist bei etwa 80% der Infizierten zu erwarten.

b) klassischer Verlauf

Bei dem dramatischen Bild der klassischen Cholera treten massivste reiswasser-ähnliche Durchfälle auf, zu Beginn steht meist auch heftiges Erbrechen. Durch den Durchfall werden bis zu einem halben Liter Flüssigkeit und Mineralsalze in der Stunde verloren. Wird diese Menge nicht ausreichend ersetzt, treten alle Zeichen der Austrocknung (trockene Haut und Schleimhäute, eingefallene Augäpfel, flacher Puls, niedriger Blutdruck und Untertemperatur) auf. Im Gefolge kann es zu einem hypovolämischen Schock und Nierenversagen kommen. Die schwere Cholera führt unbehandelt in bis zu 50% (altersabhängig; v. a. Kinder!) der Fälle zum Tode.

Diagnose

Die Verdachtsdiagnose der Cholera wird an erster Stelle klinisch gestellt. Die Diagnose wird durch den Nachweis des Erregers in der Stuhlkultur gesichert, eventuell kann die Diagnose auch bereits mittels Dunkelfeldmikroskopie nativ gestellt werden (Eigenbeweglichkeit der Vibrionen, die durch Zugabe eines O1-Antiserums gehemmt werden kann).

Behandlung

Der Meilenstein in der Behandlung der Cholera ist der rasche Ersatz der verlorenen Flüssigkeits- und Elektrolytmengen. Dieses erfolgt in leichten Fällen durch die Gabe von mit Mineralstoffen angereicherten und glukosehältigen Trinklösungen (orale Rehydratationslösung der WHO, siehe Tabelle unten) oder durch Infusionstherapie, um die Komplikationen (Schock, Nierenversagen) zu verhindern.

Orale Rehydratationslösung (WHO)

Konzentration	in mM	Menge	in g/l
Natrium	90	Natriumchlorid	3,5
Kalium	20	Kaliumchlorid	1,5
Chlorid	80		
Bicarbonat	2,5	Na-Bikarbonat	2,5
Glukose	111	Glukose	20,0

Durch den Einsatz von Antibiotika kann die Bakterienzahl vermindert und die Ausscheidungsdauer der Cholera-Vibrionen verkürzt werden, die Wirkung des Toxins wird aber nicht durch Antibiotika gehemmt. Tetrazykline sind an sich gut geeignet, allerdings häufen sich Berichte über Resistenzen. Gyrasehemmer (z. B. Ciprofloxacin) sind demnach heute als erste Wahl anzusprechen.

Bedeutung und Vorkommen

Der Mensch ist der einzige natürliche Wirt von V. cholerae. Nach Infektion sind es vor allem die asymptomatischen oder gering symptomatischen Patienten, die durch Ausscheidung massiver Keimmengen die Nahrungsmittelkette belasten, allen voran das Trinkwasser. Die Dauerausscheidung von V. cholerae ist selten und biotypspezifisch unterschiedlich: Bei klassischen V. cholerae etwa 1:5, bei El Tor etwa 1:30–50

Sehr viele Länder Asiens, Afrikas und Lateinamerikas gelten als klassische choleraendemische Gebiete, wobei Südamerika erst 1991 erstmalig im 20. Jahrhundert betroffen war. Laufend treten in diesen Regionen Kleinraumepidemien auf, begünstigt sehr oft durch Unruhen, Kriege, Flüchtlingskatastrophen und -lager.

Die an die WHO gemeldeten Cholerafallzahlen (1995: 85.809; 1996: 23.318; 1997: 11.293; 1998: 293.121) spiegeln nicht im Entferntesten die tatsächliche Infektionszahl wider. Daher ist auch die WHO dazu übergegangen, gemeldete Fälle nur mehr als Indikator für erhöhte Vibrionenaktivität bzw. Importe in Industrienationen zu werten. Auf jeden gemeldeten Fall dürften etwa 100 nicht gemeldete kommen bedingt durch leichte klinische Verläufe oder mangelhafte Meldemoral. Schätzungsweise dürften pro Jahr mehrere Millionen Menschen mit Cholera infiziert werden.

Die Bedeutung der Cholera für den Tourismus ist umstritten. Retrospektive Untersuchungen haben eine Infektionswahrscheinlichkeit von weniger als 1:1,000.000 aufgezeigt, allerdings haben neuere Feldstudien zur Epidemiologie der Reisediarrhö wiederum ergeben, dass V. cholerae offensichtlich am Zustandekommen dieses Syndroms nicht unbeteiligt ist und sich die Häufigkeiten im Prozentbereich bewegen. Damit wird klar, dass Infektionen mit V. cholerae offensichtlich nicht selten sind, aber klinisch schwere Verläufe, die zu einer Hospitalisierung führen, außerordentlich ungewöhnlich sind.

Impfstoff

Mehrere Impfstoffe stehen derzeit zur Verfügung:
a) **inaktivierte und phenolkonservierte Ganzkeimvakzinen:** Sie gelten heute als überholt und daher obsolet, werden gelegentlich aber noch immer verwendet.
b) **OROCHOL®, Mutachol® BERNA:**
   Attenuierte Lebendvakzine. Enthalten ist ein gentechnologisch A_1-Untereinheit-depletierter Impfstamm, der von einem O1 Inaba 569B Wildstamm abgeleitet ist (CVD 103 HgR). Dieser Impfstamm enthält ein Quecksilberresistenzgen, wodurch seine Überlebensfähigkeit in der Natur deutlich schlechter als die des Wildstammes ist. Zusätzlich wurde eine Tetrazyklinresistenz in diesen Impfstamm gentechnologisch eingefügt.
   Die Impfung wird einmal oral auf nüchternen Magen verabreicht und verleiht dann einen boosterfähigen Impfschutz für etwa 2 Jahre. Die Verträglichkeit ist bemerkenswert gut, lediglich etwa 9% der Impflinge berichten kurzzeitig über weichere Stühle, Allgemeinsymptome treten nicht auf.
   Serokonversion tritt bei 92% der Impflinge auf (gegen Inaba, etwas schlechter gegen andere Serotypen). Die Wirksamkeit liegt je nach antigenetischer „Nähe" des Impfstammes zu den anderen Serotypen zwischen 100% und knapp 60% absolut, gegen schwere Diarrhöen (> 2l/24h) gegen alle Serotypen bei knapp 90%.
   Bemerkenswert ist, dass der Impfstoff im Feldversuch seinen Wirksamkeitsbeweis schuldig geblieben ist. In einer Feldstudie in Indonesien wurde eine Schutzrate von knapp 15% ermittelt. Gründe dafür könnten einerseits in der niedrigen Cholerainzidenz in der Studienpopulation, andererseits aber auch im Priming der Studienteilnehmer durch frühere Infektionen mit ähnlichenBakterientoxinen und einer dadurch verminderten Immunantwort auf den Impfkeim zu finden sein.
   Die Impfung interagiert nicht mit der Gelbfieber- oder der oralen Typhusimpfung, eine Interaktion mit anderen Lebendimpfstoffen ist nicht untersucht. Die gleichzeitige Gabe von Chloroquin (beeinträchtigt sowohl Serokonversion als auch Titerhöhe) oder Mefloquin (beeinträch-

tigt nur die Titerhöhe) führt zu einer Beeinträchtigung des Impferfolges. Antibiotika inaktivieren den Impfkeim gänzlich. Die Impfung schützt nicht gegen V. cholerae O139.

c) **Orale, inaktivierte Impfung (Dukoral®, Swedish Bacteriological Laboratory):**
Enthält rekombinant hergestellte B-Untereinheit (1 mg) des Choleratoxins plus 10^{11} inaktivierte ganze Keime verschiedener Cholerastämme (exklusive O 139) pro Dosis.
Es werden 2 Impfdosen mit einem Abstand von 7–28 Tagen verabreicht, eine Auffrischung nach etwa 10 Monaten. Der Impfschutz hält solide für etwa 6 Monate (etwa 85% Schutz), um ab dann langsam bis auf etwa 50% Schutz nach 3 Jahren abzufallen.
Offensichtlich wirkt dieser Impfstoff auch – in eingeschränktem Maß – gegen Reisediarrhö, was auf den Anteil der Cholera-B-Untereinheit rückführbar sein dürfte, der sehr enge Strukturhomologien zum hitzelabilen Toxin von enterotoxigenen E. coli, den wichtigsten Erregern der Reisediarrhö, besitzt. Jüngste Entwicklungen gehen nun eher in die Richtung eines reinen Impfstoffes gegen Reisediarrhö, der neben der Choleratoxin-B-Untereinheit hitzeinaktivierte, adhäsionsrezeptorenexprimierende ETEC enthält.

Besondere Hinweise

Die Cholera-Schluckimpfungen sollten bei akut-fieberhaften Infekten und im unmittelbaren Anschluss an eine akute Durchfallerkrankung auf einen späteren Zeitpunkt verschoben werden. Bei Beeinträchtigung des Immunsystems (angeboren, erworben oder medikamentös bedingt) sowie bei akutentzündlichen Darmerkrankungen ist die Impfung nicht zu empfehlen.
Zum derzeitigen Zeitpunkt sind die Impfungen von Seiten der Hersteller nicht für den Einsatz in der Schwangerschaft freigegeben. Auch Kinder unter zwei Jahre sind von der Impfung ausgenommen, weil Applikationsschwierigkeiten bestehen.
Die Cholera-Schluckimpfung sollte nur jenen Reisenden empfohlen werden, die sich unter einfachen Bedingungen und einer daraus resultierenden schwer einzuschätzenden Hygienesituation in den hochendemischen Zonen oder in Epidemieregionen bewegen. Mit der Choleraschluckimpfung steht eine vernünftige und recht zuverlässig wirkende Maßnahme zur Verfügung.

Weiterführende Literatur

Sack DA, Cadoz M (1999) Cholera Vaccines. In: Plotkin StA, Orenstein WA (eds) Vaccines, 3rd edn, pp 639–650

Kollaritsch H, Que JU, Kunz C, Wiedermann G, Herzog C, Cryz SJ Jr (1997) Safety and Immunogenicity of Live Oral Cholera and Typhoid Vaccines administered alone or in Combination with Anti-Malaria Drugs, Oral Polio Vaccine or Yellow Fever Vaccine. Journal of Infectious Diseases 175: 871–875

Clemens JD, Sack DA, Harus JR et al (1990) Field trial of cholera vaccines in Bangladesh: results from a 3 year follow up. Lancet 335: 270–273

Jertborn M, Svennerholm AM, Holmgren G (1992) Safety and immunogenicity of an oral recombinant cholera B subunit whole cell vaccine in Swedish volunteers. Vaccine 10: 130–132

Meningokokken-Meningitis
(Meningitis epidemica, eitrige Gehirnhautentzündung)

Erreger

Neisseria meningitidis, gramnegative Diplokokken. Meningokokken sind mittels der Kapselpolysaccharide in mindestens 13 Serogruppen unterteilbar. Die wichtigsten humanpathogenen Serogruppen sind Meningokokken A, B und C, ferner Y und W-135. Meningokokken sind ferner noch weiter differenzierbar durch Enzymelektrophorese in Serotypen, Serosubtypen und Immunotypen. Diese Differenzierung lässt eine Antigenformel entstehen, die jeden Stamm unverwechselbar macht. Es sind die entscheidenden Parameter für die genaue Beschreibung der Meningokokken für epidemiologische Zwecke. Dadurch lässt sich eine ganz präzise Stammbeschreibung einerseits und eine genaue Weiterverfolgung z. B. der Ausbreitung andererseits vollziehen.

Infektionsquelle

Gesunde Bakterienträger, die die Keime im Nasen-Rachen-Raum beherbergen; Erkrankte.

Übertragung

Tröpfcheninfektion (d. h. Husten und Niesen).

Bedeutung und Vorkommen

Meningokokkenmeningitiden gehören zu den volksgesundheitlich wichtigen Erkrankungen. Man unterscheidet ein endemisches Vorkommen und epidemische Ausbrüche, wobei vor allem letztgenannte die Meningokokken-Meningitis zu einem volksgesundheitlichen Problem machen. Die weltweite Inzidenz betrug 1996 $1,3 \times 10^{-5}$. In Jahren mit Epidemien kann diese Häufigkeit durchaus doppelt so hoch liegen. Die höchste Inzidenz findet sich bei Kindern bis zum 4. Lebensjahr, auffällig ist aber doch, dass sich ein Trend zur Verschiebung des Erkrankungsgipfels in ein höheres Lebensalter abzeichnet.

Meningokokken der Gruppe A sind hauptverantwortlich für große Epidemien. Hauptsächlich die westafrikanische Sahelzone und die ostafrikanische Seenplatte (so genannter Meningitisgürtel) sind geografisch die wichtigsten Regionen für Gruppe-A-Epidemien. Die letzte große Epidemie, die v. a. westafrikanische Staaten (v. a. Burkina Faso, Benin, Kamerun, Mali, Niger, Nigeria) betraf, fand 1996 statt und es wurden 149.166 Fälle mit 15.783 Toten an die WHO gemeldet. Allerdings dürfte dies nur fragmentär die tatsächlichen Ausmaße der Epidemie wiedergeben. Für das Auftreten von Epidemien spielen einerseits klimatische Bedingungen (kalte, trockene Perioden), andererseits auch soziale Faktoren eine bedeutende Rolle. Meningokokken-Meningitis-Epidemien werden – aufgrund der Übertragung als Tröpfcheninfektion – begünstigt, wenn viele Menschen auf engstem Raum unter schlechten Bedingungen zusammenkommen. Dies gilt im Besonderen auch für Flüchtlingslager, aber auch für die Zeit der Pilgerfahrten nach Mekka.
Meningokokken der Gruppe B sind hauptverantwortlich für endemische Fälle und haben ihr Hauptverbreitungsgebiet in Europa, Teilen Südamerikas und Nordamerikas. Meningokokken der Gruppe C dominieren die westliche Hemisphäre, was das endemische Vorkommen betrifft, ihr Anteil an europäischen Fällen liegt bei etwa 20–25%. Immer wieder sind B und C Meningokokken für Kleinraumepidemien (5–15 Fälle) verantwortlich, so z. B. in Schulen.
Wichtige weitere Verbreitungsgebiete für Meningokokkenmeningitis sind die saudi-arabische Halbinsel (immer wieder Ausbrüche während der Pilgerzeit) und Teile Nepals. Epidemiologisch wesentlich ist die Tatsache, dass 5–11% der gesunden Population Meningokokkenträger sind. Sie stellen das Erregerreservoir dar. Auch bedeutet das Trägertum einen gewissen Immunisierungsprozess. Offensichtlich ist die intakte Schleimhautbarriere der wichtigste Schutz vor der Erkrankung. Auffälligerweise lassen sich zahlreiche Meningokokkenausbrüche dann feststellen, wenn z. B. durch eine Influenzaepidemie die Schleimhautbarriere der Bevölkerung stark in Mitleidenschaft gezogen wurde. Auch die afrikanischen Epidemien beginnen zumeist während der kühleren Jahreszeit.
Immunsupprimierende Grundkrankheiten lassen das Risiko für Meningokokken-Meningitis sprunghaft ansteigen. Der begünstigende Mechanismus dürfte die Unfähigkeit sein, intrazelluläre Bakterien unschädlich zu machen, oder Zustände wie Asplenie oder Hypogammaglobulinämie.
Die epidemiologische Situation in Österreich:
Jährlich werden um die 100 Fälle von invasiven Meningokokkenerkrankungen gemeldet (1997: 104 (7 Todesfälle); 1998: 76 (4 Todesfälle)). Etwa $^2/_3$–$^3/_4$ sind der Serogruppe B zuzuordnen, weitere 25–30% der Serogruppe C (in den letzten Jahren zunehmend), und nur Einzelfälle der Gruppen A, W135 und Y kommen vor. Die Meningokokkentodesfälle betreffen zu 77% Kinder unter 5 Jahren, auch hier ist ein Trend der Verschiebung in ein höheres Lebensalter in den letzten Jahren zu beobachten.

Inkubationszeit

2 bis 10 Tage

Krankheitsbild

4 klinisch relevante Bilder lassen sich beschreiben:

a) **Bakteriämie ohne Sepsis:** Bild eines Infektes der oberen Atemwege und gelegentlich Hautausschläge. Wenig gefährlich, rasche Erholung des Patienten, Meningokokken oft Zufallsbefund.

b) **Meningokokkämie (Sepsis) ohne Meningitis:** Der Patient präsentiert sich mit einem septischen Zustandsbild und Leukozytose, allgemeiner Schwäche, Kopfschmerzen und Kreislaufproblemen.

c) **Meningitis mit oder ohne Meningokokkämie:** Fieber, Kopfschmerzen und meningeale Zeichen dominieren das klinische Bild. Das Sensorium kann, aber muss nicht getrübt sein. Keine pathologischen Reflexe. Eitriger Liquor.

d) Die **meningoenzephalitische** Verlaufsform: Typische meningeale Zeichen mit pathologischen und/oder fehlenden Reflexen. Eitriger Liquor.

Die beiden wichtigsten klinischen Manifestationsformen von Meningokokken sind die Meningokokken-Meningitis und die Meningokokken-Septicämie.

Immer können die einzelnen klinischen Formen von petechialen Hautblutungen begleitet sein, die Zustandsbilder müssen nicht exakt abgrenzbar sein, fließende Übergänge kommen vor.

In schwersten Fällen der Meningokokken-Erkrankung kann es innerhalb weniger Stunden zum Tod durch Herz-Kreislauf-Versagen bei massivsten Blutgerinnungsstörungen kommen (Waterhouse-Friderichsen-Syndrom).

Diagnose

Die Diagnose wird durch die Lumbalpunktion gestellt. Einerseits findet man die massiv entzündlich veränderte Rückenmarksflüssigkeit, andererseits kann man durch entsprechende Färbemaßnahmen die Erreger im Liquor direkt nachweisen. Bei Meningokokkämie und dem fulminanten Waterhouse-Friderichsen-Syndrom können die Erreger oft direkt im Blutausstrich (!!) gefunden werden. Außerdem kann der Erreger auch in der Kultur nachgewiesen werden, danach dann typisiert werden, was epidemiologisch wichtig ist.

Behandlung

Der wichtigste Faktor für den Ausgang der Erkrankung ist der rasche Einsatz einer Antibiotikatherapie. Der Goldstandard in der Therapie ist noch immer Penicillin G mit Dosierungen bis zu 24 Mio. Einheiten pro Tag i.v., alternativ haben sich Cephalosporine sehr bewährt (Ceftriaxon, Cefotaxim oder Cefoperazon). Die eintretende Besserung im klinischen Bild gehört zum Eindruckvollsten, was die klinische Medizin zu bieten hat. Lediglich Patienten mit fulminanten Verläufen sind praktisch zu 100% verloren. Zusätzlich sind meist auch intensivmedizinische Maßnahmen erforderlich. Der Ausgang der Erkrankung ist im Wesentlichen vom raschen Einsatz einer adäquaten Therapie abhängig. Tödliche Ausgänge liegen im Rahmen von 5–10% selbst bei raschem und richtigem Therapieeinsatz. Fehlt der Zugang zu einer vernünftigen medizinischen Versorgung, so steigt dieser Prozentsatz rapid an (60–80%).

Prophylaxe

Patienten mit einer Meningokokkenerkrankung sind isolationspflichtig. Jede Meningokokkenerkrankung ist meldepflichtig.

a) Sofortprophylaxe

Tritt ein klinischer Fall einer Meningokokkenerkrankung auf, so kommen Vakzinen in der Verhütung von Umgebungsfällen einfach zu spät, bzw. sind unwirksam bei Meningokokken der Gruppe B.

In diesem Fall verwendet man eine antibiotische Kurzzeitprophylaxe für Personen in der unmittelbaren Umgebung des Betroffenen oder für Familienangehörige: ideal ist Rifampicin (für Erwachsene 2x 600 mg/die für 2 Tage, Kinder 2–12 Jahre 2x 10 mg/kg/die für 2 Tage, Kinder 1–12 Monate: 2x 5mg/kg/die, 2 Tage lang) oder (nur wenn die Empfindlichkeit des Stammes gesichert ist) Sulfadiazin (1 g alle acht Stunden für 3 Tage). Weitere Antibiotika zur Umgebungsprophylaxe: Minocyclin, Gyrasehemmer wie Ciprofloxacin oder Ofloxacin, eventuell auch Cephalosporine.

Sobald Krankheitssymptome bei Umgebungspersonen auftreten, wird auf Penicillin G umgestiegen (siehe oben).

b) Spezifische Prophylaxe

Impfstoffe

Alle Impfstoffe gegen Meningokokken-Meningitis beruhen auf dem Prinzip der Verabreichung gereinigter, serogruppenspezifischer Kapselpolysaccharide, ohne Konjugat und ohne Adjuvans. Antikörper gegen Kapselpolysaccharide sind protektiv. Generell ist anzumerken, dass Polysaccharid-vakzinen eine T-Zell-unabhängige Immunantwort induzieren und zwar vom IgM-Typ. Daher ist generell bei Kindern unter 2 Jahren mit einer insuffizienten Immunantwort zu rechnen, (lediglich bei der Serogruppe A ist bereits ab 6 Monaten eine Immunantwort gegeben). Eine Konjugation (ähnlich jener bei Hämophilus influenzae Typ B) würde hier generell Abhilfe schaffen, entsprechende Versuche sind im Gange.

Derzeit werden Impfstoffe gegen die Serogruppen A, C, W135 und Y produziert. Ein Impfstoff gegen Meningokokken der Gruppe B ist noch nicht klinisch reif, es gibt eine Kandidatvakzine in Kuba, die derzeit in Zusammenarbeit mit den USA auf ihre Validität untersucht wird (Kapselpolysaccharide der Meningokokken B sind generell sehr schlecht immunogen, weil sie möglicherweise Antigen-Epitope mit bestimmten Hirnantigenen teilen).

Vakzinen

a) Menomune® (Pasteur Mérieux Connaught), Mencevax® (SmithKline-Beecham):
Gefriergetrocknete Kapselpolysaccharide der Serogruppen A, C, W135, Y. Pro Serogruppe 50 µg Polysaccharid. Menomune enthält (noch) Thiomersal als Konservans und Lactose als Stabilisator, Mencevax ist frei von Konservierungsstoffen und Stabilisatoren.
b) Imovax Meningo® A+C (Pasteur Mérieux Connaught), Mencevax® A+C (SmithKlineBeecham). Bivalente Produkte, die in der Galenik den oben angeführten tetravalenten Vakzinen entsprechen.

Impfung

Einmalige subkutane Injektion. Da die Impfstoffe in lyophilisierter Form vorliegen und unmittelbar vor Gebrauch erst rekonstituiert werden, ist darauf zu achten, dass aufgelöste Impfstoffe sofort verbraucht werden.

Serokonversion und Schutzrate

Bei Erwachsenen findet man bei 90–95% eine Serokonversion nach Impfung. Die Antikörperbildung benötigt aber mindestens 10 Tage. Die Schutzrate der Impfung liegt unter Epidemiesituation und bei Massenimpfungen nach verschiedenen Studien bei etwa 80–90% gegen Serogruppe C, etwas höher gegen Serogruppe A. Generell ist anzumerken, dass die Impfung bei Kleinkindern etwas schlechter und auch etwas kürzer wirkt als bei Erwachsenen, wobei Schutzrate und Schutzdauer dem Alter umgekehrt proportional sein dürfte (je jünger der Impfling, desto kürzer und schlechter sein Schutz).

Schutzdauer

Ganz generell verschwinden die Antikörper bei Kindern früher als bei Erwachsenen. Bei Kindern unter 4 Jahren war nur mehr bei 10% nach 3 Jahren ein messbarer Antikörperspiegel vorhanden, bei älteren Kindern in immerhin 67% nach 3 Jahren. Bei Erwachsenen hält die Impfung etwa 3–5 Jahre. Wichtig ist die Anmerkung, dass auf Grund der Immunantwort auf Kapselpolysaccharide eine Impfung nicht geboostet werden kann und auch kein immunologisches Gedächtnis gebildet wird. Eine Wiederholung der Impfung in zu kurzem Abstand hat somit keinen besseren Schutz zur Folge, sondern lediglich eine erhöhte Inzidenz von lokalen Nebenwirkungen (Arthus-Phänomen).

Nebenwirkungen

Praktisch keine, sehr selten leichte Lokalreaktionen an der Impfstelle oder leichte Kopfschmerzen. Anaphylaktoide Reaktionen sind extrem selten (weniger als 1×10^{-5}), sie kommen am ehesten nach versehentlicher i.v. Applikation des Impfstoffes vor. Sehr selten sind auch Berichte über periphere neurologische Symptome, passager nach der Impfung auftretend.

Besondere Hinweise

Die Impfung kann mit allen Tot- und Lebendimpfungen ohne zeitliche Abstände verabreicht werden. Auch der Einsatz in der Schwangerschaft ist möglich. Die Impfung sollte bei akut fieberhaften Erkrankungen auf einen späteren Zeitpunkt verschoben werden.

Empfehlenswert ist die Impfung für alle Reisenden in die Hochrisikogebiete Afrikas (Sahelzone!). Zur Zeit der Pilgerfahrten nach Mekka ist die Impfung für die Einreise Pflicht!

Für die Verbreitungsgebiete in Nordafrika, im Nahen Osten und in Asien (Nepal) gilt, dass die Impfung dann zu empfehlen ist, wenn enge Kontakte des Reisenden mit der einheimischen (möglicherweise keimtragenden) Bevölkerung zu erwarten sind, d. h. für sehr individualtouristische Reisen mit öffentlichen Verkehrsmitteln, Nächtigung in Dörfern oder Langzeitaufenthalte). Die Notwendigkeit für die Impfung wird im Einzelfall individuell festzulegen sein.

Da die Milz in der Abwehr von bakteriellen Infektionen – wie z. B. Meningokokken-Infektionen – ein bedeutende Rolle spielt, wäre bei Personen mit fehlender Milz oder Funktionsstörung der Milz ebenfalls die Impfung zu überlegen. Abschließend muß jedoch eindringlich darauf hingewiesen werden, dass die Meningokokken-Meningitis-Impfung NICHT vor eitrigen Gehirnhautentzündungen durch andere Erreger (Meningokokken anderer Gruppen, Pneumokokken, Hämophilus influenzae) und auch NICHT vor virusbedingten Gehirnhautentzündungen (z. B. FSME) schützt.

Weiterführende Literatur

Lepow ML, Perkins BA, Hughes PA, Poolman JT (1999) Menigococcal vaccines. In: Plotkin StA, Orenstein WA (eds) Vaccines, 3rd edn, pp 711–728

Tikhomirov E (1987) Meningococcal meningitis: Global situation and control situation. World Health Stat Q 40: 98–109

MMWR (1997) Control and prevention of meningococcal disease Recommendations of the Advisory Committee on Immunization Pratices (ACIP). MMWR 46 (RR-5): 1–21

Japan-B-Enzephalitis

Erreger

Japan-B-Enzephalitis-Virus. Gehört zu den Flaviviren, 40–50 nm groß, 4 Genotypen. Eine Lipidmembrane umschließt ein isometrisches Nukleokapsid-Core und eine Einzelstrang-RNA. Ein 53-Kd-Oberflächenprotein des Virus, das Protein E, ist für die biologischen Eigenschaften des Virus besonders wichtig: Es ist verantwortlich für das Anheften an Wirtszellen und für Membranfusion, aber auch für die Bildung von virusneutralisierenden Antikörpern. Das Japan-B-Virus ist antigenetisch sehr eng mit dem St.-Louis-Enzephalitis-, dem West-Nile- und einigen Flaviviren in Australien wie dem Murray-Valley-Virus verwandt. Antigengemeinschaften bestehen aber auch mit dem Denguevirus oder dem FSME-Virus.

Infektionsquelle

Schweine, wild lebende Vögel, evtl. Pferde. Der Mensch spielt als Reservoir keine besondere Rolle, gelegentlich in Epidemiesituationen.

Übertragung

Stechmücken (Culexarten)

Bedeutung und Vorkommen

Die japanische Enzephalitis (JE) ist die führende Ursache viraler Meningoenzephalitis in Asien. Die Erkrankung ist in ihrer Verbreitung auf diesen Kontinent beschränkt. Pro Jahr werden etwa 35.000 Fälle mit 10.000 Todesfällen gemeldet, aber vielerorts wird das Vorkommen der Erkrankung nicht überwacht und die Dunkelziffer ist daher enorm hoch.
Die Endemiezone der JE erstreckt sich von Indien (Grenze ist im Westen etwa die Wüste Thar) über den gesamten Fernen Osten bis nach Australien. Überträgerbedingt sind vor allem feuchte und tief liegende Gebiete betroffen. Kleinere und größere epidemische Ausbrüche kommen praktisch jedes Jahr vor, betroffen waren in den letzten Jahren immer wieder Thailand, Malaysia, Indochina, Korea, Taiwan, Teile Indiens (Goa, Andhra Pra-

desh u. a.), das Terai-Gebiet in Nepal, aber auch vor allem China (gilt als wichtigstes Endemiegebiet). In Japan ist JE unter Kontrolle, nicht zuletzt durch Impfprogramme. Charakteristisch ist die Verbreitung im ländlichen Raum, dort, wo Landwirtschaft (Reisfeld = Biotop von Culex) einerseits und Viehzucht (Schwein = wichtiges Reservoirtier) betrieben wird. In den letzten Jahren erfährt die JE eine zunehmende „Urbanisation": Durch die (unfreiwillige) Schaffung von Biotopen im Großraum der rasch wachsenden Großstädte mit mangelhafter Infrastruktur werden mehr und mehr Biotope für die Übertragermücken auch nahe an dicht besiedelten Gebieten geschaffen (mangelhafte Drainage von stehendem Süßwasser), wodurch die Gefahr von Epidemien durch die dichte Besiedlung immer größer wird.

Jüngere Untersuchungen in Malaysia und Bali zeigten, dass 40–50% der hospitalisierten Fälle von viraler Enzephalitis in diesen Regionen JE-Fälle sind.

Entscheidend ist auch, dass Erkrankungsfälle epidemiologisch nur die Spitze des Eisberges sind: Da nur etwa einer von 250 Infizierten auch tatsächlich eine klinisch apparente Erkrankung bekommt, ist der Virustransmissionsdruck in den Verbreitungsgebieten offensichtlich sehr hoch: Serologische Reihenuntersuchungen an Schulkindern z. B. auf den Philippinen lassen bei 19% der 6-jährigen den schlüssigen Nachweis eines Kontaktes mit dem JE-Virus zu. Dass trotzdem JE-Enzephalitiden bei Kindern relativ selten diagnostiziert werden, liegt an einem weiteren Charakteristikum der Erkrankung: Kinder erkranken signifikant seltener schwer als Erwachsene.

Inkubationszeit

6 bis 16 Tage

Krankheitsbild

Die Japan-B-Enzephalitis ist eine Meningoenzephalitis, also eine Entzündung von Gehirnhäuten und Gehirn. Die Erkrankung ist mit der FSME vergleichbar, der Verlauf ist jedoch meist wesentlich unangenehmer.

Nach einer zwei bis drei Tage dauernden Phase mit uncharakteristischen Allgemeinsymptomen (grippeähnlich) kommt es bei dramatischen Verläufen zu zunehmender Nackensteife, Lichtscheu, Erbrechen sowie beträchtlichen Störungen der Bewusstseinslage. Es treten Krämpfe, Lähmungen und auch Bewusstlosigkeit auf.

Der Verlauf ist bis zu 25% tödlich, ganz besonders im höheren Lebensalter sind tödliche Verläufe häufig. Wird die Erkrankung überlebt, so ist in einem hohen Prozentsatz (bis zu 50–85%) mit schweren neurologischen Ausfallserscheinungen als Folgezustand zu rechnen.

In günstigen Fällen kann die Erkrankung auch unter dem Bild eines grippalen Infektes, einer Durchfallerkrankung oder eines Infektes der Luftwege ablaufen.

Diagnose

Die Japan-B-Enzephalitis ruft zwar das Bild einer serösen Meningitis (Lumbalpunktion!) hervor, dies genügt aber nicht zur Diagnosestellung.
In jedem Fall sollte versucht werden, die Diagnose serologisch abzusichern. Dies geschieht am besten mittels IgM-capture-ELISA. Dieser Test wird üblicherweise bereits am 4. Krankheitstag positiv, die Antikörper können im Serum oder im Liquor nachgewiesen werden. Andere serologische Tests wie Hämagglutinationsinhibition, IFT u. a. haben den Nachteil, dass sehr oft Kreuzreaktionen mit anderen Flaviviren, die im Verbreitungsgebiet der JE ebenfalls heimisch sind (z. B. Dengue, West Nile), oder gegen die geimpft wurde (z. B. FSME, Gelbfieber) zu falsch positiven Resultaten führen können. Hier kann nur die zweimalige Untersuchung und Demonstration des Titeranstiegs abhelfen.
Der Virusnachweis selbst ist in der Frühphase der Erkrankung zwar möglich, jedoch sehr aufwendig.

Behandlung

Wie bei allen Viruserkrankungen ist keine spezifische Behandlung möglich. Es kommen lediglich unterstützende und intensivmedizinische Maßnahmen zum Einsatz.

Impfung

Weltweit sind 3 verschiedene Impfstoffe gegen JE in Verwendung.

1) Formalininaktivierte Ganzvirus-Vakzinen,

bei denen die Viruszüchtung auf Maushirn erfolgt. Die Stammviren sind das Nakayama- oder das Beijing-1-Virus. **Dies sind die einzigen international erhältlichen Vakzinen.**
Diese Vakzinen wurden bereits in den Vierzigerjahren entwickelt, bestanden zunächst aus kaum gereinigten 5–10%igen Maushirnsuspensionen (!) und wurden erst 1986 durch weitere Reinigungsschritte einem modernen biologischen Standard angepasst und standardisiert. In der gängigen Formulierung enthält eine Impfdosis etwa 80 µg (Gesamt-)Protein pro ml und < 2 ng Myelin basisches Prozein. Der Beijing-1-Virusstamm wird vornehmlich für Impfstoffherstellung in Japan selbst verwendet, der Nakayama-Virusstamm für Exportimpfstoffe.

Die wichtigsten Hersteller des Impfstoffes sind die Firmen Biken, Chiba, Denka-Seiken, Takeda und das Kitasato-Institut in Japan. Pasteur Mérieux Connaught vertreibt in Lizenz von Biken den JE-Impfstoff unter dem Namen „JE-VAX" international.

Das Impfschema umfasst üblicherweise die Gabe von 2–3 Impfdosen zu 0,5 ml im Intervall von 1–4 Wochen bei Kindern zwischen 12 Monaten und 3 Jahren, danach wird die Impfdosis auf 1,0ml pro Impfung erhöht. Geboostert wird nach einem Jahr, danach alle 4–5 Jahre mit jeweils einer Impfdosis. Bei Vakzination mit dem Beijing-Impfstamm werden die halben Dosierungen gegeben. Es sei in diesem Zusammenhang angemerkt, dass die Impfschemata von Hersteller zu Hersteller variieren, so empfiehlt z. B. Biken 3 Impfdosen im Schema 0-7-28 und einen Booster nach einem Jahr, Denka Seiken nur 2 Dosen (0 und 7-28) und einen Booster nach einem Jahr. In Ländern, in denen das JE-Virus nicht heimisch ist, wird üblicherweise ein anderes Impfschema angewendet: Gabe je einer Impfdosis an den Tagen 0-7-14(28) und Boosterung mit einer Dosis ein Jahr später (Empfehlung des US-ACIP, bezieht sich auf den Biken-Impfstoff!). Damit wird die primäre Immunantwort verbessert.

Die Vakzine liegt üblicherweise in lyophilisierter Form vor und enthält keine Konservierungsmittel. Nach Rekonstitution muss der Impfstoff sofort verbraucht werden. Erst in letzter Zeit liegt auch eine thiomersalkonservierte flüssige Darreichungsform vor. Kein Adsorbatimpfstoff!

Impfschema

In Österrreich wird derzeit der Impfstoff der Firma Denka-Seiken verwendet, das Impfschema umfasst 2 Impfungen im Abstand von 1–4 Wochen und eine Auffrischung nach einem Jahr, danach Booster alle 3–4 Jahre. Dies entspricht den Herstellerempfehlungen. Der Impfstoff ist in Österreich nicht registriert und nur in Spezialinstituten erhältlich.

Schutzrate

3-Impfungs-Schema: ca. 80% nach 2. Teilimpfung, ca. 90% nach 3. Teilimpfung oder Auffrischung. 4-Impfungs-Schema: ca. 95% nach 3. Teilimpfung, praktisch 100% nach 4. Teilimpfung oder Booster.

Schutzdauer

Nach 2 Teilimpfungen für ein Jahr, nach 3. Teilimpfung (oder Auffrischung) drei bis fünf Jahre.

Nebenwirkungen

Generell sind Impfstoffe aus Maushirn als ziemlich reaktogen anzusehen. Bevor die nunmehr handelsüblichen hochgereinigten Impfstoffe verfügbar wurden, waren Nebenwirkungen auf die Maushirnvakzinen recht häufig und teilweise auch schwerwiegend: Lokalreaktionen und fieberhafte Reaktionen in bis zu 20% der Geimpften und allergische systemische Reaktionen (Urticaria, Angioödeme im Gesichtsbereich, anaphylaktoide Reaktionen) mit Häufigkeiten zwischen 1 und 64 pro 10.000 Geimpfte. Diese Hypersensitivitätsreaktionen wurden vor allem in Europa und den USA beobachtet und es ist möglich, dass eine Vorgeschichte bezüglich verschiedener Allergien die Wahrscheinlichkeit für eine derartige Impfreaktion erhöht. Bezüglich postvakzinaler neurologischer Nebeneffekte auf Grund des primären Anzuchtsmediums (Maushirn) liegen vor allem mit den hochgereinigten Vakzinen keine Verdachtsmomente mehr vor, lediglich sehr seltene Fälle eines Guillain-Barré-Syndroms wurden berichtet, jedoch niemals neurologische Dauerschäden.

Der in Österreich verwendete Impfstoff der Fa. Denka-Seiken ist ausgezeichnet verträglich und führt nach eigenen Beobachtungen so gut wie nie zu allergischen Reaktionen. Bei nur etwa 8% der Geimpften treten milde Lokalreaktionen an der Impfstelle auf, fieberhafte Reaktionen sind noch seltener (2%). Zu einem ähnlichen Ergebnis kam kürzlich auch eine Untersuchung des Münchner Tropeninstituts, wo der Impfstoff der Firma Biken verwendet wird. Offenbar haben die in jüngster Zeit eingeführten Verbesserungen der Impfstoffproduktion die Nebenwirkungsquote absinken lassen.

Besondere Hinweise

Der Impfstoff ist NICHT für den Einsatz in der Schwangerschaft zugelassen, obwohl es sich um einen Totimpfstoff handelt. Auch Patienten mit akutentzündlichen oder chronisch entzündlichen Erkrankungen des Zentralnervensystems sind von der Impfung ausgeschlossen.

Die Impfung kann auch mit allen anderen Impfungen ohne zeitlichen Abstand durchgeführt werden.

2) Inaktivierter Primary-Hamster-Kidney(PHK)-Zellen-Impfstoff

Ist ein Impfstoff der nur in China und dort seit 1968 eingesetzt wird. Der Impfstoff wird nicht exportiert.

Hier wird das Impfvirus (Stamm P3) auf einer PHK-Zelllinie propagiert, dann geerntet und formalininaktiviert.

Üblicherweise wird ein 0-1-6-Monate-Impfschema verwendet, Booster erfolgen alle 5 Jahre.

Der Impfstoff ist in seiner Immunogenität etwas der Maushirnvakzine unterlegen, doch liegt die Effektivität doch bei etwa 90%. Die Verträglichkeit des Impfstoffes ist ausgezeichnet; Lokalreaktionen meist nur mild, allergische urtikarielle Reaktionen etwa 1:15.000.

Dieser Impfstoff ist der meistverwendete mit etwa 70 Mio. Impfdosen pro Jahr, allerdings nur in China.

3) Attenuierte JE-Lebendvakzine

Das Ursprungsvirus (SA14) wurde aus einem Pool von Culex-Moskitos iso-liert, danach 100-mal über PHK-Zellen passagiert, weiter über Hühnerem-bryonalzellen und Mausgewebe subpassagiert (nicht Maushirn!). Das End-produkt wurde dann als SA-14-14-2-Impfstamm bekannt und wird aus-schließlich in China hergestellt und verwendet.

Wesentlich ist, dass die extensive Passagierung des ursprünglichen Virus offensichtlich zu einem völligen Verlust jeglicher neuropathogenen Eigen-schaften geführt hat, doch bei Erhalt der immunogenen Eigenschaften.

Nach einer Impfung mit 12 Monaten und einer weiteren Impfung mit 2 Jahren kann von einer Effektivität im Feldversuch von 98% für 5 Jahre aus-gegangen werden. Bereits nach einer Impfung ist jedoch mit einer hohen Serokonversionsrate zu rechnen (75–100%), allerdings hat sich das Schema mit 2 Impfungen deshalb bewährt, weil dann Impfversager äußerst selten werden. Der Impfstoff scheint auch ein sehr gutes „immunological me-mory" hervorzurufen.

Bestechend scheint vor allem die Verträglichkeit der Lebendvakzine zu sein: Aus der Erfahrung mit über 100 Millionen geimpften Kindern in Chi-na gibt es keine Berichte über nennenswerte Nebenwirkungen, insbeson-dere keinerlei Anhaltspunkte für eine Neuroinvasivität des Impfstammes. Lediglich milde und kurz dauernde Lokalreaktionen wurden berichtet.

JE-Impfung in der Reisemedizin

Eine Berechnung des persönlichen Risikos des Reisenden, eine bedrohli-che Japan-B-Enzephalitis zu bekommen, ist extrem schwer. Das Risiko ist mit Sicherheit im ländlichen Bereich wesentlich größer als in den Städten. Auch der Reisestil spielt eine bedeutende Rolle: Je einfacher die Reisebe-dingungen (z. B. Rucksacktourismus, ausgedehnte Rundreisen in ländli-chen Gebieten), desto höher ist die Infektionsgefährdung. Ähnliches gilt auch für die Aufenthaltsdauer. Je länger der Aufenthalt im Risikogebiet dauert, desto höher ist die Wahrscheinlichkeit, mit infizierten Stech-mücken in Kontakt zu kommen. Außerdem ist zu beachten, dass die Endemizität der JE in den Verbreitungsgebieten saisonal (z. B. in China Hauptrisiko zwischen Mai und Oktober) und regional sehr stark schwankt.

Vorbeugungsmaßnahmen bestehen aus:
- Expositionsprophylaxe, d. h. Maßnahmen, die das Risiko, von Insekten gestochen zu werden, herabsetzen: Tragen von langärmeligen Hemden und Blusen, langen Hosen, Imprägnierung der Kleidung, Verwendung von vernünftigen mückenabwehrenden Substanzen, Verwendung von im-prägnierten Moskitonetzen oder Aufenthalt in klimatisierten Räumen,
- vorbeugender mehrteiliger Impfung.

Weiterführende Literatur

World Health Organization (1998) Japanese Encephalitis vaccines. WHO position paper. WER 73: 44, 337–344

Tsai TF, Chang GJJ, Yong Xin YU (1999) Japanese Encephalitis Vaccines. In: Plotkin StA, Orenstein WA (eds) Vaccines, 3rd edn, pp 672–710

Tsai TF (1993) Japanese encephalitis virus vaccine – recommendations of the Advisory Committee on Immunization Practices. MMWR 42: RR–1: 1–15

Nothdurft HD, Jelinek T, Marschang A et al (1996) Adverse reactions to Japanese Encephalitis vaccine in travelers. J Infect 32: 119–122

Tollwut

Das Rabies-Virus gehört zur Familie der Rhabdoviridae, Genus Lyssavirus, mit einer einzelnen, minussträngigen Ribonukleinsäure (RNA) und einer Reihe von Strukturproteinen. Die L-, N- und NS-Proteine sind an die Virion-RNA gebunden und bilden den Nukleoproteinkomplex, der eine helical gewickelte Struktur im Virion bildet. Dieses Nukleocapsid ist von einer Lipoproteinhülle umgeben, die das M-Protein und Fortsätze des G-Proteins enthält. Letzteres ist das immunodominante Protein, welches für die Bildung von virusneutralisierenden Antikörpern verantwortlich ist.

Das Genus „Lyssavirus" besteht aus 7 Virusarten: Typ 1 ist das Rabiesvirus selbst als eigene Species, Typ 2 Lagos bat (in Nigeria aus Fledermäusen isoliert), Typ 3 Mokola, isoliert aus einer nigerianischen Spitzmaus, Typ 4 Duvenhage, menschlicher Herkunft aus Südafrika, Typ 5 europäisches Fledermaus-Lyssavirus 1, isoliert von einem menschlichen Fall aus Russland, Typ 6 europäisches Fledermaus-Lyssavirus 2, isoliert von einem menschlichen Fall aus Finnland, und Typ 7 ein Isolat von australischen Fledermäusen. Typ 5 wurde auch von Fledermäusen aus Polen, Dänemark, Finnland, Norddeutschland isoliert. Die Typen 5 und 6 sind in europäischen Fledermäusen offenbar weit verbreitet. Impfungen gegen die Fledermausviren mit einem auf menschlichen diploiden Zellen hergestellten Impfstoff waren bis jetzt stets erfolgreich. Allerdings konnten bei den Impflingen nur in 73% neutralisierende Antikörper gegen europäische Fledermausviren gefunden werden, ein Befund, der noch abzuklären ist.

Epidemiologie

Das Virus wird im Speichel von Tieren (Haustieren oder Wildtieren) ausgeschieden und wird durch Biss unter den Tieren oder vom Tier auf den Menschen übertragen. Nach Einführung von Rabies-Kontrollprogrammen in bestimmten Ländern, vor allem bei Haustieren, waren in der Folge Wildtiere ein vorzugsweises Virusreservoir. In Nordamerika sind es vor allem Waschbären, Stinktiere, Füchse, Kojoten sowie Mungos (Karibik), in Europa Füchse, die das Virus evtl. auf Hunde, Katzen oder Rinder übertragen können. In Lateinamerika spielt die Vampirfledermaus eine große Rolle bei der Infektion von Rindern. Insektenfressende Fledermäuse sind in Nordamerika weitgehend durchseucht und die Lyssavirustypen 5 und 6 sind in europäischen Fledermäusen offenbar weit verbreitet. In Afrika spielen Hunde, Schakale und Hyänen, Katzen und Mungos eine Rolle. In Thailand,

einem beliebten Reiseland, sind es in 95% Hunde, selten Katzen und noch
seltener andere Tiere (Affen, Kaninchen, Wildkatzen etc.) und im weiteren
Asien sind es meist Hunde, Katzen, Wölfe und Füchse. Wie viele Säugetiere können kleine Nagetiere, Wühlmäuse sowie Igel, Maulwurf, Hamster
mit dem Virus infiziert werden, als Überträger auf den Menschen spielen
sie praktisch keine Rolle. Bei größeren Nagetieren (Bisamratte, Eichhörn-
chen, Feldhase) kann nach Bisskontakt eine Impfung in Tollwutgebieten
indiziert sein. In Österreich sind seit Oktober 1998 nur mehr gelegentlich
Fälle bei Füchsen im Burgenland (letzte Meldung eines endemischen Falles
aus Oberpullendorf im April 1999) registriert, das übrige Staatsgebiet ist
frei. Wahrscheinlich handelt es sich dabei um gelegentliche Grenzgänger
von Ungarn her. Im Frühjahr und Herbst werden in Österreich daselbst
und in Grenzgebieten Köderimpfaktionen durchgeführt. Italien, Griechenland, Spanien, Portugal sind tollwutfrei, in Frankreich sind nur vereinzel-
te Fälle an der Grenze zu Deutschland und Belgien zu beobachten.
Die so genannte Epizootologie ist mit der Epidemiologie des Menschen eng
verbunden. Die WHO schätzt, dass jährlich mehr als 3 Millionen postexpositionelle Impfungen durchgeführt werden, im Jahr 1989 wurden etwa
50.000 Todesfälle geschätzt, die wahrscheinlich aber nur einen Bruchteil
der wirklichen Fallzahl ausmachten. Menschliche Fälle sind am häufigsten
bei jüngeren Personen, und etwa 40% der Fälle werden bei Kindern zwischen 5 und 15 Jahren registriert, bei Knaben häufiger als bei Mädchen.
Neben direktem Kontakt durch Bissverletzungen sind Übertragungsmög-
lichkeiten durch Aerosol gegeben in Laboratorien oder durch Fledermaus-
mist in Höhlen. Mensch-zu-Mensch-Übertragungen durch Korneatrans-
plantationen wurden in 8 Fällen berichtet, in 2 Fällen durch Biss oder Kuss.
Selten sind Kontaminationen durch offene Wunden, Kratzer, Hautdefekte
oder über Schleimhäute.

Krankheitsbild

Die Inkubationszeit kann von 5–6 Tagen bis zu mehrere Jahre betragen und
liegt im Durchschnitt zwischen 20 und 60 (bis 90) Tagen. Inkubationszei-
ten von mehr als 6 Monaten werden in weniger als 1% der Fälle beobachtet. Bei Kopfbissen ist die Inkubationszeit kürzer. Das Prodromalstadium
mit Fieber, Kopfschmerzen, Müdigkeit und Unwohlsein, Schmerz oder
Parästhesien an der verletzten Stelle, Nervosität, Schlaflosigkeit und De-
pressionen dauert etwa 2–10 Tage. Danach entwickelt sich eine neurologische Symptomatik und Überaktivität, Reizbarkeit, Desorientiertheit, Hal-
luzinationen, Photophobien, Krämpfen, evtl. Nackensteifigkeit. Weiters
findet sich Hydrophobie, bei Versuchen zu essen oder zu trinken kann es
zu Schlundkrämpfen kommen (oft schon beim Anblick von Wasser). Hy-
peraktive und ruhige Perioden können einander abwechseln. Weiters können Hyperventilation und Hypersalivation auftreten. Paralysen können
symmetrisch oder asymmetrisch sein oder in Form eines Guillain-Barré-

Syndroms. Lähmungen stehen mitunter im Vordergrund der Symptomatik, besonders nach Fledermausbissen. Das anschließende Koma kann Stunden bis Tage oder länger dauern und endet mit Atemlähmung. Vor allem bei intensivmedizinischer Betreuung kann dieses Stadium bis Monate dauern. Eine ursächliche Therapie ist nicht bekannt.

Die **Diagnose** der Tollwut erfolgt entweder serologisch (auch Prüfung der Impfimmunität) oder durch Nachweis des Virus aus Autopsiematerial bzw. Biopsiematerial.

Impfstoffe

Der erste Tollwutimpfstoff wurde von Pasteur im 19. Jahrhundert entwickelt. Es war dies ein Impfstoff von Kaninchenrückenmark, die Inaktivierung erfolgte durch Trocknen, restliches Lebendvirus war noch enthalten. Im Anschluß daran waren jahrzehntelang nervenzellhältige Impfstoffe in Gebrauch. Die Impfstoffe von Fermi und Semple waren phenolbehandelte Präparationen, die mehr oder weniger inaktiviertes Virus enthielten. Diese Impfstoffe führten manchmal zu neurologischen Nebenerscheinungen, die teilweise durch das myelinhaltige Gewebe bedingt waren, teilweise aber auch durch insuffizient inaktiviertes „virus fix". Eine Weiterentwicklung ist der Fuenzalida-Impfstoff, der aus Babymausgehirnen hergestellt wird, inaktiviert ist, und dessen Myelingehalt stark vermindert ist. Der Semple-Impfstoff wird noch in Asien, evtl. Afrika, der Fuenzalida-Impfstoff vor allem in Lateinamerika angewandt. Impfstoffe aus Gehirngewebe stehen in westlichen Ländern nicht zur Verfügung und werden von der WHO auch nicht mehr empfohlen.

Moderne Impfstoffe

Impfstoffe	Eine Dosis enthält:
Lyssavac-N	PDEV, 1 ml = ≥2,5 IE; Konservierungsmittel: Thiomersal; gefriergetrocknet; Applikation i.m. zur präexpositionellen Impfung
Imovax Rabies I.D.	HDCV, 0,1 ml = ≥0,25 IE, kein Konservierungsmittel, keine Stabilisatoren; gefriergetrocknet, enthält < 22 mcg Neomycin, <15 mg Humanalbumin; für intradermale (I.D.) Applikation, nur präexpositionell
Imovax Rabies I.M.	HDCV, 1,0 ml = ≥2,5 IE, kein Konservierungsmittel, gefriergetrocknet, kein Stabilisator, enthält <150 mcg Neomycin, < 100 mg Humanalbumin, für intramuskuläre (i.m.) Applikation, prä-und postexpositionell
Imovax Rabies vero tel, (früher Verorab)	PVRV, 0,5 ml = ≥2,5 IE, gefriergetrocknet, kein Konservierungsmit- enthält Spuren von Neomycin, Applikation i.m., prä-und postexpositionell
Rabipur	PCEC, 1,0 ml = ≥2,5 IE, kein Konservierungsmittel, enthält Spuren von Neomycin, Chlortetracyclin, Amphotericin B; gefriergetrocknet, Applikation i.m., prä-und postexpositionell
Rabivac	HDCV, ansonsten ähnlich dem Rabipur, die Applikation ist gegen Rabipur auswechselbar
Rabies Vakzine adsorbiert (RVA)	Frhl-2, 1 ml= ≥2,5 IE, nicht mehr als 2 mg Aluminiumphosphat, Konservierungsmittel: Thiomersal, Applikation i.m., prä- und postexpositionell

PDEV: Purified duck embryo vaccine
HDCV: Human diploid cell vaccine
PVRV: Purified vero cell rabies vaccine
PCEC: Purified chick embryo cell vaccine
Frhl-2: Diploide Zelllinie von fetalen Rhesuslungenzellen

Ragilvax ist eine weitere HDCV-Vakzine.
Vereinzelt verwendete Vakzinen: PHKCV (Primary hamster kidney cell vaccine), ausschließlich in China und Russland.

Impfschemata

Wegen der langen Inkubationszeit ist eine prä- und postexpositionelle Applikation möglich.

Präexpositionelle Applikation

Zu diesem Zweck stehen ganz allgemein Vakzinen zur i.m. und i.d. Applikation beim Menschen zur Verfügung, in Österreich nur i.m. Verabreichung. Das entsprechende vom CDC empfohlene Schema ist in den USA an den Tagen 0-7-21 oder 28 gegeben, die österreichische Firmenempfehlung lautet 0-7-28 oder 0-28-56, eine Möglichkeit, die auch neben dem US Schema in Deutschland zur Auswahl steht. Aus Gründen der Pragmatik und Akzeptanz ist aber das Kurzschema (wie in den USA) vorzuziehen. Falls eine Präexpositionelle Impfung in manchen Ländern intradermal verabreicht wird, soll nicht gleichzeitig Chloroquin (Resochin®) als Malariaprophylaxe verabreicht werden, da dies eine gewisse suppressive Wirkung auf die Antikörperbildung hat. Bei der i.m. Applikation ist diese Vorsichtsmaßnahme nicht nötig. Andere Malariamittel mit strukturellen Ähnlichkeiten wurden diesbezüglich nicht getestet, jedoch könnte man auch in solchen Fällen Vorsicht walten lassen. Personen, die Resochin und Tollwutprophylaxe empfangen sollen, sollten ein eventuell zu verabreichendes präexpositionelles i.d.-Kurzschema spätestens 1 Monat vor der Abreise erhalten (CDC). Nach europäischen Empfehlungen sollte eine 4. Impfung als Auffrischimpfung nach 1 Jahr verabreicht werden. Nach der präexpositionellen Impfung ist eine Antikörpertestung bei Normalpersonen nicht nötig.

Auffrischimpfungen nach Primärvakzination

Sie erfolgen je nach Expositionsrisiko. Risikogruppen werden nach CDC folgendermaßen eingeteilt:
1. Kontinuierliches Risiko (Personen in Produktionsbetrieben oder wissenschaftlichen Labors): Alle 6 Monate Antikörpertestung, eine komplette Virusneutralisation sollte zumindest bei einem Titer von >1:5 (RFFIT) erfolgen.
2. Häufiges Risiko (Arbeiter in diagnostischen Labors, Veterinäre und Pflegepersonen in Endemiegebieten sowie Landstreicher in diesen Arealen): Antikörpertestung alle 2 Jahre und Auffrischung, wenn der Titer <1:5 beträgt.
3. Seltenes Risiko, aber häufiger als bei Normalbevölkerung (oben genannte Personen und Veterinäre in Gebieten mit relativ niedriger Rabiesinzidenz): lediglich Primärvakzination.
4. Sehr seltenes Risiko: keine Maßnahmen.

Entsprechende Empfehlungen für Österreich sind erst in Ausarbeitung.

Postexpositionelle Behandlung von Ungeimpften

Tollwut kann nur übertragen werden, wenn das Virus auf irgendeine Weise in den Körper gelangt. Dies kann durch Bisse erfolgen oder durch Exposition ohne Biss. Durch lediglich Berühren eines Tieres oder Belecken einer intakten Haut durch ein Tier kommt keine Infektion zustande. Exposition ohne Biss erfolgt durch Aerosol, Hornhauttransplantation, Belecken von Schleimhäuten oder über offene Wunden, Kratzer, Verletzungen durch Speichel oder nervöses Gewebe (siehe Epidemiologie). Eine spezifische Behandlung wird nur in Endemiegebieten nötig sein, wenn das fakultativ infizierende Tier oder Agens aus solchen Gebieten stammt. In Österreich sind das lediglich einige Bezirke im Burgenland sowie Randgebiete zu Nachbarländern, obwohl auch hier die Lage weitgehend gebessert ist. Die übrigen Bezirke Österreichs sind derzeit als nicht infiziert zu betrachten, und postexpositionelle Maßnahmen sind nicht notwendig.

Wichtig bei postexpositionellen Maßnahmen sind: Lokalbehandlung, Hyperimmunglobulingabe und spezifische Maßnahmen (Impfung). Dies bedeutet: Gründliche Reinigung der Verletzung mit Wasser und Seife, mit einem inaktivierenden Wunddesinfektionsmittel (Äthanol 70%, Propanol 22%, Wasserstoffperoxid 3%, alkoholische oder wässrige Jodlösung oder quarternäre Ammoniumverbindung), Wundexzision ohne Wundnaht, Applikation von Immunglobulin (20 IE/kg KG, bis zum 7. Tag nach Applikation der 1. Vakzinedosis) durch Wundumspritzung, der Rest i.m., additiv Tetanusprophylaxe.

Postexpositionelle spezifische Maßnahmen

Art der Exposition in einem Tollwutgebiet	Beurteilung des Tieres zur Zeit der Exposition	Behandlung
Kontakt mit der unverletzten Haut (z. B. Berühren), indirekter Kontakt (z. B. Gegenstände)	wutkrank	keine Impfung
Belecken und Bespeicheln der a) unverletzten Haut	wutkrank	keine Impfung
b) verletzten Haut	wutverdächtig (= nicht provozierter Biss in Endemiegebiet; Österreich ist derzeit größtenteils kein Endemiegebiet; siehe Epidemiologie)	Beginn der Impfung (wenn eine Impfung verabreicht wird, soll nach CDC immer gleichzeitig Immunglobulin verabreicht werden). Ist das Tier nach 10 Tagen nach Exposition gesund, kann die letzte Impfung entfallen
kleinere Bisse (Hautpenetration) oder größere Bisse von wutkranken, in einem Endemiegebiet entkommen, unbekanntem Tier oder Wildtieren (siehe Epidemiologie)		Impfung + Immunglobulin
Belecken von Schleimhäuten	wutkrank	Impfung + Immunglobulin
Belecken von Schleimhäuten	wutverdächtig, Tier vorhanden, nach Beobachtung am 10. Tag gesund	Mit Simultanimpfserie beginnen, wenn Tier gesund, entfällt letzte Impfung

Impfprozedur

Sollte so schnell wie möglich begonnen werden; nach CDC immer simultane Applikation von Immunglobulin. In den USA und in Deutschland wird derzeit das *Essener Schema* empfohlen: Impfungen an den Tagen 0-3-7-14-28 intramuskulär (musculus deltoideus, bei Kindern M. vastus lateralis, nicht gluteal!). Dieses Schema kann auch in Österreich verwendet werden, vorzugsweise wird aber das *Zagreber Vodopija-Schema* empfohlen: Impfungen an den Tagen 0 (2fache Dosis)-7-21. Nach österreichischen und auch internationalen Erfahrungen ist der Erfolg dieses Schemas sehr gut (keine Impfversager), darüber hinaus liegt der Vorteil in der besseren „Compliance", d. h. der besseren Akzeptanz und Durchführbarkeit. Es hat sich nämlich gezeigt, dass bei Anwendung des *Essener Schemas* nur 52% der Personen zum 5. und ev. 6. Impftermin (Tag 90) erschienen sind.

Postexpositionelle Impfung von kürzlich vakzinierten Personen

Auch hier ist eine entsprechende Wundbehandlung wichtig. Die Gabe von Immunglobulin kann entfallen, da eine rasche anamnestische Immunantwort zu erwarten ist. Nach amerikanischen Empfehlungen (CDC) sollen 2 Auffrisch-Impfungen an den Tagen 0 und 3 erfolgen. Die österreichischen Empfehlungen nehmen mehr Bedacht auf die seit der letzten Impfung verstrichene Zeitspanne. Innerhalb eines Jahres erfolgt eine einzige Auffrischimpfung, bei einem Intervall von 1–5 Jahren erfolgen 2 Auffrischimpfungen an den Tagen 0 und 3 (entsprechend CDC). Erst bei länger zurückliegenden prä- oder postexpositionellen Impfungen (5–10 Jahre) werden Boosterdosen an den Tagen 0-3-7 empfohlen.

Verträglichkeit

Auf Nervengewebe hergestellte Impfstoffe werden von der WHO nicht mehr empfohlen (neurologische Nebenerscheinungen). Nach Applikation von Gewebekulturimpfstoffen wurden in etwa 20% milde lokale Nebenerscheinungen registriert, aber auch höhere Prozentsätze wurden berichtet, wahrscheinlich in Zusammenhang mit Sorgfalt und Erwartungsbereitschaft der Probanden. Bei Kindern liegen weniger Beschwerden vor (möglicherweise psychologisch bedingt). Allgemeinerscheinungen wie Temperaturerhöhung, Kopf- und Muskelschmerzen, Schwindel oder gastrointestinale Effekte wurden in 5–40% berichtet. Bei etwa 6% können immunkomplexartige Beschwerden vorkommen bei Personen, die einen HDCV-Impfstoff erhalten, 2–21 Tage nach dem Booster (Urticaria, Arthralgien, gastrointestinale Symptome, Angioödem oder Fieber). Diese Erscheinungen waren nie bedrohlich und könnten durch im Impfstoff als Stabilisator enthaltenes Humanalbumin, das durch Betapropriolacton (Inaktivierungsmittel) verändert wurde (s. Tabelle), bedingt sein. Manche Firmen setzten deshalb zusätzliche Reinigungsschritte ein. Ein kausaler Zusammenhang mit selten berichteten neurologischen Symptomen ist bei Gewebekulturimpfstoffen nicht bewiesen. Kontraindikationen sind wegen der absoluten Letalität der Erkrankung nicht gegeben. Bei allergischen Erscheinungen nach HDCV-Impfstoffen kann auf andere Gewebekulturimpfstoffe übergegangen werden. Applikation von Antihistaminica kann hilfreich sein, Steroide sollten vermieden werden. Beobachtungen in Thailand ergaben nach Impfung Schwangerer keine wesentlichen Komplikationen und keine Geburtsdefekte.

Immunogenität und Wirksamkeit

Die modernen Tollwutvakzinen sind vergleichbar in Immunogenität und Verträglichkeit. Wenn die Empfehlungen der postexpositionellen allgemeinen und spezifischen Prophylaxe eingehalten wurden, ist nach CDC eine

100%ige Wirksamkeit der Maßnahmen zu erwarten. Versager wurden berichtet, wenn Teile der Empfehlungen nicht beachtet wurden. Ein Neutralisationstiter von 1:25 entspricht etwa dem von der WHO empfohlenen Minimaltiter von 0,5 IE, wird 2–4 Wochen nach einer Impfserie erreicht und neutralisiert das Virus komplett. Bei der Observanz von Risikogruppen (siehe Auffrischimpfungen) sollte der Titer nicht unter 1:5 absinken. Eine Antikörpertestung nach präexpositioneller Impfung, selbst wenn sie i.d. erfolgte, ist nicht nötig. Allerdings kann nach einer neueren Untersuchung bei Testung 2 Wochen nach dem Booster an Hand der Titerhöhe auf die zu erwartende Schutzdauer geschlossen werden: Bei Titern über 30 IE besteht Impfschutz für 10 Jahre, bei niedrigeren Titern soll nach 3–5 Jahren aufgefrischt werden.

Zur Rückdrängung von Tollwut bei Wildtieren, vor allem bei Füchsen, werden Köderimpfungen mit attenuierten Impfstoffen SAD B19 oder mit einem weiter attenuierten Stamm SAG2 oder einem rekombinanten Impfstoff (V-RG) durchgeführt. Bei letzterem handelt es sich um ein Vakzin-Virus-Konstrukt, das das Gen für das G-Protein enthält. Köderauslegungen werden bevorzugt im Frühjahr oder Herbst durchgeführt.

Weiterführende Literatur

Plotkin StA, Rupprecht ChE, Koprowski H (1999) Rabies Vaccine. In: Plotkin StA, Orenstein WA (eds) Vaccine. W. B. Saunders Comp, pp 743–766

CDC Human Rabies Prevention – United States (1999) Recommendations of the Advisory Committee on Immunization Practices (ACIP) MMWR 48 (RR-1): 1–21

Gerstl F, Maurer W (1991) Die Indikation zur postexpositionellen Tollwutprophylaxe. Empfehlungen zur postexpositionellen Tollwutprophylaxe. Öst Ärztezeitung 46: 26–36

Jilg W (1996) Schutzimpfungen. Landsberg am Lech. ecomed

Strady A, Lang J, Lienard M et al (1998) Antibody persistence following preexposure regimens of cell-culture Rabies vaccines: 10 year follow up and proposal for a new booster policy. J Inf Dis 177: 1290–1295

SpringerMedizin

Ronald Kurz,
Thomas Kenner,
Christian Poets (Hrsg.)

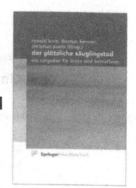

Der Plötzliche Säuglingstod

Ein Ratgeber für Ärzte und Betroffene

2000. XII, 350 Seiten. 34 Abbildungen.
Broschiert DM 79,–, öS 550,–
ISBN 3-211-83170-3

Der „Plötzliche Säuglingstod" (Sudden Infant Death, SID) ist trotz vieler neuer Erkenntnisse der letzten Jahre noch immer ein Rätsel und eine Herausforderung für Ärzte und andere damit befaßte Berufsgruppen sowie eine ungeheure Belastung für Eltern und Angehörige.

Dieses Buch beleuchtet von verschiedenen Seiten den aktuellen Wissensstand zur Genese und Vorbeugung dieses Ereignisses, um Klarheit in dieses komplexe Gebiet zu bringen. Wichtige Aspekte dabei sind Epidemiologie, Diagnose, Untersuchungsmethoden, psychologische und menschliche Gesichtspunkte, Risikofaktoren und deren Feststellung sowie Möglichkeiten der Prävention. Eigene Erfahrungen der Herausgeber und ihrer Arbeitsgruppe zur erfolgreichen Senkung der SID-Mortalität wurden eingearbeitet.

Diese umfassende und wissenschaftlich fundierte Darstellung des aktuellen Forschungsstandes ist nicht nur für Ärzte, sondern auch für Eltern und involvierte Personen anderer Berufsgruppen eine wichtige Informationsquelle und Hilfestellung im Umgang mit dem „Plötzlichen Säuglingstod".

 SpringerWienNewYork

A-1201 Wien, Sachsenplatz 4–6, P.O.Box 89, Fax +43.1.330 24 26, e-mail: books@springer.at, Internet: **www.springer.at**
D-69126 Heidelberg, Haberstraße 7, Fax +49.6221.345-229, e-mail: orders@springer.de
USA, Secaucus, NJ 07096-2485, P.O. Box 2485, Fax +1.201.348-4505, e-mail: orders@springer-ny.com
Eastern Book Service, Japan, Tokyo 113, 3–13, Hongo 3-chome, Bunkyo-ku, Fax +81.3.38 18 08 64, e-mail: orders@svt-ebs.co.jp

SpringerMedizin

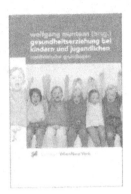

Wolfgang Muntean (Hrsg.)

Gesundheitserziehung bei Kindern und Jugendlichen

Medizinische Grundlagen

2000. VIII, 317 Seiten. 15 Abbildungen.
Broschiert DM 68,–, öS 476,–
ISBN 3-211-83319-6

Gesundheitserziehung ist hinsichtlich der Prävention vermeidbarer Erkrankungen von höchster Bedeutung. Ein geeigneter Ort hierfür sind die Schulen, über die alle Kinder und Jugendliche erreicht werden können. Lehrer, Eltern, Erzieher und Ärzte tragen eine große Verantwortung, denn mit der Qualität der Gesundheitserziehung wird die Basis für ein gesundes Leben gelegt.

Die Inhalte dieses Sachbuches sind breit gestreut und umfassen Themen wie Hygiene, gesunde Ernährung, Impfungen, Sport, Vermeidung von Unfällen und Haltungsschäden, Sexualaufklärung, Gewohnheitsbildung und Drogensucht bis hin zum Angebot an Vorsorgeuntersuchungen. „Gesundes Leben" ist natürlich nicht nur ein Problem der Medizin, sondern wird ganz allgemein durch unsere Lebensbedingungen beeinflußt. Die medizinische Wissenschaft hat aber in vielen Bereichen zur Definition gesunder Grundbedingungen beigetragen.

In den einzelnen Kapiteln werden wissenschaftlich gesicherte, medizinische Grundlagen zu den entsprechenden Themenbereichen dargestellt, um Lehrern und Erziehern eine fundierte Basis für den Unterricht zu bieten, wobei sich das Buch nicht als pädagogische Hilfe verstanden wissen will, sondern das „Wie" der Vermittlung den Erziehern überlassen bleiben soll.

 SpringerWienNewYork

A-1201 Wien, Sachsenplatz 4–6, P.O.Box 89, Fax +43.1.330 24 26, e-mail: books@springer.at, Internet: **www.springer.at**
D-69126 Heidelberg, Haberstraße 7, Fax +49.6221.345-229, e-mail: orders@springer.de
USA, Secaucus, NJ 07096-2485, P.O. Box 2485, Fax +1.201.348-4505, e-mail: orders@springer-ny.com
Eastern Book Service, Japan, Tokyo 113, 3–13, Hongo 3-chome, Bunkyo-ku, Fax +81.3.38 18 08 64, e-mail: orders@svt-ebs.co.jp

SpringerMedizin

Friedrich Kummer,
Nikolaus Konietzko,
Tullio C. Medici (Hrsg.)

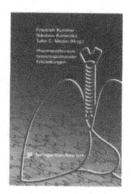

Pharmakotherapie
bronchopulmonaler
Erkrankungen

2000. X, 499 Seiten. 46 Abbildungen.
Gebunden DM 168,–, öS 1176,–
ISBN 3-211-83061-8

Diagnostik und Therapie sind die Pfeiler, auf denen die Medizin ruht. Beide wurden in der letzten Zeit wesentlich erweitert und vertieft – teils zum Nutzen der Patienten, teils aber auch zu deren Nachteil. Betroffen sind alle Fachgebiete der nicht-operativen Medizin inklusive der Pneumologie.

Im Bereich der Pharmakotherapie von Lungenerkrankungen fehlte bisher ein Nachschlagewerk im deutschen Sprachraum. Meistens wird das Thema lediglich kursorisch in Lehrbüchern der Inneren Medizin und Pneumologie abgehandelt: Wenig vertieft bzw. kritisch abgehandelt mit Therapieempfehlungen ohne wissenschaftliche Evidenz.

Erstmalig im deutschen Sprachraum liegt nun dieses fachbezogene Lehrbuch mit neuesten Erkenntnissen der Pharmakotherapie vor. Es wendet sich vor allem an Internisten und Pneumologen, ist aber auch für Pädiater, Thoraxchirurgen und Allgemeinärzte von großem Interesse.

SpringerWienNewYork

A-1201 Wien, Sachsenplatz 4–6, P.O.Box 89, Fax +43.1.330 24 26, e-mail: books@springer.at, Internet: **www.springer.at**
D-69126 Heidelberg, Haberstraße 7, Fax +49.6221.345-229, e-mail: orders@springer.de
USA, Secaucus, NJ 07096-2485, P.O. Box 2485, Fax +1.201.348-4505, e-mail: orders@springer-ny.com
Eastern Book Service, Japan, Tokyo 113, 3–13, Hongo 3-chome, Bunkyo-ku, Fax +81.3.38 18 08 64, e-mail: orders@svt-ebs.co.jp

SpringerMedizin

Karl Heinz Tragl

Handbuch der Internistischen Geriatrie

1999. XVI, 363 Seiten.
52 Abbildungen.
Gebunden DM 98,–, öS 686,–
ISBN 3-211-83227-0

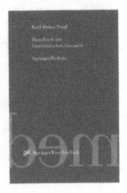

Das „Handbuch der Internistischen Geriatrie" bietet diagnostische und therapeutische Entscheidungshilfen bei den häufigsten und wichtigsten Erkrankungen des höheren Lebensalters.

Die morphologischen und die pathophysiologischen Grundlagen der einzelnen Erkrankungen, Symptome und adäquate Theorien sind basierend auf den Altersveränderungen beschrieben. Besonders ausführlich wird auf Herz-Kreislauf-Erkrankungen, auf die Hypertonie mit ihren kardialen, renalen und zerebralen Komplikationen, auf Nierenerkrankungen, auf den Diabetes mellitus und auf Stürze im Alter eingegangen. Zusätzlich werden die häufigsten Karzinome und deren Behandlung sowie die Pharmakokinetik und die Pharmakodynamik im höheren Alter dargestellt.

Dieses Standardwerk richtet sich gleichermaßen an Fachärzte für die internistische Geriatrie als auch an niedergelassene Allgemeinmediziner. Darüber hinaus liefert es auch Studenten höherer Semester und engagierten Pflegekräften wichtige Informationen, die durch neueste Literaturzitate ergänzt sind.

 SpringerWienNewYork

A-1201 Wien, Sachsenplatz 4–6, P.O.Box 89, Fax +43.1.330 24 26, e-mail: books@springer.at, Internet: **www.springer.at**
D-69126 Heidelberg, Haberstraße 7, Fax +49.6221.345-229, e-mail: orders@springer.de
USA, Secaucus, NJ 07096-2485, P.O. Box 2485, Fax +1.201.348-4505, e-mail: orders@springer-ny.com
Eastern Book Service, Japan, Tokyo 113, 3–13, Hongo 3-chome, Bunkyo-ku, Fax +81.3.38 18 08 64, e-mail: orders@svt-ebs.co.jp

Springer-Verlag
und Umwelt

ALS INTERNATIONALER WISSENSCHAFTLICHER VERLAG
sind wir uns unserer besonderen Verpflichtung der
Umwelt gegenüber bewußt und beziehen umwelt-
orientierte Grundsätze in Unternehmensentschei-
dungen mit ein.

VON UNSEREN GESCHÄFTSPARTNERN (DRUCKEREIEN,
Papierfabriken, Verpackungsherstellern usw.) ver-
langen wir, daß sie sowohl beim Herstellungsprozeß
selbst als auch beim Einsatz der zur Verwendung
kommenden Materialien ökologische Gesichtspunkte berücksichtigen.

DAS FÜR DIESES BUCH VERWENDETE PAPIER IST AUS
chlorfrei hergestelltem Zellstoff gefertigt und im
pH-Wert neutral.